Stahlhofer und Stahlhofer
Ganzheitliche manuelle Behandlung

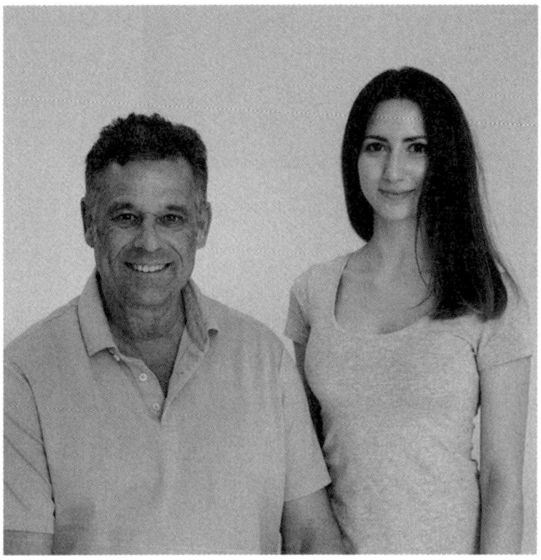

Dr. med. Helmut Stahlhofer, geboren 1958 in Mühldorf am Inn, ist Facharzt für Orthopädie und Unfallchirurgie und war bis März 2007 Oberarzt in der Abteilung für Orthopädie und Sporttraumatologie im Bundeswehrkrankenhaus Ulm. Seit April 2007 steht er der Fachuntersuchungsstelle Orthopädie/Unfallchirurgie im Facharztzentrum München vor. An der Sanitätsakademie der Bundeswehr in München leitet er die ebenfalls von der Bayerischen Landesärztekammer anerkannten Chirotherapie-Kurse für Sanitätsoffiziere. Er ist stellvertretender Vorsitzender sowie Ausbildungs- und Wissenschaftsbeauftragter der Wehrmedizinischen Gesellschaft für Chirotherapie und Osteopathie (WGCO) e.V., der er bis 2013 als Präsident vorstand, und Mitglied der Deutschen Gesellschaft für Manuelle Medizin/Ärzteseminar Neutrauchburg (DGMM/MWE) und der Deutschen Gesellschaft für Chirotherapie und Osteopathie (DGCO) e.V.
Dr. Helmut Stahlhofer wurde zum Lehrbeauftragten für das Fach Manuelle Medizin, Chirotherapie und Osteopathie an der Technischen Universität (TU) München bestellt.

Teresa Stahlhofer, geboren 1991 in Dachau, Abitur 2010 im Edith-Stein-Gymnasium München. Sie hat ihre Ausbildung zur staatlich anerkannten Physiotherapeutin bei der Heimerer Stiftung München (2011–2014) sowie die Weiterbildung in Lymph- und Ödemtherapie zur ärztlich anerkannten Lymphtherapeutin absolviert. 2015 nahm sie an Kursen über Chiropraktik und strukturelle Osteopathie für Ärzte und Physiotherapeuten teil. Sie ist zur Personal Trainerin und Ernährungsberaterin ausgebildet und hat das ganzheitliche Konzept von Dr. Raab mitentwickelt. In der Praxis leitet sie unter anderem den Nachsorgebereich „Vitalaesthetics" mit den Schwerpunkten Massage, Lymphdrainage, Ernährungsberatung, individuelle Trainingsberatung.
Frau Stahlhofer ist Tutorin beim Bayerischen Ärzteseminar für Manuelle Medizin.

Helmut Stahlhofer Teresa Stahlhofer

Ganzheitliche manuelle Behandlung

Die Kunst der Hände

KIENER

Hinweis für den Benutzer

Die Erkenntnisse in der Medizin unterliegen einem ständigen Wandel durch Forschung und klinische Erfahrung. Der Verfasser dieses Werkes hat große Sorgfalt darauf verwendet, dass die in diesem Werk gemachten Angaben dem Wissensstand seiner Zeit entsprechen. Dies entbindet den Nutzer dieses Werkes nicht von der Pflicht, anhand weiterer schriftlicher Informationsquellen zu überprüfen, ob die dort gemachten Angaben in diesem Buch abweichen, und seine Entscheidung für therapeutische Maßnahmen in eigener Verantwortung zu treffen.

Bibliografische Information der Deutschen Nationalbibliothek
Die Deutsche Nationalbibliothek verzeichnet diese Publikation in der Deutschen Nationalbibliografie; detaillierte bibliografische Daten sind im Internet über http://www.d-nb.de/ abrufbar.

1. Auflage 2018

Planung, Konzept und Lektorat: Christl Kiener, München
Herstellung: Kadja Gericke, Arnstorf
Fotobearbeitung: Kadja Gericke, Arnstorf; Sophie Kiener, München; Daniela Regner, München
Abbildungen: Sima Dehgani, München (Fotos); Henriette Rintelen, Velbert (Zeichnungen); weitere Abbildungsinformationen s. D3 Abbildungsquellen
Druck und Bindung: Drukarnia Dimograf Sp. z o.o., Bielsko-Biała/Polen
Umschlaggestaltung: SpieszDesign, Neu-Ulm

ISBN 978-3-943324-69-3

www.kiener-verlag.de

Ganzheitliche manuelle Behandlung – Spürbar, aber nicht schmerzhaft

In einer Zeit des medizintechnischen Fortschrittes gewinnt die Besinnung auf manuelle Untersuchungs- und Behandlungstechniken bei allen medizinischen Heilberufen immer mehr an Bedeutung.

Elementare manuelle Befunderhebung, die aufgrund von Anamnese, Tastbefund und strukturierten Untersuchungsabläufen wieder direkt am Patienten Diagnosen ableiten lässt, ist sowohl bei Patienten und Kostenträgern in gleichem Maß angesehen, da hierbei oft kostspielige und zeitintensive unnötige apparative Untersuchungen vermieden werden können.

Die fundierte manuelle Behandlung von funktionellen Störungen des Stütz- und Bewegungssystems ermöglicht oft im Interesse des Betroffenen einen raschen Wirkungseintritt, ohne dass weitergehende medikamentöse oder invasive Behandlungstechniken erforderlich sind.

Nach Abgrenzung und Ausschluss von strukturellen Kontraindikationen ist nach aktuellem neurophysiologischem Wissensstand eine weiche mobilisierende Technik zur Behebung dieser Störungen im Sinne einer schmerzhaften Bewegungseinschränkung vollkommen ausreichend, nachdem es auch weltweit in der Cochrane-Data-Base keine verlässliche Studie gibt, dass aggressive Manipulationsformen den weichen Techniken überlegen wären.

Unter dem Einfluss anerkannter manueller Behandlungstechniken haben sich dabei immer mehr die Triggerpunktbehandlung, die myofaszialen und Muskelenergietechniken wie auch die Mobilisationsbehandlung bei gegebenem Gewebegefühl des Therapeuten hervorgetan.

Aus diesem Grund wurde auch in diesem Lehrwerk bewusst auf die Darstellung von intensiven Manipulationsgriffen verzichtet, die ohnehin auch aus forensischen Gründen neu zu bewerten sind, da sie auch in Bezug auf aktuelle wissenschaftliche Erkenntnisse an Boden verloren haben und immer noch in seltenen Fällen von Komplikationen belastet sind.

Der Inhalt dieses Buches basiert auf den praktischen Erfahrungen des Autors aus mittlerweile dreißig Jahren Lehrtätigkeit in der Manuellen Medizin, die in dieser Zeit einen gewaltigen positiven Wandel erlebt hat. Nachdem es unmöglich ist, alle in der Manuellen Medizin anwendbaren Griffe aufzuzeigen, liegt ein Schwerpunkt auf den Griffen, die sich in den vielen Jahren der Kurse als Standardgriffe bewährt haben.

Nicht zuletzt die überwältigende Resonanz der Kursteilnehmer und ihre guten Erfahrungen mit den erlernten Techniken haben dazu geführt, dieses Werk zu initiieren.

Die Hinzunahme kraniofaszialer Techniken, die ihren Ursprung bereits in den Beschreibungen des Schweizer Landarztes Dr. Otto Naegeli 1894 gefunden haben, stellen eine sinnvolle Ergänzung dar, zumal sich mittlerweile über die Kenntnisse der Segmentanatomie die Wirkungsweise dieser Griffe neuzeitlich erklären lässt.

Eine besondere Freude stellt es für mich als Autor dar, die Griffe und Behandlngstechniken zusammen mit meiner Tochter Teresa darzustellen, die einem Trend in den medizinischen Heilberufen folgt, der zunehmend durch eine neu gewonnene empathische manuelle Zuwendung zum Patienten geprägt ist.

Möge dieser Funke der Liebe zur ganzheitlichen manuellen Behandlung, die spürbar, aber nicht schmerzhaft sein sollte, auf interessierte Leser überspringen.

München, November 2018
Dr. Helmut Stahlhofer

Danksagung

Mein großer Dank gilt Frau Christl Kiener, Ärztin und Verlegerin, für die stete sehr persönliche und konstruktive Umsetzung meiner Niederschriften und Gedanken sowie ihre aktive medizinische Begleitung bei der Erstellung des Buches zu einem wertvollen empathischen Lehrwerk, sowie ihrem Team, insbesondere Frau Kadja Gericke für die Umsetzung des Layouts.

Frau Dr. med. Doris Konrad-Bindl möchte ich besonders danken für ihre Anregung im November 2017, den Kontakt zu Frau Christl Kiener und ihrem Verlag herzustellen, ohne den dieses Werk sonst nie entstanden wäre.

Frau Sima Dehgani gebührt außerordentlich großer Dank bei der hervorragenden Umsetzung der Gedanken in die fotografische Darstellung.

Für seine unerschöpfliche Ausdauer bei der Umsetzung der Fotografien möchte ich Herrn Dr. med. Philipp Kufer danken, der sich als Modell beispielhaft und mit viel Sachverstand eingebracht hat.

Ein besonderer Dank gilt Dr. med. Franz-Theodor Becker, der in mir vor fast 30 Jahren die Liebe zur Manuellen Medizin und deren Verbreitung geweckt hat. Seine Auffassung der Bedeutung der Körperspannung für eine virtuose Grifftechnik und seine Gespür für visionäre Gedanken in Bezug auf die neurophysiologischen Grundlagen wirken bis zum heutigen Tag.

Bei Dr. med. Hans-Peter Bischoff möchte ich mich ganz herzlich dafür bedanken, dass er mir in den vielen Jahren ein akribischer und kollegialer Lehrer auf dem Weg zur Wurzel des Wissens ist, der in mir stetig die Genauigkeit in Lehre und Griffanlage fördert und verbessert.

Bei dem leider viel zu früh verstorbenen Dr. Gerhard Marx liegt mein Dank in seinem Vermächtnis über die Magie der Griffe und den Einfluss der Störfelder, insbesondere der kraniomandibulären Dysfunktion.

Für ihre stete fachliche Unterstützung bezüglich des Themengebietes der Einbindung der Manuellen Medizin in das multimodale Behandlungskonzept der Schmerztherapie danke ich ganz besonders der Klinik für Physikalische Medizin und Frührehabilitation am Klinikum München Schwabing unter Leitung von Chefarzt Dr. med. Andreas Römer und seinem Leitenden Oberarzt Dr. med. Roman Stiller.

Mein größter Dank gilt meiner Tochter Teresa Stahlhofer, die für mich ein ständiger Ansporn und Ideengeber für die Weiterentwicklung der Manuellen Medizin ist. Ihre Auffassung von modernen Grifftechniken, die auch für Therapeutinnen umsetzbar sind, hat in den letzten Jahren meinen manualmedizinischen Horizont erheblich erweitert und mir geholfen, viele Griffanlagen noch schonender für den Patienten erfolgreich umzusetzen. Ihre Kenntnisse im Bereich der Faszientherapie, der Triggerpunkt-Behandlung und bei Störungen im Bereich des Lymphsystems sind für mich eine ständige Quelle des Wissens und der geistigen Anregung.

Die hohe Akzeptanz des aktuellen Lehrgebäudes ist davon wesentlich geprägt und wird mittlerweile von Frau Dr. med. Gabriele Egerer, Frau Dr. med. Mirjam Schrön, PD. Dr. med. habil. Johannes Schauwecker und PD. Dr. med. habil. Heinrich Mühlhofer im Seminar und an der Technischen Universität München wissenschaftlich gestützt und mitgetragen.

Inhalt

A Grundlagen

Definition

Manuelle Medizin ist eine konservative Therapie bei Funktionsstörungen und Schmerzzuständen im Bereich des Bewegungssystems mit reversibler Bewegungseinschränkung und pseudoradikulärer Schmerzausstrahlung. Davon abzugrenzen sind Krankheitsbilder, die sich durch strukturelle Veränderungen mittels radiomorphologischer, laborchemischer und klinischer Untersuchung darstellen lassen. Dazu gehören hauptsächlich Bandscheibenveränderungen (radikuläre Schmerzausstrahlung), entzündliche Prozesse, Tumorleiden, manifeste Osteoporose, Frakturen und Schädigungen von Gefäß- und Nervenbahnen.

Sie umfasst ein Spektrum verschiedener manueller Techniken, wie z. B. Triggerpunkt-Behandlung, myofasziale Techniken, Positionierung, Muskelenergietechniken und Mobilisation im Bereich von Extremitäten und Wirbelsäule zur positiven Stimulierung muskulärer und arthroligamentärer Rezeptoren und damit Reduktion von Schmerz und Nozireaktion.

Diesen Behandlungsmethoden ist gemeinsam, dass mittels Aktivierung positiver propriozeptiver Reize nach Aktivierung inhibitorischer GABA-erger Interneurone auf Rückenmarksebene eine Tonusminderung der betroffenen Gewebestrukturen zu erreichen ist, soweit es sich um eine funktionelle Störung handelt.

A 1 Anmerkungen zur Neurophysiologie

Gegenstand der manuellen Diagnostik und Behandlung des Stütz- und Bewegungssystems (Wirbelsäule und Gelenke) ist die funktionelle Störung, die sich aus einem Dekodierungsirrtum sensibler Afferenzen ergibt. Der Schmerz ist dabei oft diffus und dumpf ausstrahlend, wobei der Patient das Gefühl hat, er hätte sich verrenkt oder einen Nerv eingeklemmt.

Klinische Bedeutung

Ende des 19. Jahrhunderts schrieb Head über die „überempflindlichen Hautzonen bei verschiedenen Erkrankungen der Bauchorgane“. Seine Skizzen hierzu sind bekannt. Anfang des 20. Jahrhunderts veröffentlichte MacKenzie sein Buch „Krankheitszeichen und ihre Auslegung“ und Mitte des 20. Jahrhunderts verfasste Hansen seine Schrift über die „reflektorischen und algetischen Krankheitszeichen“. Ungefähr zur selben Zeit entwickelte und beschrieb Karl Sell sein Konzept zur Diagnostik segmentaler Funktionsstörungen an der Wirbelsäule und Travell und Simons beschrieben Druckpunkte in Muskeln und Faszien, die sie als Triggerpunkte bezeichneten.

Ebenfalls Mitte des 20. Jahrhundert beschrieb Kibler hyperalgetische Hautzonen bei Gelenkerkrankungen und auch inneren Erkrankungen, die einen Hinweis auf das gestörte Segment (Dermatom) geben (Kibler-Falte).

Die Erkenntnisse dieser Autoren haben jedoch lange Zeit kaum Aufmerksamkeit im Studium und im klinischen Alltag erhalten. Vielerorts gilt dies auch heute noch. Sie finden sich lediglich in den diagnostischen und therapeutischen Konzepten der Neuraltherapie und Segmenttherapie und in der Manuellen Medizin.

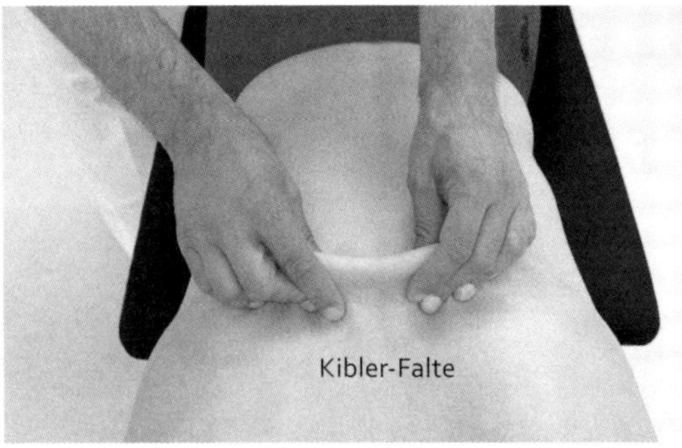

Wahrnehmbare Punkte am Körper

Nach Karl Sell und Hans-Peter Bischoff spielen bei der manuellen Behandlung die Insertionspunkte (an der Linea nuchae; ▸ Abb.1.1) und die segmentalen Irritationspunkte (in der autochthonen Rückenmuskulatur) eine wichtige Rolle, die von den Rami dorsales der Spinalnerven innerviert werden (▸ Abb. 1.2, aus Wancura-Kampik 2017a). Sie können als Indurationen oder Verquellung wahrgenommen werden und sind mit-

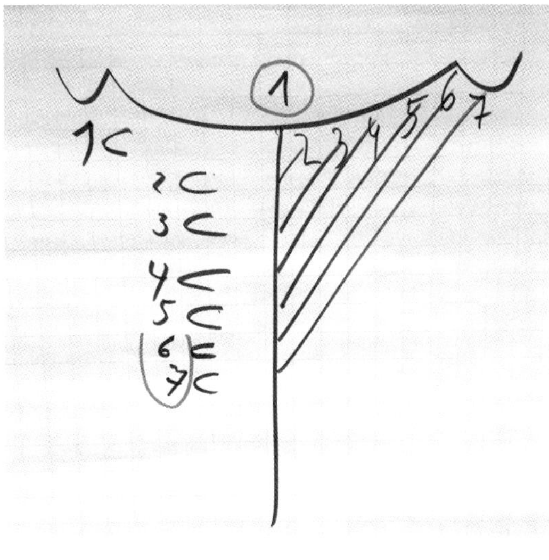

Abb. 1.1
Lokalisation der Insertionspunkte an der Linea nuchae (Flipchart-Anschrieb von Bischoff)

Abb. 1.2

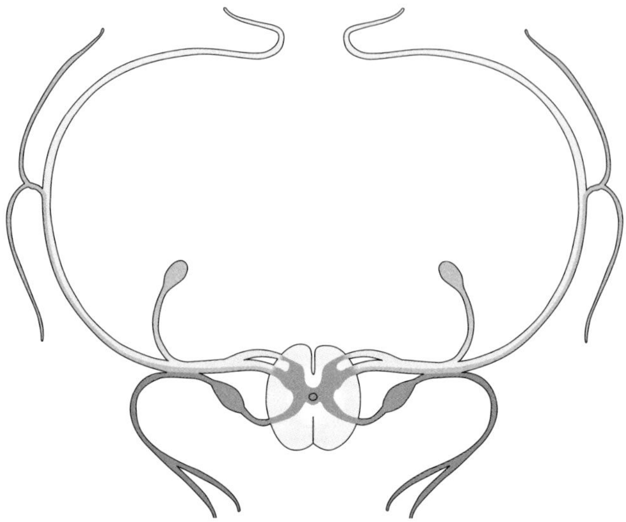

unter vegetativ verändert (Hautturgor, Hautkolorit, Temperatur, Sekretionsverhalten). Als Zeichen funktioneller Störungen sind sie für die Diagnose und auch den Behandlungsverlauf von Bedeutung.

Irritationspunkte sind in ihrem Wesen nach Triggerpunkte, die als nozireaktive efferente Tonussteigerung in der tonischen Muskulatur der Wirbelsäule imponieren (Simons und Travell). Sie nehmen bei bestimmten Bewegungen in ihrem Tonusverhalten zu oder ab und lassen damit Rückschlüsse auf die Bewegungsrichtung zu, in der die Nozireaktion abnimmt. Diese Richtung wird in der manuellen Medizin auch als „freie Richtung" bezeichnet.

Die Bewertung und eine mögliche Therapie mittels Triggerpunkt-Behandlung (Tenderpoints) bei gleichzeitiger Einstellung in den Bewegungsraum und maximaler Schmerzabnahme haben der Osteopath Jones und in der Folge Buchmann et al. in herausragender Weise als schonende Therapieform im Bereich der manuellen Behandlung definiert und beschrieben (2018).

Die Bewertung der Insertionspunkte an der Linea nuchae (Sell) und Irritationspunkte von Sell (und schließlich Bischoff) mit ihrer Einbindung in die Drei-Schritt-Diagnostik (▸ B2) lassen sich mit dem aktuellen Wissensstand in Einklang bringen. Die Irritationspunkte sind ihrem Wesen nach die erste efferente motorische Antwort auf eine segmentale nozizeptive Störung und lassen sich in der autochthonen Rückenmuskulatur als Tonussteigerung wahrnehmen. In diesem Zusammenhang können die Irritationspunkte als Triggerpunkte betrachtet werden.

Auch für die Akupunktur konnte auf der Basis der Erkenntnisse der Segment-Anatomie (Wancura-Kampik 2017a) erstmals erklärt werden, warum ein Akupunkturpunkt in einem spezifischen Körperareal eine Wirkung auf ein anderes spezifisches Areal an der Körperoberfläche oder auch auf ein inneres Organ hat. Ein Beispiel hierfür ist die empirisch nachgewiesene Wirkung des Punkts Dickdarm 4 an der Hand auf Körperareale im Gesicht und am Rücken. Eindrücklich sind diese Zusammenhänge für den Bereich Kopf und Hals in einer Abbildung aus dem Lehrbuch von Lazorthes aus dem Jahr 1949 zu erkennen (Abb. 1.3; aus Wancura-Kampik 2017b). Wancura analysiert dort die Verbindung der Hirnnerven zu den oberen Halssegmenten mit dem Ganglion cervicale superius sowie den Rückenmarkssegmenten C8 bis Th2 (sog. Centrum ciliospinale). Über diese Pfade stehen die Halssegmente in Verbindung mit den inneren Organen, mit zervikalen und lumbalen Segmenten (Wancura-Kampik 2017a und b).

Alle genannten Punkte unterliegen letztendlich den Gesetzmäßigkeiten der segmentalen Innervation durch die Rami dorsales der Spinalnerven.

Abb. 1.3

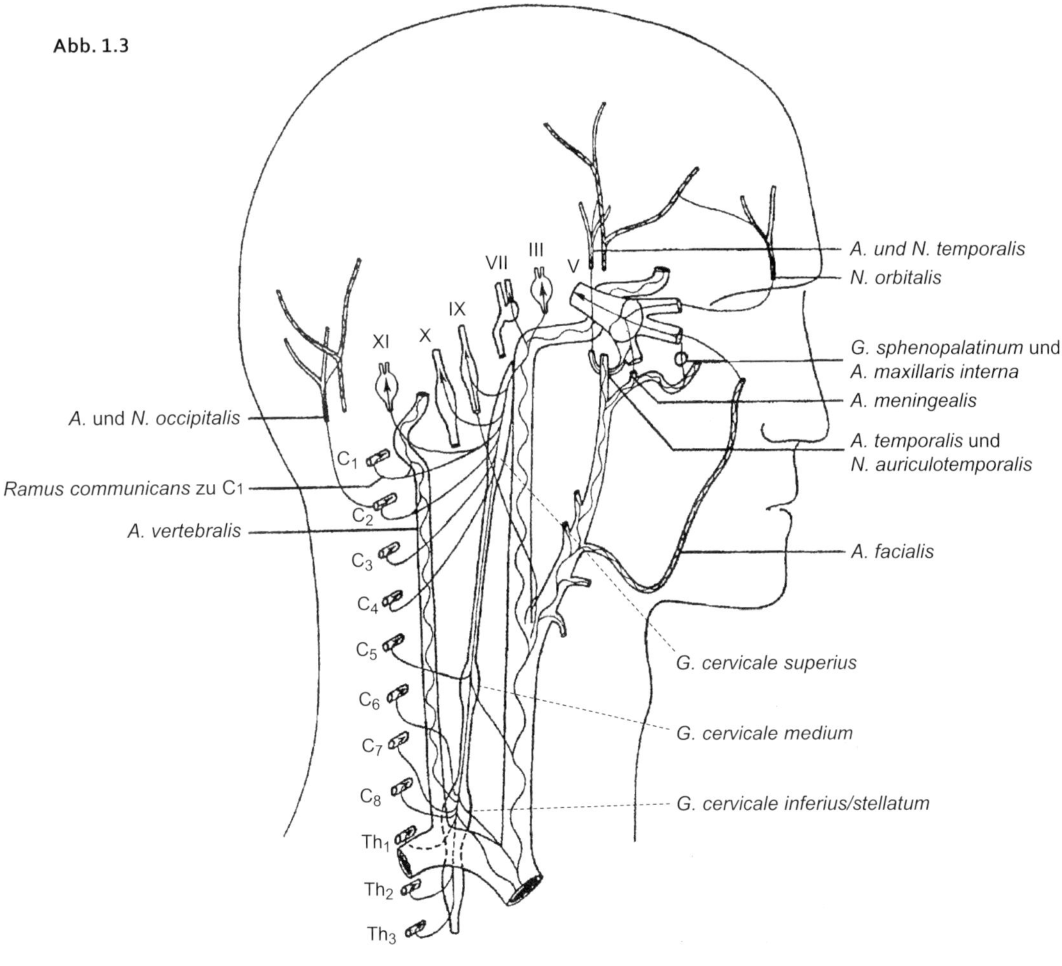

Verkettungen innerhalb und zwischen Bewegungssegmenten

Eine ehemals als Blockierung im Bereich von **Wirbelsäule** und Extremitäten bezeichnete segmentale Irritationsstörung ist verursacht durch ein afferentes gestörtes Reflexverhalten auf der Schaltebene Wide-dynamic-range-Neurone (WDR-Neurone), die in ihrer Aktivität durch die Anregung GABA-erger inhibitorischer Neurone reduziert werden können (Locher 2018). Hierbei wirken die Schaltmechanismen zwischen Hinter- und Vorderhorn über die Kommissurbahnen mit dem zentralen Nervensystem zusammen. Als efferente erste motorische Auswirkung einer Störung erfolgt über die Rami dorsales der Spinalnerven des sinuvertebralen Nervengeflechts eine Tonussteigerung in der zugehörigen segmentalen autochthonen Rückenmuskulatur, die als Induration zu tasten ist. In der Folge führen diese Auswirkungen über eine sensible Dekodierungsstörung beim Patienten zum Gefühl einer Blockierung, die er häufig beschreibt als „eingeklemmter" Wirbel oder Nerv.

Dem Wunsch des Patienten auf Heilung entspricht der Therapeut durch sanftes Anheben (Traktion) und Gleiten (Translation) mit Drehung (Rotation) des betroffenen Segments in die Richtung der Schmerzabnahme. Dies erfolgt mit viel Gewebegefühl im dreidimensionalen Raum, um die vom Patienten empfundene Blockierung zu lösen.

Der Erfolg einer Mobilisation von **Extremitätengelenken** ist ebenfalls über neurophysiologische Verschaltungswege erklärbar. Das mechanisch wahrnehmbare Gelenkspiel („joint play") ist die Differenz zwischen der aktiven und passiven Beweglichkeit eines Gelenks in den Bewegungsachsen. Bewegungseinschränkungen der Gelenke stellen nach Cyriax unter Berücksichtigung der Kapselrezeptoren einen reproduzierbaren Algorhythmus dar und werden auch als „Kapselmuster" bezeichnet. Das von Cyriax beschriebene Modell ist über die Kapselrezeptoren neurophysiologisch erklärbar (De Conninck 2005).

Am bekanntesten ist bei der idiopathischen Schultersteife die Einschränkung zuerst der Außenrotation und dann der Abduktion im Glenohumeralgelenk oder bei Entzündungen des Hüftgelenks zuerst die Einschränkung der Flexion, dann die Innenrotation und schließlich die Adduktion.

Das Wissen um diese Erfahrungen hat Sell empirisch bei vielen seiner Patienten erkannt und dadurch ein Dogma vom „Arbeiten in die freie Richtung" geschaffen, das von Bischoff akribisch wissenschaftlich vertieft und in der Lehre etabliert wurde.

Wechselbeziehungen zwischen Bewegungssegmenten und inneren Organen

Strukturelle Störungen im Bereich des Bewegungssystems können auch die inneren Organe beeinflussen, und umgekehrt. Kommt es bei einer Organstörung zu einer Reaktion aller der zum Segment gehörenden Strukturen, spricht man von reflektorisch algetischen Krankheitszeichen (viszerovertebrale Wechselbeziehung).

Abbildung 1.4 zeigt die Verbindung der inneren Organe mit den Segmenten der Wirbelsäulenabschnitte und der Medulla oblongata (aus Buchmann et al. 2018). Die

Abb. 1.4

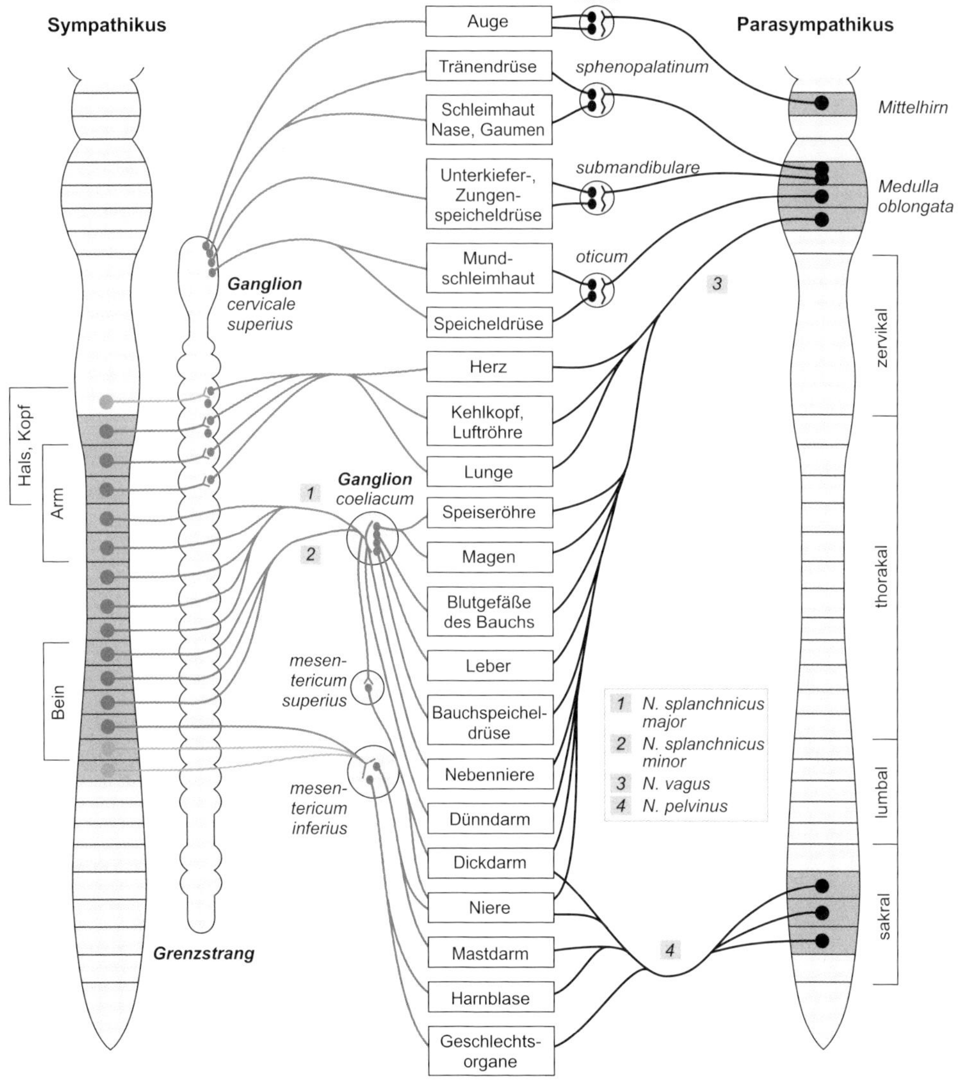

Organe sind sympathisch mit den Rückenmarkssegmenten C8–L2 verbunden, parasympathisch über den N. vagus mit den Ursprungskernen im Hirnstamm und mit den Rückenmarkssegmenten S2–S4.

Schlussfolgerung für die manuelle Behandlung

Ziel der manuellen Behandlung ist, ein gestörtes Reflexgeschehen über eine Aktivierung von kompetitiven sensiblen Afferenzen der Rezeptoren des Bewegungssegmentes auf Rückenmarksebene zur Reversion zu bringen. Damit reiht sich die manuelle Behandlung in die Techniken der Reflextherapien (Akupunktur und Neuraltherapie) ein.

Im Sinne eines ganzheitlichen Ansatzes darf das segmentale Irritationsgeschehen nicht unisegmental betrachtet werden, sondern es müssen multisegmentale Regelkreise berücksichtigt werden, die auch als Verkettungssyndrome bezeichnet werden.

Dies ist z. B. eine Erklärung dafür, dass sich bei einer bestehenden kraniomandibulären Dysfunktion ein chronisches Lumbalsyndrom entwickeln kann, wie auch umgekehrt, dass ein chronifizierter Triggerpunkt im M. piriformis eine SIG-Blockierung unterhalten kann.

Neurophysiologisch kann auch der Einfluss der Behandlungsstärke durch die manuellen Griffe erklärt werden: Die Griffintensität braucht einen gewissen Schwellenwert an der ersten Barriere des Gewebewiderstandes, um einen positiven Effekt zu erzielen.

Die mechanistische Vorstellung, dass überschwellige Grifftechniken erforderlich sind, um Wirbel einzurenken, ist wissenschaftlich nicht mehr aufrechtzuerhalten. Die moderne ganzheitliche manuelle Behandlung soll spürbar, aber nicht schmerzhaft sein.

A 2 Untersuchungsschritte vor der manuellen Behandlung

(in Zusammenarbeit mit Dr. med. Roman Stiller)

Vor der manuellen Behandlung erfolgen Anamnese und klinische Untersuchung. Diese beinhalten die fundierte Prüfung von Sensibilität und Motorik sowie die Diagnostik der Wirbel- und Extremitätengelenke hinsichtlich Bewegungsumfang und Gelenkspiel.

Wichtige Anamnesepunkte

Die Anamnese dient dem Ausschluss vorbestehender struktureller Störungen und Beeinträchtigungen, z. B. durch Unfall, Voroperationen, Tumorleiden, Medikamenteneinnahme, Infektionen etc.

Unbedingt zu erfragen sind:

- aktuelle Beschwerden, frühere Beschwerden
- Vorbefunde (bildgebende Diagnostik)
- Frakturen, Operationen, Endoprothesen in der Vorgeschichte
- Vorerkrankungen (z. B. chronische Polyarthritis)
- Medikamenteneinnahme (z. B. Kortison, Antikoagulanzien, Antirheumatika)
- Schwangerschaft (insbesondere Frühschwangerschaft bis 14. Woche)
- manuelle Behandlungen in der Vergangenheit

Wichtige Bestandteile der Inspektion

- Gangbild
- Haltungsasymmetrie
- Ulnardeviation der Hände bei rheumatoider Arthritis: Cave HWS-Beteiligung (Instabilität C1/C2)
- Horner-Syndrom: Miosis, Ptosis, Enophtalmus
- Wallenberg-Syndrom: Sprachstörungen, Gesichtsfeldeinschränkungen, Schwankschwindel
- Cauda-equina-Syndrom: Harninkontinenz, Reithosenphänomen mit Sensibilitätseinschränkung
- Skoliose: Rippenbuckel, Lendenwulst

- Tannenbaumphänomen (Hautfalten am Rücken gleichen den Zweigen eines Tannenbaums): Osteoporose
- Beinlängendifferenz:
  - › Beckentiefstand und skoliotische Fehlhaltung (mit Brettchenunterlage ausgleichbar);
  - › idiopathische Skoliose nicht ausgleichbar bei gleichzeitiger Rotationsfehlstellung und daraus resultierender Körperasymmetrie
- Becken:
  - › Relief der Gesäßfalte,
  - › Asymmetrie der vorderen und hinteren oberen Darmbeinstacheln (SIAS und SIPS) bei Beckenverwringung
- Beinachse: O-Bein-, X-Beinstellung
- Sprunggelenk und Fuß: Arthrose (Knochenauswüchse), Fußfehlstellung, Hallux valgus etc.

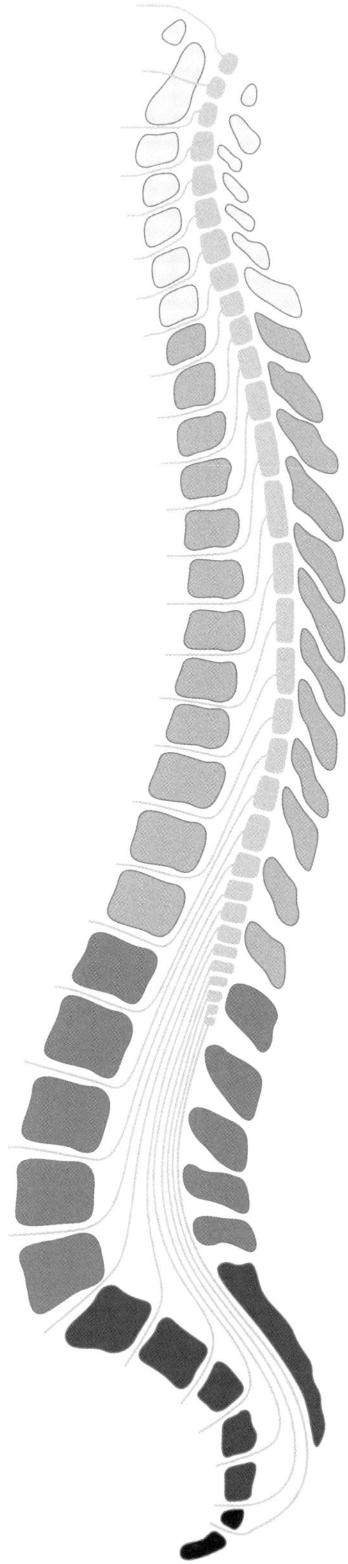

Orientierende neurologische Untersuchung

Zuordnung der segmentalen Innervation aus HWS, BWS und LWS und Rückschluss auf die Innervation und Schädigung im Bereich Plexus cervicobrachialis (C4 bis Th1) und Plexus lumbosacralis (L2 bis S3) und ihre Bedeutung für die Sensomotorik.

	Innervierte Region	Kennmuskeln*	Innervation	bei Schädigung
C4	oberhalb Klavikula	M. deltoideus, Zwerchfell		
C5	anterolaterale Schulter	M. deltoideus		
C6	Daumen, Bizepssehnenreflex (Muskeleigenreflex)	M. biceps brachii	N. radialis	Fallhand
C7	Mittelfinger, Trizepssehnenreflex (Muskeleigenreflex)	M. triceps brachii	N. medianus	Schwurhand; bei Einengung Karpaltunnelsyndrom
C8	Kleinfinger	Mm. lumbricales für Fingerspreizung	N. ulnaris	Krallenhand zur motorischen Prüfung Jendrassik-Handgriff und Trömner-Reflex
Th1	Arminnenseite			
Th3	3.–4. Interkostalraum			für alle: Hyperästhesie bei Entzündung und Hypästhesie bei Schädigung
Th4	Brustwarzenregion			
Th6	Sternumunterrand			
Th10	Nabelregion			
Th12	Symphyse			
L1	Leistenbereich			
L2	Oberschenkelinnenseite	M. iliacus, M. psoas		eingeschränkte aktive Hüftbeugung z. B. beim Treppensteigen
L3	Knieinnenseite	M. iliopsoas		eingeschränkte aktive Hüftbeugung z. B. beim Treppensteigen
L4	Oberschenkelvorderseite, Patellarsehnenreflex (Muskeleigenreflex)	M. quadriceps	N. femoralis	eingeschränkte Kniestreckfähigkeit
L5	Ober-/Unterschenkelseite, Fußrist, Tibialis-posterior-Reflex (auch bei Gesunden nur zu 35% auslösbar, daher immer Prüfung im Seitenvergleich)	M. extensor hallucis longus, M. tibialis anterior und posterior	N. ischiadicus	eingeschränkte Vorfuß- und Großzehenheber-Funktion; Fußaußenrandgang und Fersengang eingeschränkt
S1	Ober-/ Unterschenkelaußenrand, Achillessehnenreflex (Muskeleigenreflex)	M. gastrocnemius	N. ischiadicus	eingeschränkter Zehenspitzengang
S2	Oberschenkelrückseite medial			
S3–5	Perianalbereich			

* Kennmuskeln sind Muskeln, die monoradikulär innerviert sind

Drei-Schritt-Diagnostik an Wirbelsäule und Sakroiliakalgelenk (nach Bischoff 2018)

Gemäß den Dokumentationsrichtlinien des Arbeitskreises Manuelle Medizin der Deutschen Gesellschaft für Orthopädie und orthopädische Chirurgie aus dem Jahr 2002 wird das von Bischoff in jahrzehntelanger Erfahrung entwickelte Konzept als Standard bei der manualmedizinischen Untersuchung zugrunde gelegt.

Erster Schritt Segmentale Bewegungsprüfung (einschließlich Anamnese, Inspektion, segmentale Untersuchung)

Zweiter Schritt Aufsuchen des segmentalen Irritationspunkts (in der autochthonen Rückenmuskulatur)

Dritter Schritt Funktionelle segmentale Irritationspunktdiagnostik (mit Zuordnung von Schmerzzu- bzw. Schmerzabnahme des segmentalen Irritationspunkts).

Aktive und passive Bewegungsprüfung betroffener peripherer Gelenke

Funktionsprüfung von Schulter und oberer Extremität (Auswahl)

Nackengriff (a) Verschränken der Arme im Nacken: Außenrotation–Abduktion–Retroversion. Unspezifische Prüfung der Gelenkbeweglichkeit der Schulter.
Schürzengriff (b) Verschränken der Arme nach dorsal: Innenrotation–Adduktion–Retroversion. Unspezifische Prüfung der Gelenkbeweglichkeit der Schulter.

Abb. 2.1

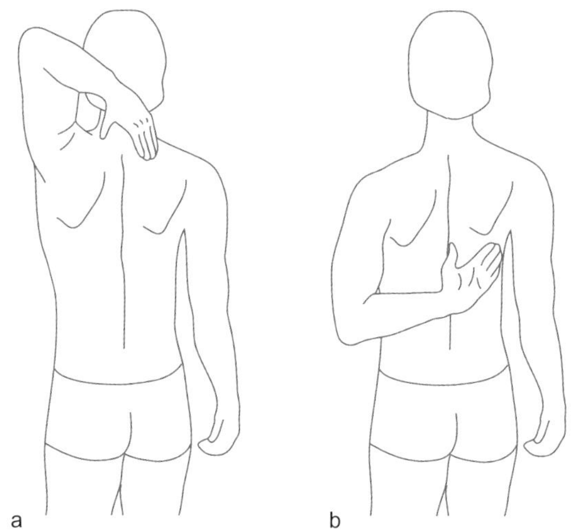

Painful Arc (Schmerztest Schultergelenk) Zur Unterscheidung

- Painful Arc I: 70–120° Abduktion Subakromialraum
  Schmerz ausgelöst durch Kompression der Bursa subacromialis
- Painful Arc II: 120–180° Abduktion Akromioklavikulargelenk
  Schmerz ausgelöst durch Kompression im Discus articularis und im Gelenk

Abb. 2.2

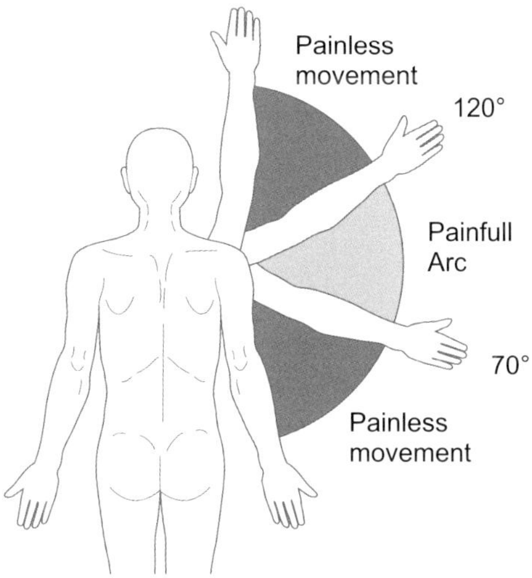

Neer-Test Schmerzhafte Bewegungseinschränkung des Schultergelenks mit Engpassgefühl unter dem Akromion bei forcierter Innenrotation und Abduktion als Schmerzprovokationstest (subakromiales Impingement). Die eine Hand fixiert die Skapula, die andere führt den Arm in Abduktion und Innenrotation und provoziert so das schmerzhafte Anstoßen des Tuberculum majus am Fornix humeri (▸ B3: 30).

Abb. 2.3

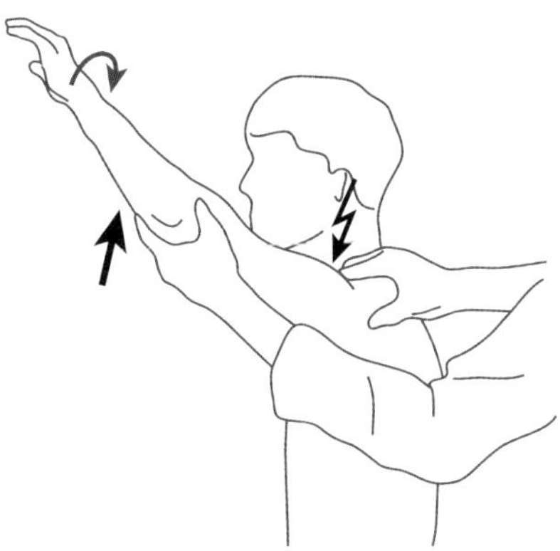

Jobe-Test (M. supraspinatus) Prüfung der Haltefunktion der Supraspinatussehne (› B3: 27)

– als „Empty-can-Test" Arm in 90°-Abduktion, 30°-Horizontalflexion und Innenrotation gegen Widerstand
– als „Full-can-Test" Arm in 90°-Abduktion, 30°-Horizontalflexion und Außenrotation gegen Widerstand – nicht im Bild.

Abb. 2.4

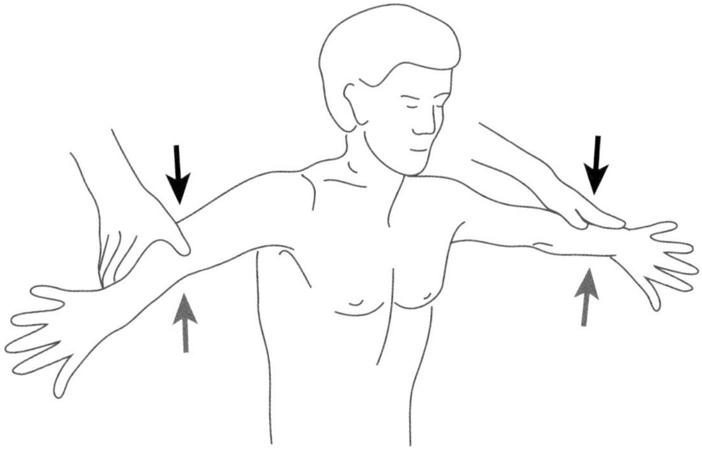

Patte-Test (M. infraspinatus und M. teres minor) Der Arm des Patienten wird 90° abduziert, das Ellbogengelenk gebeugt und dann gegen den Widerstand des Untersuchers nach hinten gedrückt. Das Auftreten von Schmerzen spricht für eine Läsion der Muskeln.

Abb. 2.5

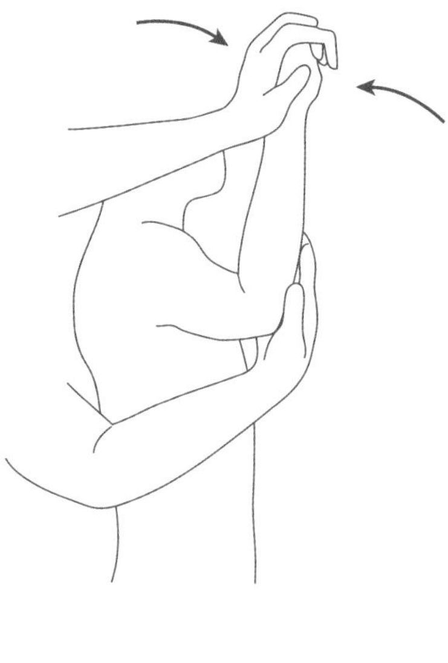

Lift-off-Test (M. subscapularis) Prüfung Abduktion des nach innen rotierten Arms gegen Widerstand. Arm in Schürzengriffposition. Gegen Widerstand des Untersuchers Wegdrücken der maximal einwärts gedrehten Hand vom Rumpf. Der Patient soll den innenrotierten Arm in der Endstellung halten. Misslingt ihm das, ist der Test positiv, z. B. bei Ruptur des M. subscapularis (▸ B2: 33).

Abb. 2.6

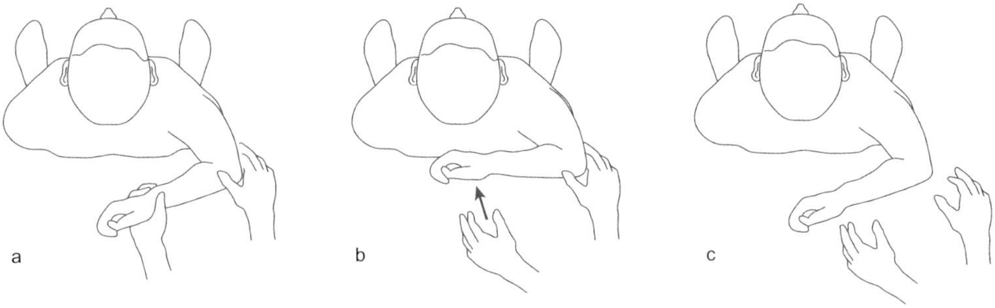

Ergänzende Prüfungen

- Gleitspiel thorakoskapuläre Gleitebene
- Schmerzhaftigkeit über Sternoklavikular- und Akromioklavikulargelenk
- Uni- und multidirektionale Instabilitäten: Schubladentest
- Beuge- und Streckfähigkeit im Ellbogengelenk
- Palmarflexion und Dorsalextension und Radial-/Ulnaradduktion im Radiokarpalgelenk und Mediokarpalgelenk, im Daumensattelgelenk und in den Fingergrund-, Fingermittel- und Fingerendgelenken
- Auftreibungen der Interphalangealgelenke bei chronischer Polyarthrose
  - › proximal: Bouchard-Arthrose
  - › distal: Heberden-Arthrose

Iliosakralgelenk oder Sakroiliakalgelenk?
Anatomisch und entsprechend auch manualmedizinisch zählt das Gelenk zwischen Kreuzbein und Darmbein zur Wirbelsäule. Das Kreuzbein (Sacrum), als fester Bestandteil der Wirbelsäule, wird deshalb in der anatomischen Nomenklatur seiner Gelenkverbindung mit dem Ilium auch zuerst genannt: Articulatio sacroiliaca.

Funktionsprüfung des lumbosakralen Übergangs, des Hüftgelenks und der unteren Extremität (Auswahl)

Vor der Untersuchung von LWS und SIG ist es sinnvoll, eine Störung im Bereich des Hüftgelenks auszuschließen, da durch eine eingeschränkte Bewegung der Hüfte die Aussagekraft der im Folgenden genannten Untersuchungsverfahren negativ beeinflusst werden kann.

Hüftgelenk

Prüfung der Hüftgelenke auf freie Beweglichkeit:

a) Extension/Flexion
0–0–130,

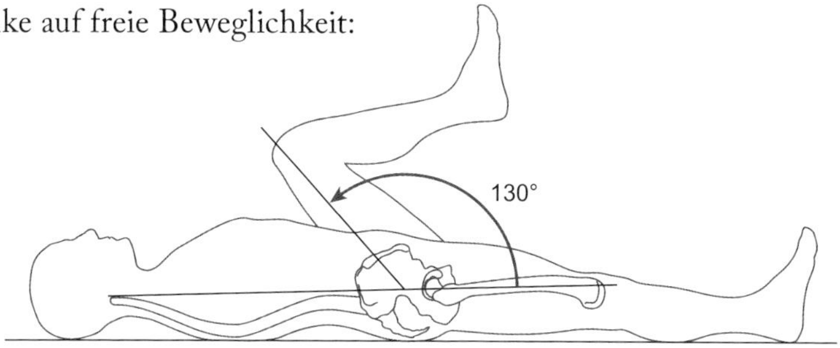

Abb. 2.7

b) Außen-/Innenrotation
40 bis 60–0–25 bis 30,

Abb. 2.8

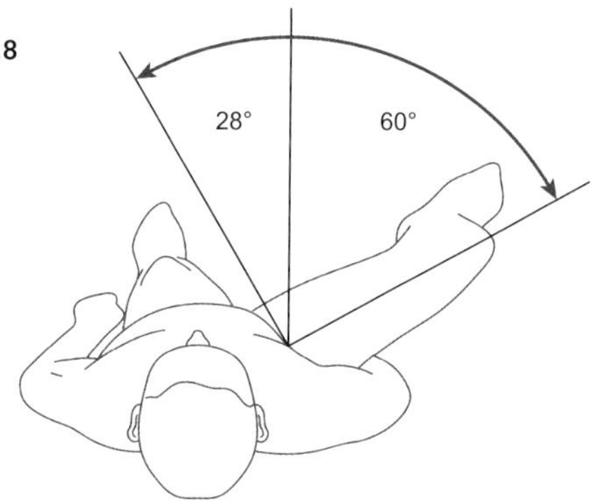

c) Abduktion/Adduktion
30 bis 45–0–20 bis 30
zum Ausschluss einer Innenrotations-/Adduktionseinschränkung als Hinweis auf ein positives Kapselmuster (Kapselveränderung eines Gelenks, z.B. durch Schrumpfung) bei Entzündung (Coxitis, M. Perthes, Epiphysiolyse, Hüftkopfnekrose), Abnutzung (Coxarthrose) und Engpasssyndrom (femoroazetabuläres Impingement)

Abb. 2.9

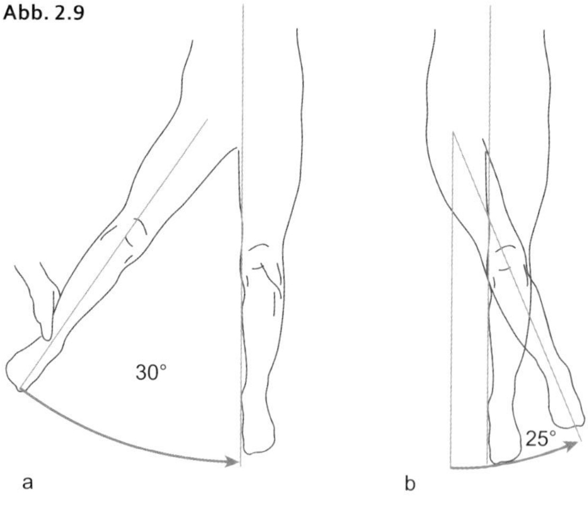

Drehmann Hüftgelenk-Kreuzung Hüftgelenk: Patient in Rückenlage. Der Untersucher fasst das zu untersuchende Bein am Fuß und in Höhe des Kniegelenks.

a) Normbefund bei Innenrotation und Flexion im Hüftgelenk.

b) Bei Einschränkung des Hüftgelenks kommt es bei einer passiven Beugung von 90° zu einem Ausweichen in Außenrotation und Abduktion bzw. einer eingeschränkten Innenrotation.

Abb. 2.10

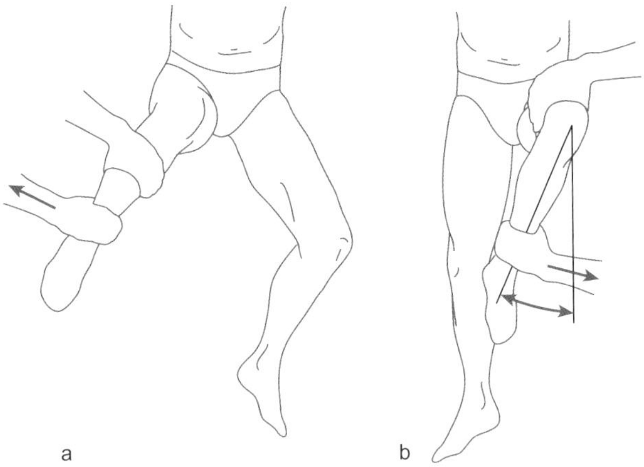

Sakroiliakalgelenk und Lendenwirbelsäule

Derbolowsky-Zeichen Sakroiliakalgelenk: Testen der variablen Beinlängendifferenz, indem die Malleolen-Abstände der Füße des Patienten beim Aufrichten nach dreimaliger Rumpfbeugung in Rückenlage geprüft werden. Eine reproduzierbare Verkürzung eines Beins ist Indiz für eine Irritation des Kreuz-Darmbein-Gelenks.

Abb. 2.11

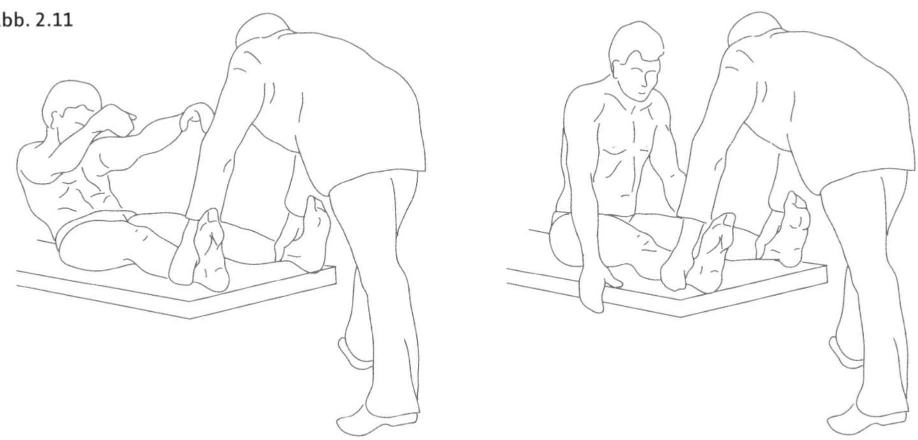

Patrick-Kubis-Test (Vierer-Zeichen) Differenzierung Hüftgelenk-Sakroiliakalgelenk: Patient in Rückenlage. Hyperabduktion mit Beurteilung der Seitendifferenz bei Durchführung einer Außenrotation- und Abduktionsbewegung im gebeugten Hüftgelenk (gebeugtes und gestrecktes Bein der Gegenseite bilden die Zahl 4). Seitendifferente Beweglichkeit und schmerzhaft eingeschränkte Abduktion sprechen für eine Störung des ipsilateralen Sakroiliakalgelenks (‣ B5: 57).

Abb. 2.12

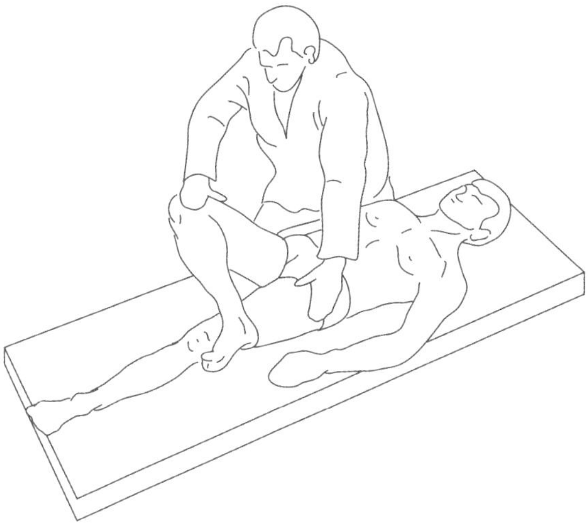

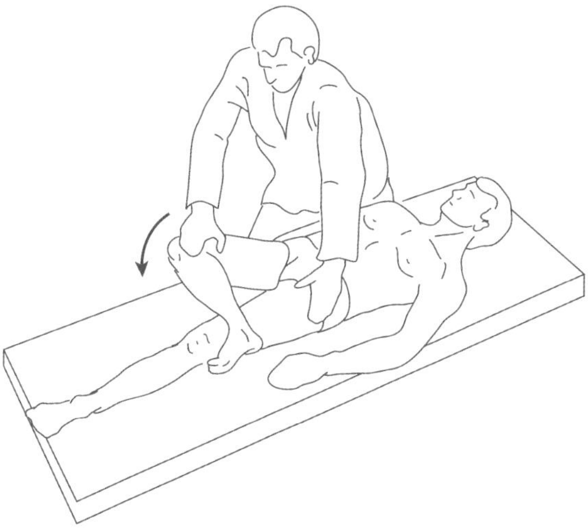

Vorlaufphänomen Sakroiliakalgelenk: Eine strukturelle oder funktionelle Bewegungseinschränkung des Sakroiliakalgelenks zeigt sich auf der Seite, auf der die Spina iliaca posterior superior (SIPS) mit nach oben wandert. Dies erklärt sich durch die reflektorische muskuläre Spannungszunahme, die sich aus der segmentalen Innervation und Steuerung über den N. ischiadicus (L5 und S1) und damit Tonisierung und Verkürzung der pelvitrochantären und ischiokruralen Kette ergibt (› B5: 57).

Abb. 2.13

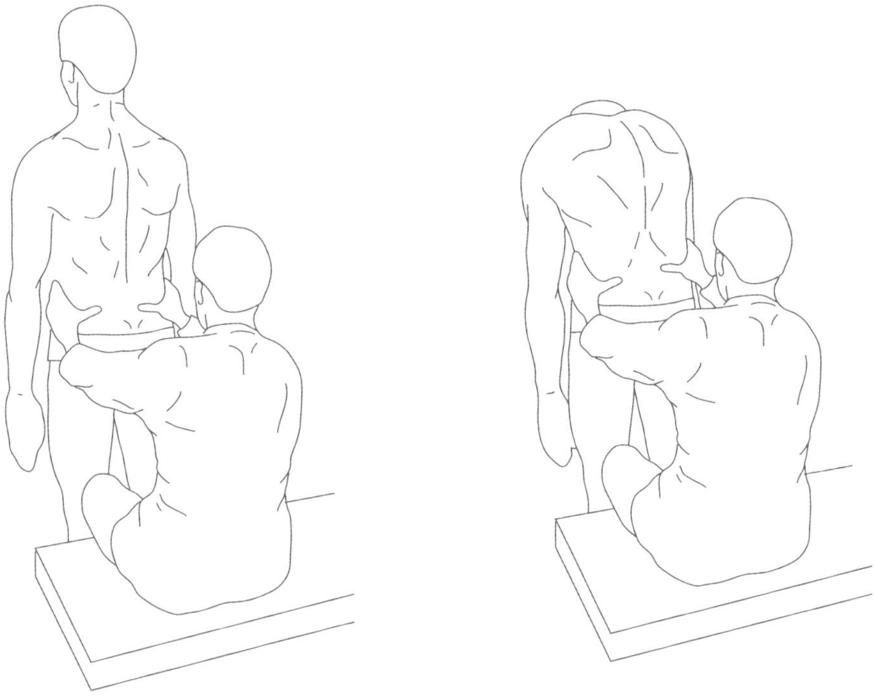

Spine-Test oder Rücklaufphänomen

Prüfung der relativen Beweglichkeit des Sakroiliakalgelenks:
a–c) Im Einbeinstand Anbeugen im Hüftgelenk der Gegenseite. Bei freier Beweglichkeit ergibt sich dabei eine tastbare Bewegung zwischen Crista sacralis medialis und Spina iliaca posterior superior (SIPS).
d–e) Es entsteht beim Untersucher der Eindruck, dass die SIPS leicht nach hinten unten kippt (Rücklaufphänomen). Bei eingeschränkter Beweglichkeit ist nahezu keine Bewegung feststellbar.

Abb. 2.14

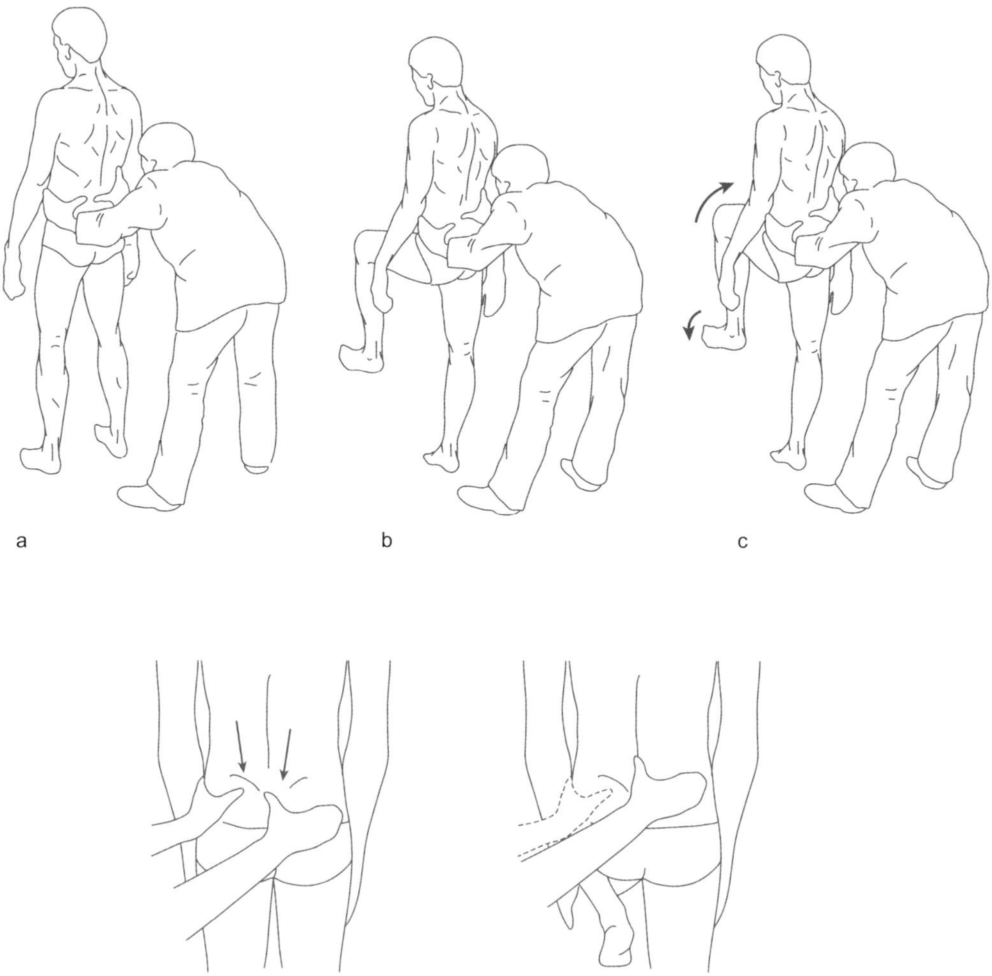

a b c d e

Federungstest Stabilität des Sakroiliakalgelenks im Seitenvergleich (Patient in Bauchlage): Prüfung der translatorischen Gleitbeweglichkeit Kreuz-Darmbein-Fugen durch wechselnden Druck mit der Fingerkuppe des Mittelfingers parallel der Crista sacralis medialis nach ventral. Ein Gleitverhalten über 1 mm im Seitenvergleich kann als Hinweis auf vermehrte Beweglichkeit gelten.

Abb. 2.15

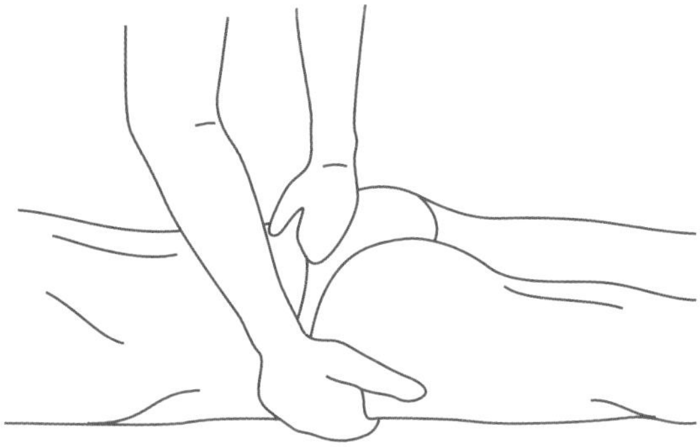

Drei-Stufen-Hyperextensionstest Prüfung der relativen Beweglichkeit von Hüftgelenk, Sakroiliakalgelenk und lumbosakralem Übergang (Patient in Bauchlage):

– Fixierung von Ilium, LWS und SIG mit der Handfläche und gleichzeitiges Anheben des gestreckten Beins auf der zu prüfenden Seite (1. Stufe Hüftgelenk)
– Fixierung von LWS und SIG (2. Stufe SIG, im Bild gezeigt)
– Fixierung LWS (3. Stufe lumbosakraler Übergang)

Abb. 2.16

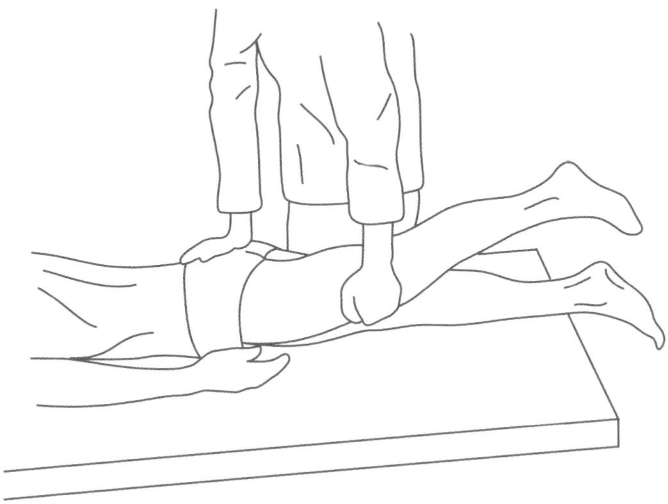

Umgekehrter Lasègue- oder Femoralis-Dehnungstest Ausschluss einer Irritation des N. femoralis bei Beteiligung Nervenwurzel L3 und L4 (Patient in Bauchlage): Anheben des betroffenen Beins mit Auslösung einer radikulären Schmerzausstrahlung im N. femoralis.

Abb. 2.17

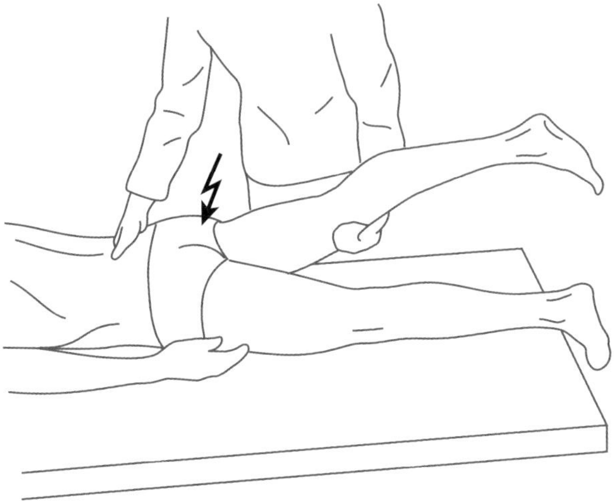

Lasègue-Test mit Bragard-Manöver Ausschluss einer Irritation des N. ischiadicus bei Beteiligung der Nervenwurzel L5 und S1 (Patient in Rückenlage): Anheben des betroffenen Beins (um bis zu 70°) mit Auslösung einer radikulären Schmerzausstrahlung im N. ischiadicus. Schmerzverstärkung bei Dorsalextension im Sprunggelenk (Bragard-Zeichen).

Abb. 2.18

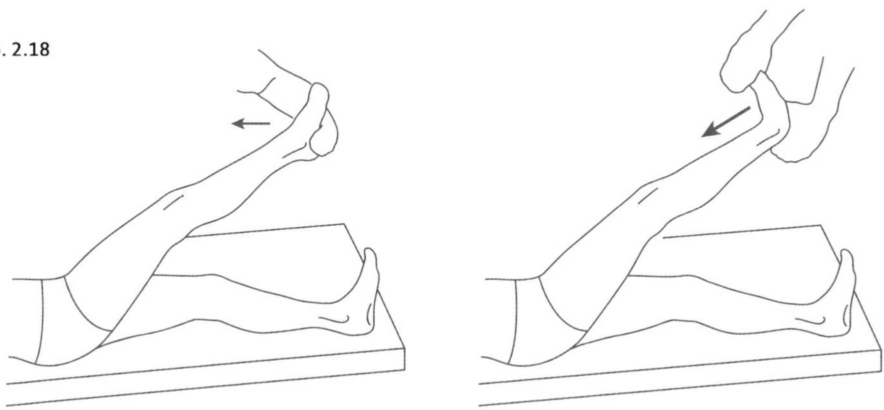

Untersuchung des Kniegelenks

Bandtests

1) Valgus-Stress (a) und Varus-Stress (b): Aufklappbarkeit des Kniegelenks bei Valgus-Stress (Innenbandläsion) oder Varus-Stress (Außenbandläsion)
2) Pivot-Test (c): Shift (Gelenkschnappen) beim passiven Test: Unterschenkel leicht passiv gebeugt und in Innenrotation und Abduktion gehalten: Hinweis auf vordere Kreuzbandruptur.
3) Lachmann-Test (d): Umfassen des Kniegelenks in leichter Fixationsstellung (30° Beugestellung), Verschieblichkeit der Tibia nach dorsal und ventral um mehr als 0,5 cm gibt Hinweis auf Kreuzbandinstabilität.
4) Schubladen-Test (e): Vermehrte Verschieblichkeit der Tibia nach vorn (vordere Instabilität) oder nach hinten (hintere Instabilität)

Abb. 2.19

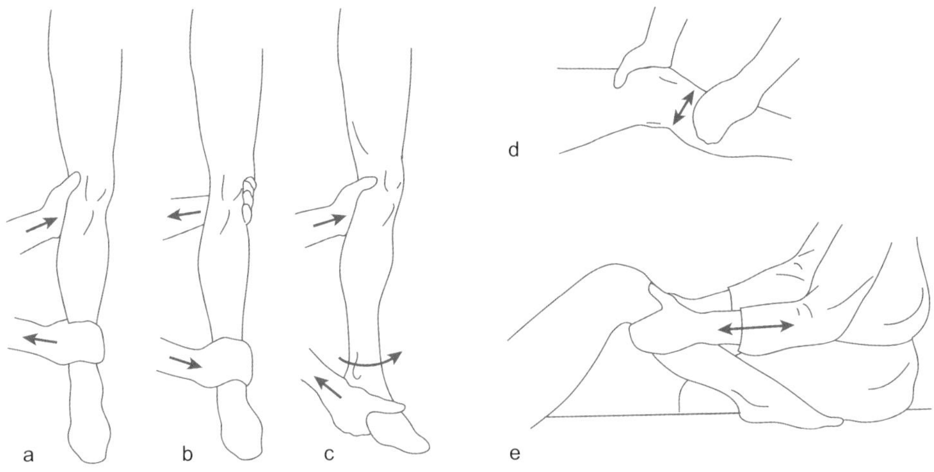

Tanzende Patella Patient in Rückenlage, Bein im Knie gestreckt. Eine Hand streicht von kranial den Recessus suprapatellaris in Richtung Gelenkhöhle aus. Die andere Hand palpiert die Patella. Bei Erguss flottiert die Kniescheibe auf der Gelenksflüssigkeit.

Abb. 2.20

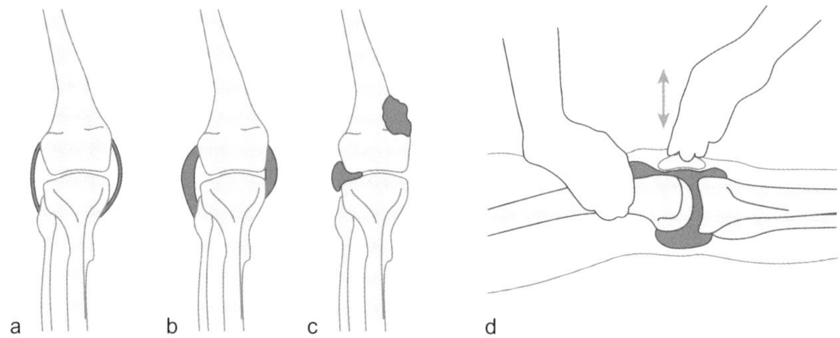

Meniskuszeichen (hier Innenmeniskus) Die Schmerzprovokation wird durch Kompression des Gelenkspalts geprüft:
a) Böhler-Test (Varus-Stress)
b) Steinmann-Test I (Außenrotation bei Knieflexion um 30°)
c) Steinmann-Test II (Anbeugen des Knies)
d) Payr (Varus-Stress im Schneidersitz)

Abb. 2.21

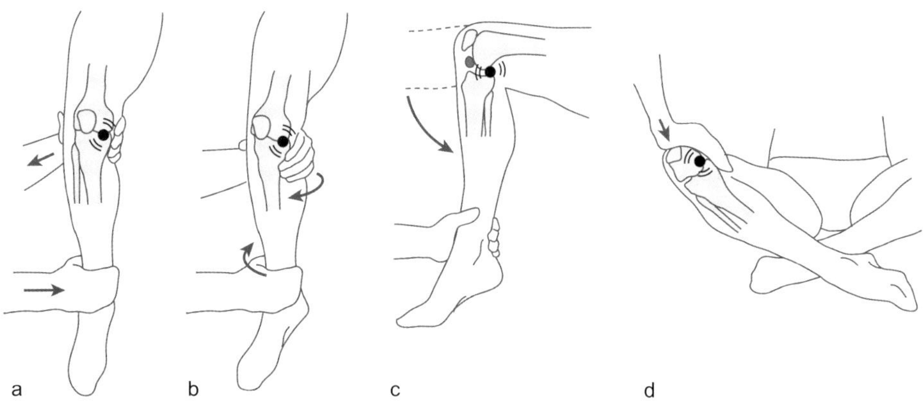

A3 Ausschluss von Störfaktoren und differenzialdiagnostische Überlegungen bei Beschwerdepersistenz oder -verschlimmerung unter der Behandlung

Vor einer manuellen Behandlung stehen immer die gewissenhafte Anamnese und die klinische Untersuchung, die helfen, Behandlungsrisiken und strukturelle Veränderungen zu erkennen.

Seltene Komplikationen einer manuellen Behandlung beruhen häufig auf übersehenen Kontraindikationen.

Vorsichtsmaßnahmen

Nach langjähriger Erfahrung ist in folgenden drei Konstellationen besondere Achtsamkeit und Sensibilität gefordert:

- Bei unklarer teils spontan aufgetretener Spannungsschmerzhaftigkeit im Bereich von Hals und Kopf (Zervikozephalgie) mit Blockierungsgefühl ist an eine seltene, insbesondere bei jüngeren, vornehmlich Patientinnen vorkommende Spontandissektion der A. vertebralis zu denken, die mittels Doppler-Sonografie und Angio-MRT zu diagnostizieren ist. Bei unsachgemäßer Griffeinstellung ist eine Aktivierung des Thrombus und in der Folge ein thrombembolischer Verschluss im Strömungsgebiet der A. vertebralis möglich.
  Um dies zu verhindern, wird bei allen weichen Techniken eine Griffeinstellung von maximal 15° Seitneigung zur betroffenen Seite und 15° Rotation in Richtung der Schmerzabnahme bei gleichzeitiger Kyphoseeinstellung der HWS von 10–15° gefordert.
- Vorsicht besteht auch bei vorbestehenden Bandscheibenschädigungen, die durch eine das physiologische Maß hinausgehende Griffeinstellung aktiviert werden können.

Nicht nur aus den genannten Gründen wird im Rahmen der Dokumentation und Aufklärung auf die obligate Probemobilisation verwiesen, die vor jeder manuellen Behandlung zu stehen hat und die bereits im Rahmen der Lagerung aufgrund des Schmerzcharakters bei Zunahme einen Abbruch der Therapie dringlich erforderlich macht.

- Besonders wichtig bei der Anamnese ist auch der Ausschluss einer möglichen Frühschwangerschaft. Bis zur gesicherten 14. Schwangerschaftswoche sollte äußerste Zurückhaltung bei der manuellen Behandlung geübt werden, um einen Spontanabort zu verhindern, auch wenn es hierzu keine aussagekräftigen Studien über einen kausalen Zusammenhang gibt. Ab der 15. bis 32. SSW ist dagegen eine weiche moderate manuelle Behandlung zur Linderung von Beschwerden empfehlenswert.

Störfaktoren, auf die anamnestisch bereits ein Hinweis besteht und die eine weitergehende Diagnostik erforderlich machen

Wird anamnestisch ein **Unfall** in der Vorgeschichte angegeben, so ist im Rahmen der Abklärung die bildgebende Diagnostik erforderlich (Röntgenaufnahme in zwei Ebenen).

Sollten sich dabei **pathologische Veränderungen knöcherner Strukturen** nicht sicher ableiten lassen, werden die gezielte Computertomografie (CT), bei überlagernden Strukturveränderungen mit nervalen und bindegewebigen Anteilen die Kernspintomografie (MRT) empfohlen.

Aus Gründen der Strahlenbelastung beim CT werden – gerade bei jüngeren Patienten – in zunehmendem Maß MRT-Untersuchungen vorgenommen, die eine sehr hohe Sensitivität bei fehlender Strahlenbelastung aufweisen.

Mittels laborchemischer Untersuchung (einschließlich Differenzialblutbild und Stoffwechselparameter) wird vor allem die Bestimmung von C-reaktivem Protein und – wenn möglich – Blutsenkungsgeschwindigkeit (BSG) empfohlen. Die BSG ist zwar keine „moderne" Diagnosemethode, hilft aber immer wieder dabei, ein **Plasmozytom** oder eine **Polymyalgia rheumatica** zu erkennen.

Bei entzündlichen bakteriellen, viralen und parainfektiösen Veränderungen und Tumorleiden ist die manuelle Therapie kontraindiziert. Im Rahmen der Bewertung von damit verbundenen **osteodestruktiven Prozessen** ist die 3-Phasen-Skelett-Szintigrafie von Bedeutung, die gerade bei glukosereichen Weichteilveränderungen durch Positronenemissionstomografie (PET) ergänzt werden kann.

Instabilität von Segmenten mit Hypermobilität in der betroffenen Funktionseinheit (z. B. Instabilität bei LWK3/4, dann auch keine Mobilisation der kompletten Region) sind ebenfalls als Kontraindikation zu betrachten. Zur sicheren Bewertung haben sich Funktionsaufnahmen in Flexion/Extension sowie Lateralflexion (Bending-Aufnahmen) als hilfreich erwiesen.

In Ausnahmefällen, z. B. bei Verdacht auf eine **atlantobasiläre Impression** bei Patienten mit **rheumatoider Arthritis** oder bei Kindern mit nosokomialen **HNO-Infekten (Grisel-Syndrom)**, z. B. nach Tonsillektomie, wird eine MRT-Untersuchung zur Beurteilung des Lig. transversum atlantis (▸ Abb. 3.1) empfohlen, das wichtig ist für die Stabilität im atlantoaxialen Übergang (in wenigen Anatomiebüchern dargestellt). Nach Versorgung mit **Endoprothesen** und **Implantaten an Extremitätengelenken** (z. B. Vordere-Kreuzband-[VKB-] Plastik) oder **im Bereich der Wirbelsäule** (Fixationssystemen der Wirbelsäule) besteht ein erhöhtes Risiko für eine verzögerte Materialbindung an das Gewebe. Dieser Prozess wird auch als **Osteointegration** bezeichnet und benötigt abhängig vom Material 3–6 Monate. Damit es zu keiner Materiallockerung kommt, sollte aus diesem Grund das Einwachsen der Osteo- und Fibroblasten in dieser Zeit nicht durch unnötige Mobilisation gestört werden. Weiche Bindegewebstechniken fördern den Lymphabfluss und die Abnahme eines Bindegewebsödems und können postoperativ neben passiver Mobilisation angewandt werden.

Abb. 3.1

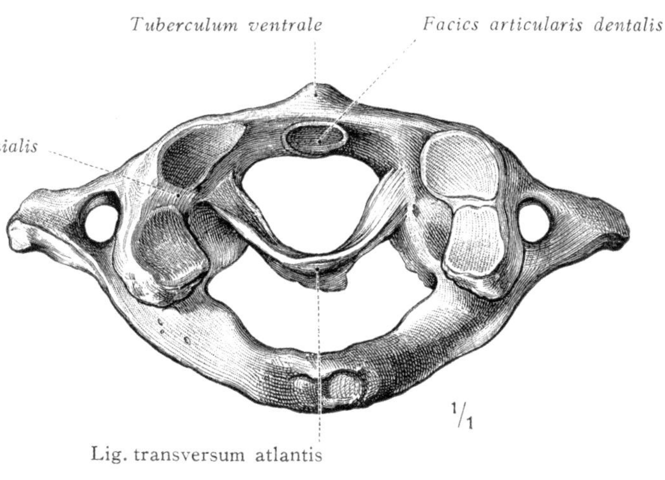

A 4 In Zusammenhängen denken

Vor einigen Jahrzehnten war das Bewusstsein für Störungen am Stütz- und Bewegungssystem noch sehr lokalisiert auf Ursachen der betroffenen Wirbel- und Gelenkanteile ausgerichtet („Da-wo's"). Dazu hat auch die Technisierung der Medizin mit ausgeklügelten Diagnoseinstrumenten und dem Fokus auf das Detail beigetragen, wodurch der Blick für das Ganze verloren ging.

Durch die Weiterentwicklung der Manuellen Medizin wurde erkannt, dass ein solches isoliertes, strukturelles, auf Einzelsegmente fixiertes Denken nicht ausreicht, um alle Phänomene der Diagnostik und Therapie erklären zu können.

Abb. 4.1

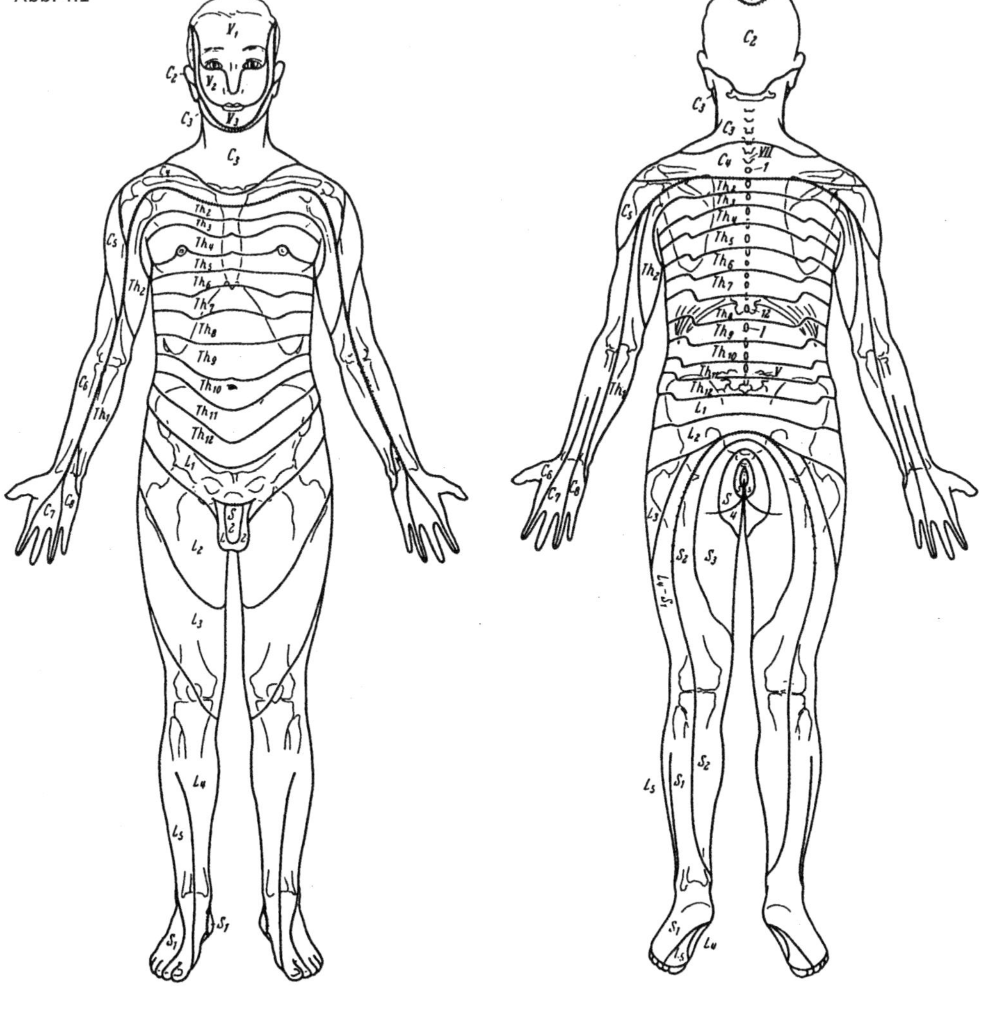

Durch den Einfluss der Osteopathie, u.a. von Gerhard Marx, der noch ein Schüler von Philip E. Greenman und John E. Upledger war, konnte sich ab den 1980er-Jahren zunehmend ein ganzheitliches Denken in der Manuellen Medizin etablieren, das sich in zahlreichen Veröffentlichungen widerspiegelt.

Von besonderer Bedeutung für die manuelle Medizin sind die Erkenntnisse und Beobachtungen von Zusammenhängen und Verschaltungen und Darstellung der Segmente mit ihren Dermatomen, Myotomen und Sklerotomen, wie sie von Hansen und Schliack erstmals 1962 eindrucksvoll aufgezeigt und von Wancura-Kampik analysiert wurden (› Abb. 4.1) (Hansen und Schliack, Wancura-Kampik, van Cranenburgh u.a.).

Deshalb wurde auch bei der Darstellung der besprochenen Handgriffe Wert auf anatomische bzw. segmentale Überlegungen und ihre diagnostischen Konsequenzen gelegt.

Wechselbeziehungen zwischen Kiefergelenk und LWS

Mit diesem Wissen sind z. B. neurophysiologische Wechselwirkungen zwischen Kiefergelenk und lumbosakraler Region und unterer Extremität zu erklären, die durch positives Vorlaufphänomen, variable Beinlängendifferenz nach Derbolowsky oder Vierer-Zeichen (Patrick-Kubis-Zeichen) erkannt werden können.

Wechselbeziehungen zwischen inneren Organen und Spinalnerven

In der Medizin noch wenig beachtet sind Wechselbeziehungen zwischen Organen, Körperoberfläche (Haut) und Muskulatur aufgrund der gemeinsamen Innervierung durch Spinalnerven und vegetatives Nervensystem. In der Manuellen Medizin spricht man von viszerovertebralen Verbindungen. Über die neuronale Verschaltung von Wirbelsäule (Rückenmark) und Muskulatur können Zeichen wie Blockierungsgefühl der Wirbelsäule und Tonuserhöhung der Muskulatur in der Manuellen Medizin diagnostisch und therapeutisch eingesetzt werden.

Das Wissen um diese Zusammenhänge geht über die (wenigen) in der Inneren Medizin beobachteten Erfahrungen hinaus:

- Schmerz im Bereich der rechten Schulter weist auf eine Störung der Gallenblase hin
- Linksseitige Schulterschmerzen können als Hinweis für eine Störung im Bereich der Bauchspeicheldrüse gewertet werden.

Die Überlegungen in der Manuellen Medizin und die Konsequenzen für Diagnose und Therapie gehen hier weiter:

- Bei Störungen der Gallenblase sind Tonisierungspunkte im M. trapezius rechts,
- bei Störungen der Bauchspeicheldrüse sind Tonisierungspunkte im M. trapezius links zu ertasten.

Dadurch ergibt sich folgende Überlegung: Wenn sich Störungen in Organen an der Körperoberfläche (Haut oder Muskeln) zeigen, könnten diese dann auch über eine Behandlung der Oberfläche beeinflusst werden (Wancura-Kampik 2017, van Cranenburgh 2018)?

Segmentbezogene Zuordnung von Akupunkturpunkten

Auch in der Akupunktur ist eine segmentbezogene Zuordnung von Akupunkturpunkten mit reflektorischen Phänomenen zu beobachten. Deutlich wird dieser Zusammenhang in der therapeutischen Kombination der Akupunkturpunkte Dickdarm 4 und Dickdarm 10 bei Epicondylopathia humeri radialis und Zervikalsyndrom im N. radialis Strömungsgebiet. Auch besteht ein Zusammenhang zwischen dem Akupunkturpunkt Blase 57 an der Wade bei Störungen im Bereich des lumbosakralen Übergangs in Höhe LWK5/SWK 1 und Lumboischialgie im N. ischiadicus Strömungsgebiet.

Störfelder

Aus der Neuraltherapie ist bekannt, dass Störfelder wie Narben, Implantate und okkulte entzündliche Prozesse chronisch rezidivierende Blockierungen im ganzen Bewegungssystem verursachen können und ihre Behandlung ggf. Rezidive minimieren kann. Beispiele sind Kavitäten bildende aseptische Osteolysen des Kieferknochens, die als Neuralgien imponieren können, wie sie eindrucksvoll von Lechner (1999) beschrieben sind.

Mit diesem Wissen konnte z. B. einer Patientin mit einseitiger chronischer Verspannung des M. sternocleidomastoideus, deren Ursache eine Entzündung im Bereich der Regio 48/49 am Kiefer war, geholfen und ihr dadurch eine auf Dauer unnötige Behandlung mit Botox erspart werden.

Kraniofasziale Techniken und Neuralgien

Einen fast schon vergessenen Einfluss in der Neubewertung kraniofaszialer Behandlungstechniken hat das Wissen des Schweizer Landarztes Naegeli, der in seinen Werken von 1894 und 1899 als erster Arzt im deutschsprachigen Raum die Wirkungsweise von Handgriffen bei Neuralgien und Neurosen beschrieben hat. Diese Griffe sind nahezu identisch mit den im Lehrbuch gezeigten aktuellen kraniofaszialen Techniken.

Unabhängig von Naegeli konnte die Erfahrung gemacht werden, dass durch ein seitengleiches Nach-oben-Ziehen der Mundwinkel des Patienten in entspannter Rückenlage durch Ausnutzen positiver propriozeptiver Afferenzen ein euphorisierendes Gefühl ausgelöst werden konnte. Dies ging mit einer sofortigen Lösung von Verspannungen der Gesichtsmuskulatur und reaktiver Rötung der Haut einher.

Naegeli behandelte mit seinem Kopfstützgriff in seiner medizinischen Anschauung die lästigen Symptome der „Hirnhyperämie“ und beschrieb, dass er diese Wirkung sonst nur über einen starken Aderlass hätte erzielen können.

A 5 Griffaufbau und Körperspannung

Vorgehen bei der manuellen Behandlung

Bei der Anwendung der in diesem Buch beschriebenen Handgriffe in der Praxis wird folgendes Vorgehen empfohlen:

- Lagerung des Patienten und Position des Therapeuten
- Kontaktaufnahme mit den Händen an den betroffenen Segmenten
- Spannungsaufbau mit Entwicklung des Gewebegefühls an der ersten Barriere des Gewebewiderstands
- Probemobilisation zur Beurteilung der Griffwirkung am Patienten und Ausschluss von Kontraindikationen bei Schmerzzunahme, vasovegetativen oder neuronalen Symptomen (z. B. Schwindel)
- Ausführung aus der gehaltenen Spannung unter weicher, rhythmischer und federnder Spannungsverstärkung **oder** akzentuierter Impuls in atraumatischer Weichtechnik. Ziel ist die Anregung von positiven propriozeptiven Afferenzen, die spürbar, aber nicht schmerzhaft sind und mit nachfolgender Schmerzabnahme einhergehen.

Das in diesem Buch beschriebene Vorgehen bei der manuellen Therapie hat sich in langjähriger klinischer und praktischer Lehrtätigkeit bewährt. Aus Gründen der Übersichtlichkeit werden in Teil B die prägnanten Griffe bewusst ausführlich beschrieben und in ihrem Griffaufbau demonstriert.

Manipulation versus Mobilisation

Manipulation

Die sogenannte „Königsdisziplin" der Manipulation in atraumatischer Weichtechnik unterliegt den Grundsätzen der 3-K-Regel nach Bischoff (entsprechend der „high velocity low amplitude " [HVLA] Manipulation im angloamerikanischen Sprachgebrauch):

Kleiner Weg – Kleine Kraft – Kurze Zeit

Sie ist qualifizierten Ärzten mit abgeschlossener Weiterbildung in Manueller Medizin/Chirotherapie vorbehalten. Bei der atraumatischen Manipulation in Weichtechnik erfolgt nach Probemobilisation ein kleiner akzentuierter Impuls (Abb. 5.1), der maximal einem Zehntel der Amplitude der Probemobilisation entspricht.

Abb. 5.1 Kraft-Weg-Zeit-Diagramm einer ideal durchgeführten Manipulation (nach Bischoff 2018).

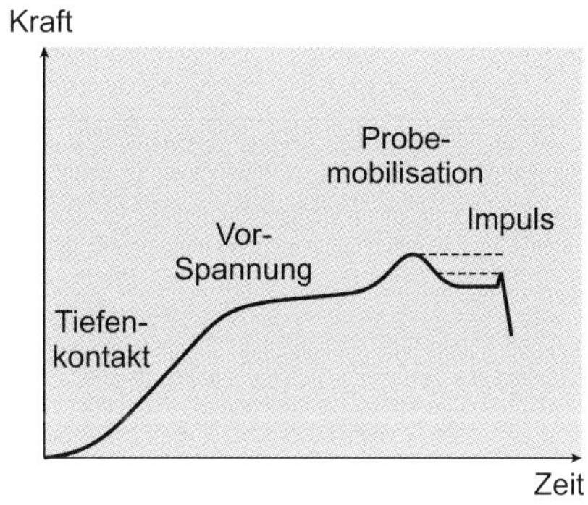

Mobilisation

Die neurophysiologische Wirksamkeit weicher mobilisierender Techniken (atraumatische Manipulation) hat nach Analyse der „Cochrane Data Base" nach aktueller wissenschaftlicher Aufarbeitung eine gleiche (oder nicht geringere) Wirkung bei deutlich weniger Nebenwirkungen und Komplikationen als manipulative Techniken, so dass sie einen Schwerpunkt der aktuellen Lehre und auch in diesem Buch bilden (Grodd et al. 2014).

Mobilisierende Techniken sind auch durch qualifizierte Therapeuten in der Physiotherapie mit abgeschlossener Ausbildung in der manuellen Therapie anwendbar.

Für alle mobilisierenden Grifftechniken gilt: Nach ausführlicher Anamnese und klinischer Befunderhebung unter Prüfung der freien und gesperrten Richtung erfolgen die angewendeten Griffe in die freie Richtung.

Abb. 5.2 Kraft-Zeit-Spannungs-Diagramm einer durchgeführten Mobilisation
I Spannungsaufbau – II Probemobilisation – III Weiche, rhythmische, federnde Mobilisation an der ersten Barriere des individuellen Gewebswiderstandes.

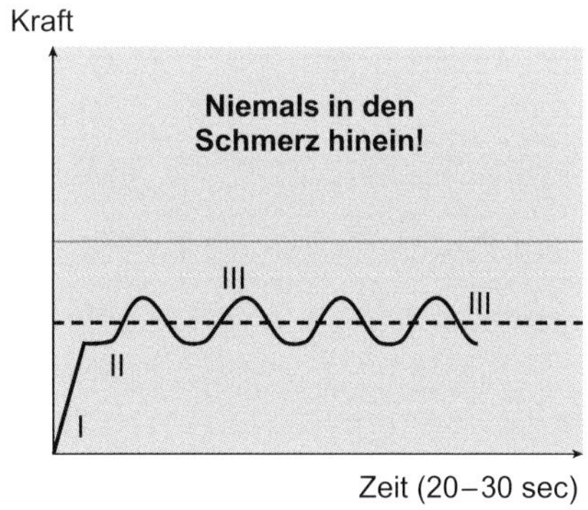

Mobilisation von Gelenken

Bei der Mobilisation von Extremitätengelenken wird grundsätzlich der proximale Gelenkanteil stabilisiert und der distale Gelenkanteil mobilisiert.

Gemäß der Konvex-Konkav-Regel nach Kaltenborn verhält sich dabei das translatorische Gleiten im betroffenen Gelenk wie folgt:
- Wird der distale konkave Gelenkpartner mobilisiert, geht die translatorische Gleitbewegung in die gleiche Richtung,
- wird der distale konvexe Gelenkanteil mobilisiert, verhält sich die Gleitbewegung entgegengesetzt.

Merksatz, geprägt von Kursteilnehmern: „Konkav ist brav, konvex ist die Hex."

Abb. 5.3 Konvex-Konkav-Regel nach Kaltenborn (a und b)

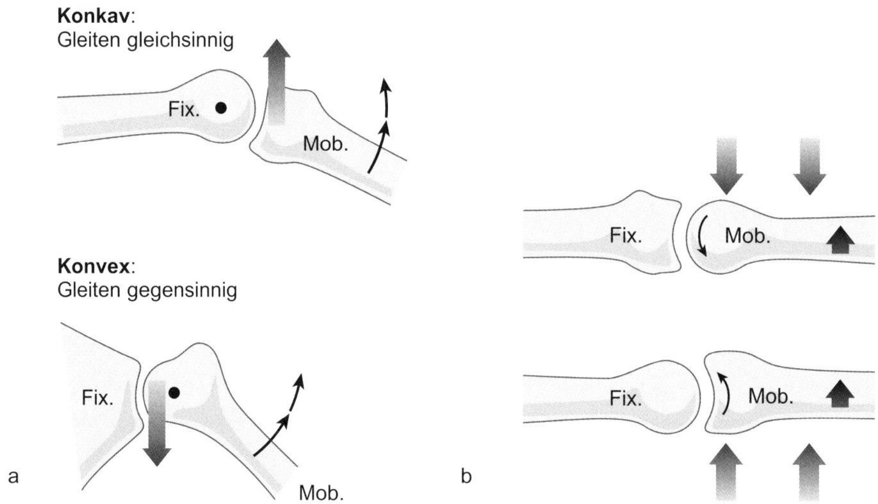

Körperspannung

Als Beispiele für den Einsatz der Körperspannung in der Manualtherapie werden hier der Erlösergriff, die Absitzbewegung bei Hakel-Zug-Technik und der Panthersprung kurz beschrieben.

Alle Grifftechniken haben als gemeinsame Grundlage die Führung der Hände über eine kontrollierte Körperspannung. Diese entwickelt sich beim Therapeuten über eine bewusste Anspannung der Glutealmuskulatur (M. gluteus maximus) und der Abdominalmuskulatur (M. rectus abdominis) zur Entlordosierung der Lendenwirbelsäule (Abb. 5.4).

Anschließend wird eine akzentuierte Spannungsverstärkung im M. latissimus dorsi und im M. pectoralis major ausgeführt, um den Schultergürtel zu stabilisieren und im gesamten Oberkörper eine C-förmige Spannung mit Konzentration auf die Körpermitte einzustellen.

Aus dieser Position heraus können Arme und Hände des Therapeuten (ähnlich wie bei dem Kletterer) weich und doch mit Spannung am Patienten geführt werden, um ein Gefühl für das Gewebe entwickeln. Damit wird der Körper über die Spannungsverstärkung zu seiner Muskulatur zum Kraftüberträger und die Hände werden entkoppelt und gleichsam zum Medium.

Erst nach dem Einnehmen der beschriebenen Körperposition ist eine wirksame manuelle Behandlung spürbar, aber nicht schmerzhaft .

Die von Becker beschriebene **Absitzbewegung** stellt bei Hakelzug und Erlösergriff eine Optimierung der Übertragung der Körperspannung auf die zu behandelnden Strukturen dar (▸ B5: 55 und 62).

Abb. 5.4 Erlösergriff

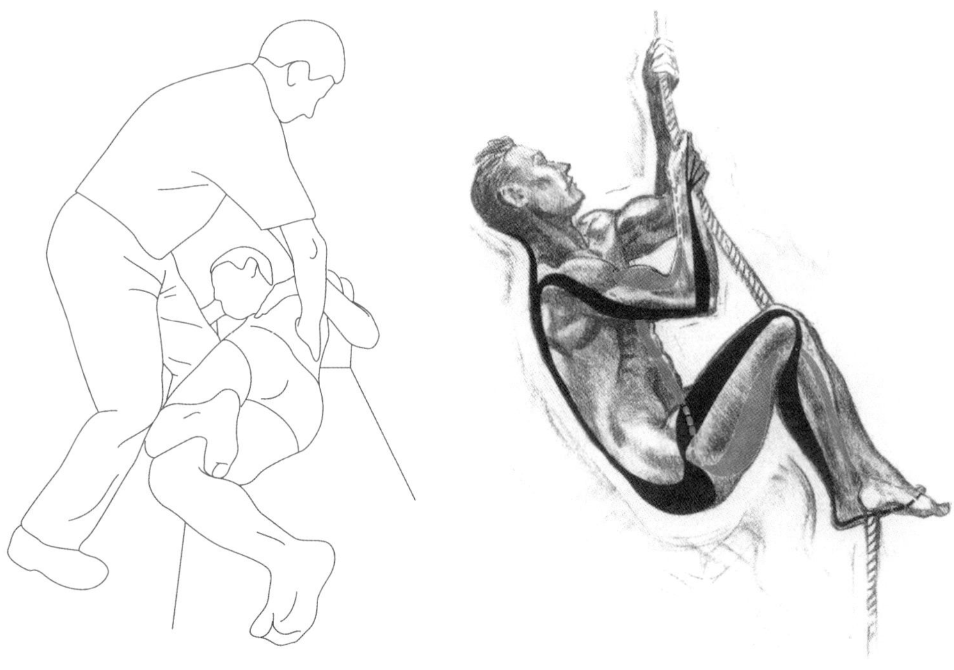

Abb. 5.5 Absitzbewegung

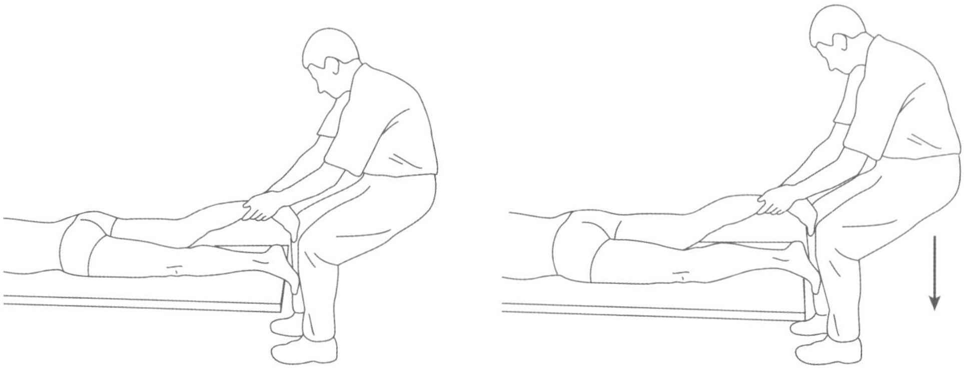

Ein besonderer Gradmesser für die Güte der Körperspannung stellt die Ausführung des **Panthersprungs** für die Mobilisation des Sakrum dar. Wie kaum ein anderer Griff beinhaltet er sämtliche komplexe Vorgänge im Bewegungssystem des Therapeuten.

Der Panthersprung oder auch kranialisierende Traktionsmanipulation des SIG über das Os sacrum ist nach Becker der wirksamste Griff der Chirotherapie des SIG. Er gilt mit als schwierigster Griff der Manuellen Medizin, nachdem er in komplexer Form alle Handlungsabläufe einschließlich einer weichen Handführung und einer maximale Vorspannung in der Rumpf- sowie Schulterblattmuskulatur erfordert (› B5: 63).

Der Patient liegt auf dem Bauch, der Therapeut steht am Fußende der Liege mit dem Gesicht zum Patienten. Der Unterschenkel auf der ipsilateralen Seite der Blockierung wird supramalleolär zwischen den Oberschenkeln des Therapeuten suprakondylär aufgenommen. Der Therapeut führt eine Rumpfbeugung in den Hüftgelenken

Abb. 5.6 Panthersprung (a-d)

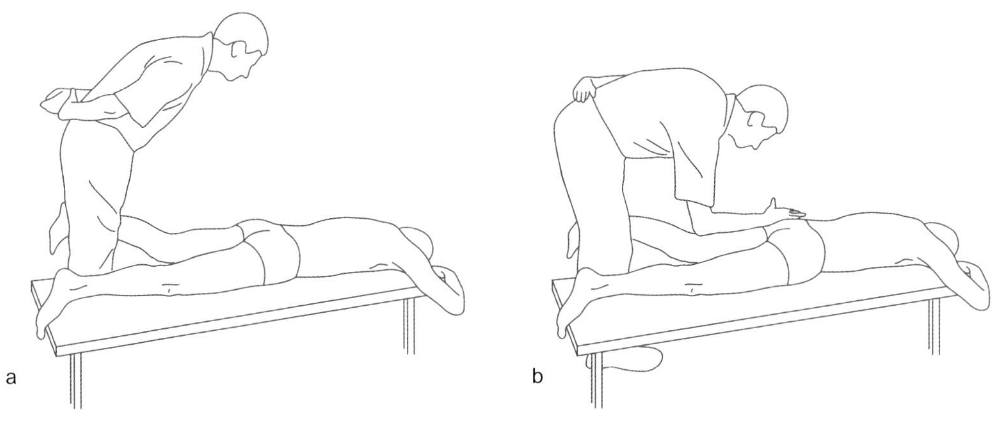

bei stabilisierter LWS aus. Die patientennahe Hand wird ipsilateral der Rima ani so auf das Os sacrum aufgelegt, dass der Kleinfingerballen am kaudalen Anteil des Sakrum aufliegt. Das Endglied des kleinen Fingers liegt auf Höhe des Endes der Rima ani, die Arbeitshand flächig auf dem Glutaealbereich.

Das Handgelenk wird nur im Haltetonus gestreckt gehalten. Der Therapeut führt seinen Oberkörper aus der Rumpfspannung bei Stabilisation in der Rücken- und Schultermuskulatur nach vorne, so dass sein Kopf eine senkrechten Ebene über der Arbeitshand erreicht. Der Arbeitsarm wird über den M. pectoralis stabilisiert, ohne dass ein Druck auf das Sakrum nach ventral entsteht und die Weichteile auseinanderweichen.

Die Haltehand wird mit dem Kleinfingerballen auf den Mittelhandknochen 2 bis 4 subkapital der Arbeitshand angelegt. Die Schwimmhaut 1 der Haltehand liegt am Handgelenk der Arbeitshand radialseitig an. Nach Spannungsaufnahme in M. pectoralis sowie auch in M. latissimus dorsi und maximaler Anspannung der Rückenstreckermuskulatur, wobei sowohl das Längs- wie Quergewölbe der Schulter- und Rückenstreckermuskulatur in Spannung gerät, ergibt sich die Form eines springenden Panthers.

Zum Aufbau des gewünschten Kranialisationsstresses auf das Sakrum führt der Therapeut seine beiden Beine schrittweise nach hinten zum kaudalen Liegenende und benutzt sein Körpergewicht als Schubkraft nach kranial, ohne einen Druck nach ventral aufzubauen.

Aus stabilisierter Körperposition erfolgt der Impuls aus einem akzentuierten Strecken der gebeugten Kniegelenke, sowie aus einer gleichzeitigen Schubverstärkung aus den Fußballen nach kranial, ohne die dabei aufgebaute Becken- und Rückenspannung zu verlieren.

Abb. 5.6 (Fortsetzung)

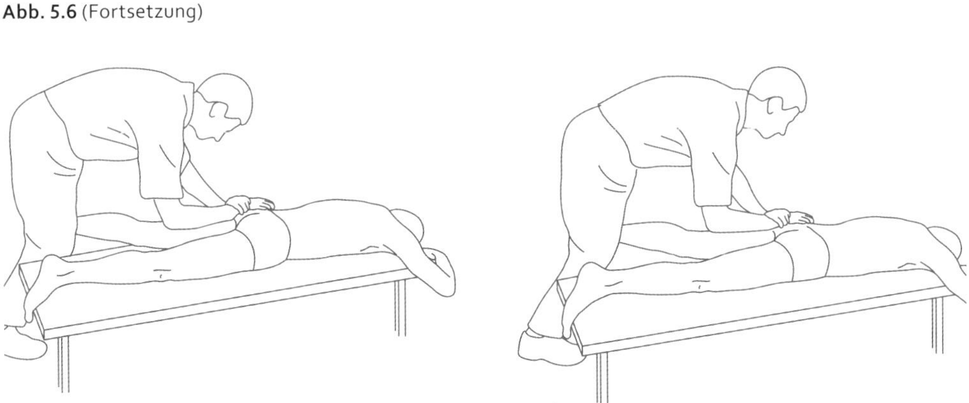

c d

Die Kunst der Hände

Je nach Größe der zu untersuchenden und behandelnden Region und Zugänglichkeit der Körperstrukturen werden verschiedene Anteile der Hand eingesetzt (Abb. 5.7): Die Hände prüfen die Beweglichkeit von Strukturen (Wirbelsäule und Gelenke) und fühlen, tasten, streichen und dehnen mit den Fingerbeeren und den Fingern, stabilisieren, massieren, nehmen Gewebeveränderungen wahr, nehmen Kontakt zu schmerzhaften Punkten auf.

Über die Entwicklung der Körperspannung überträgt der Therapeut die Kraft auf seine Hände und damit auf das zu behandelnde Gewebe. Die Behandlung ist schmerzfrei für den Patienten.

Neben der neurophysiologischen Theorie und der detaillierten Beschreibung von Handgriffen erscheint es im Rahmen der ganzheitlich manuellen Behandlung wichtig, die Hände und das Gewebegefühl, aber auch die Empathie für den Patienten als lebendes Wesen zu schulen und dauerhaft zu trainieren. Anatomisches Wissen und Gewebegefühl kann nur über immer wiederkehrende Tasterfahrung Aufschlüsse über strukturelle und funktionelle Gewebestörungen ermöglichen.

Gerade in einem Zeitalter der medizintechnischen Diagnostik ist die Hinwendung zu Diagnose und Therapie mit den Händen sowohl von Patienten als auch von Therapeuten erwünscht.

Die Kunst besteht darin, die Hände wieder als wahrnehmendes und handelndes Medium einzusetzen.

Abb. 5.7

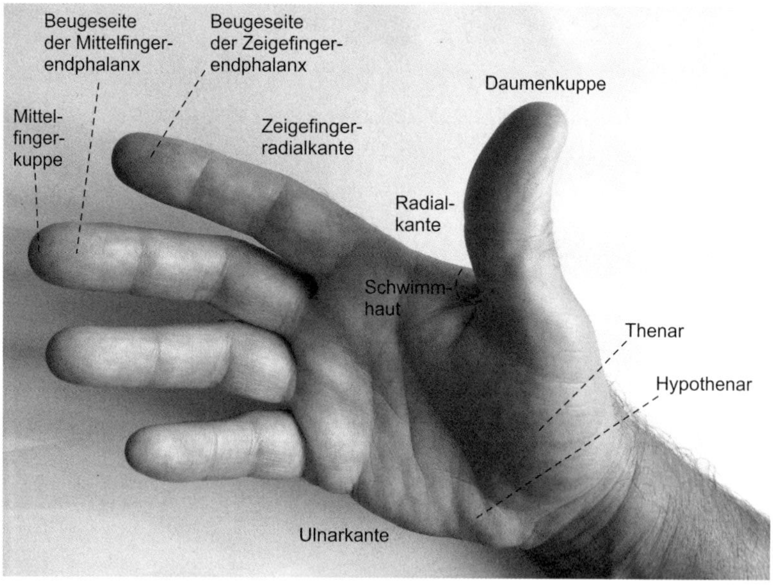

A 6 Dokumentation

Getreu dem Grundsatz für medizinische Heilberufe, dass nur die Behandlung als durchgeführt gilt, die auch dokumentiert ist, wird aus forensischen und medizinischen Gründen gefordert, einen nachvollziehbaren, schriftlichen Nachweis über die Untersuchung und Behandlung zu führen.

Kernpunkte der Dokumentation

Diese Dokumentation sollte folgende Kernpunkte umfassen:

Anamnese einschließlich Vorerkrankungen, Medikamenteneinnahme, bekannte Kontraindikationen, Schwangerschaft, Wirkung von Vorbehandlungen und Risikofaktoren.

Funktionelle Befunderhebung über Bewegungsumfang und sensomotorischen Status mit Prüfung auf aktive Motorik und Sensibilität zum Ausschluss radikulärer Phänomene (› A2).

Bildgebende Diagnostik Hinweis auf vorbestehende radiomorphologische Diagnostik, Kernspintomografie, laborchemische Untersuchungen.

Aus Strahlenschutzgründen genügt die Feststellung einer funktionellen Störung nicht mehr als rechtfertigend für eine Röntgenuntersuchung, vielmehr ist diese indiziert zum Ausschluss von osteodestruktiven Veränderungen.

Kontraindikationen (› A3)

Durchgeführtes Aufklärungsgespräch mit Protokoll (› A7)

Standardisierte Nomenklatur für die Dokumentation

Der manuelle Befund enthält die Beschreibung der segmentalen Irritationspunkte und deren Prüfung auf freie und gesperrte Richtung. Bei der Dokumentation hat sich auf der Grundlage der Drei-Schritt-Diagnostik die von Bischoff verwendete Nomenklatur im deutschsprachigen Raum bewährt.

Wirbel	
Angabe der Wirbelhöhe	C für zervikal Th für thorakal L für lumbal S1 für das SIG
Angabe der Wirbelhöhe	arabische Zahl neben Wirbelbezeichnung: z. B. C1, Th7, L3 oder S1
Seitenzuordnung	„+" rechts oder links neben der arabischen Zahl für die Wirbelhöhe z. B. C5+, Th+4, L3+ oder S+1
Rotationsempfindlichkeit	„re" für Rotationsempfindlichkeit nach rechts „li" für Rotationsempfindlichkeit nach links
Kyphosierungsempfindlichkeit	ky
Lordosierungsempfindlichkeit	lo
Sakroiliakalgelenk	
Kaudalisierungsempfindlichkeit	↓
Kranialisierungsempfindlichkeit	↑
Dorsalisierungsempfindlichkeit	d
Ventralisierungsempfindlichkeit	v
Kostotransversalgelenke (KTG)	
Inspirationsempfindlichkeit	insp
Exspirationsempfindlichkeit	exsp
Rotationsempfindlichkeit	
Konvergenzreaktion	Irritationspunkte auf der gleichen Seite rotationsempfindlich: z. B. C+5 li , Th3+ re oder L+4 li
Divergenzreaktion	Irritationspunkte auf der Gegenseite rotationsempfindlich: z. B. C+3 re, Th5+ li oder L+4 re
Kontrarotationspaar	zwei benachbarte Wirbel gegensinnig rotationsempfindlich, z. B. C+4 li und C5+ re oder Th5+ re und Th+6 li

Dokumentationsbogen (Muster)

Name des Patienten	Datum

Anamnese

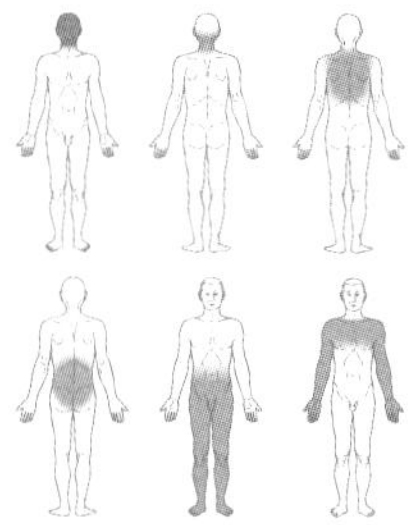

Funktioneller Befund

Manueller Befund	
Zervikal	
Thorakal	
Kostotransversal	
Lumbal	
Sakroiliakalgelenk	
obere Extremität	
untere Extremität	

Bildgebende Diagnostik (soweit vorhanden)

Kontraindikationen

Aufklärungsgespräch und Einverständniserklärung des Patienten	siehe Anlage

A 7 Checkliste für den Therapeuten Aufklärungsgespräch für die manuelle Behandlung

Die nachfolgend aufgeführten Behandlungsschritte bei der manuellen Therapie müssen mit dem Patienten besprochen werden:

	✓
Durchführung der Probemobilisation zum Ausschluss von Kontraindikationen	
Beschreibung der angewandten Grifftechniken mit Hinweis auf die weiche Technik in Richtung der Beschwerdeabnahme (freie Richtung)	
Vermeidung der Technikanwendung in Richtung der Beschwerdezunahme (gesperrte Richtung)	
Prognose der Behandlungsdauer mit Angabe der Anzahl der erwarteten Behandlungssitzungen	
Anleitung zu Eigenübungen	
Empfehlung der Wiedervorstellung bei Beschwerdepersistenz bzw. Einleitung weitergehender Diagnostik	
Nachweis über die Durchführung eines Aufklärungsgesprächs mit Hinweis auf die Diagnose einer erkannten behandlungsbedürftigen, segmentalen Irritationssymptomatik	

Aufklärungsgespräch (Protokoll)

Nach eingehender Untersuchung hat Ihr Therapeut festgestellt, dass Ihre Beschwerden und Bewegungseinschränkungen auf funktionellen Störungen in bestimmten Abschnitten Ihres Stütz- und Bewegungsapparates beruhen und sich mit großer Sicherheit durch eine manuelle Behandlung in Weichtechnik beheben lassen.

Die manuelle Behandlung ist eine jahrtausendalte Therapieform, die wie eine sanfte Reflextherapie (ähnlich der Akupunktur oder Neuraltherapie) hilft, Störungen in der Steuerung des Gelenkspiels aufgrund eines fehlerhaften Reflexverhaltens in empfindlichen Sensoren der Wirbelsäule und den ihr zugeordneten Muskel-, Band- und Bindegewebsstrukturen aufzufinden und zu beheben.

Aufgrund der vom Therapeuten angewandten Grifftechniken sind Schädigungen nahezu vollständig ausgeschlossen.

Der Gesetzgeber verpflichtet aber, über sehr seltene, aber eventuell doch mögliche Beeinträchtigungen durch die Behandlung, die auch bei heilkunstgerechter Anwendung nicht gänzlich auszuschließen sind, aufzuklären:

- So kann es in zeitlichen Zusammenhängen mit manuellen Behandlungen der Halswirbelsäule zu Irritationen der gehirnversorgenden Gefäß- und Nervenbahnen kommen, die mit Schwindel und Kopfschmerzen einhergehen können. Schädigungen der Arteria vertebralis oder Arteria carotis sind bei Einhaltung der 15/15-Technik nur als Aktivierung einer nicht erkennbaren Vorschädigung zu bewerten.
- Bei einer vorgeschädigten Bandscheibe oder bis dahin klinisch stummen Bandscheibenvorwölbung kann es zur Aktivierung der Beschwerden im Sinne einer Gelegenheitsursache kommen, wie sie auch durch einen Bagatellmechanismus wie z. B. Husten, Niesen oder ungeschicktes Bücken ausgelöst worden wäre.
- Eine kurzzeitige Zunahme der Beschwerden ist nach einer solchen Behandlung in seltenen Fällen ebenfalls möglich (Erstverschlimmerung), bei Persistenz wird um eine umgehende Wiedervorstellung gebeten.

Frage an Patientinnen: Besteht möglicherweise eine Schwangerschaft? __________

Beschreibung der Behandlungsschritte durch den Therapeuten (Checkliste) und Einverständniserklärung des Patienten nach Aufklärung:

Ort und Datum: ______________________________

____________________	____________________
Name des Patienten und Unterschrift	Name des Therapeuten und Unterschrift

B Beschwerdebilder und Grifftechniken von Kopf bis Fuß

Gemäß den Dokumentationsrichtlinien des Arbeitskreises Manuelle Medizin der Deutschen Gesellschaft für Orthopädie und orthopädische Chirurgie aus dem Jahr 2002 wird das von Bischoff in jahrzehntelanger Erfahrung entwickelte Konzept als Standard bei der manualmedizinischen Untersuchung zugrunde gelegt. Diese Drei-Schritt-Diagnostik wird heute in Deutschland von den meisten Manualmedizinern angewendet.

Erster Schritt

Segmentale Bewegungsprüfung (einschließlich Anamnese, Inspektion, segmentale Untersuchung): Prüfung auf Hypo-, Normo- und Hypermobilität

Zweiter Schritt

Aufsuchen des segmentalen Irritationspunkts (in der autochthonen Rückenmuskulatur): Die segmentale Irritation als Zeichen einer überschwelligen Nozizeptorenaktivität

Dritter Schritt

Funktionelle segmentale Irritationspunktdiagnostik mit Zuordnung von Schmerzzu- bzw. Schmerzabnahme des segmentalen Irritationspunkts an den Insertionspunkten der Nackenmuskeln im Bereich der Linea nuchae, im Verlauf der kurzen, an der HWS, an der tiefen autochthonen Rückenmuskulatur und am Sakroiliakalgelenk mit den muskulären Korrespondenzpunkten in der Glutealmuskulatur.

Hinweise für die folgenden Kapitel

- Wo für das Verständnis der Beschwerdebilder oder der Grifftechniken anatomische Details von Bedeutung sind, wird unter dem Handgriffbild auf die Nummer des entsprechenden Bildes in Teil C hingewiesen.

Pfeilerklärungen für alle Handgriffbilder:

- durchgezogener Pfeil: Bewegungsrichtung der Arme und Kraftübertragung auf die Hände
- gestrichelte Pfeile: Bewegungsrichtung der Hände
- weiße Pfeile deuten die Körperspannung des Therapeuten an

B1 Kopf

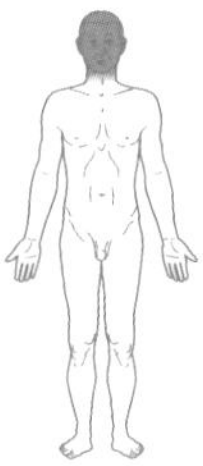

Beschwerdebild 1

Kopfschmerzen, die vom Hinterhaupt aus nach vorne zur Schläfe und zur Stirn ausstrahlen

Befund Wahrnehmbare Insertionspunkte (C3–C7) an der Okzipitalschuppe lateral der Protuberantia occipitalis externa an der Linea nuchae inferior.

Anatomische Bezüge und diagnostische Überlegungen Über die tastbaren Insertionspunkte Rückschluss auf die Höhe der segmentalen Störung; Bestätigung durch schmerzhafte Irritationspunkte (C3–C7) am lateralen Rand des M. erector spinae (gebildet aus Mm. splenius capitis, semispinalis capitis und levator scapulae).

Lagerung des Patienten und Position des Therapeuten

P in Rückenlage, Kopfteil der Liege um 12–15° angehoben, Kyphoseeinstellung der HWS | **T** sitzt am Kopfende der Liege.

Kontakt und Spannung Die Fingerbeeren am Übergang zu den Fingerkuppen beider Hände liegen im Bereich der Linea nuchae inferior. Der Therapeut streicht sich von okzipital mit den Fingerkuppen der Zeige- und Mittelfinger seitlich der Protuberantia occipitalis externa ein (› Griffaufbau).

Ausführung nach Probemobilisation Der Therapeut führt synchron mit dem Atemrhythmus des Patienten eine kranialisierende Traktion über seine eigene Körperspannung mit Übertragung auf seine Hände bzw. Finger nach kranial und ventral aus.

Erwartete Wirkung Lösung von Verspannungen der Ansätze der betroffenen Muskeln an den Insertionspunkten 3–7 bei gleichzeitiger Entspannung der Muskulatur im Bereich der nervalen Durchtrittspunkte am Foramen jugulare (Nn. glossopharyngeus, accessorius und vagus sowie occipitalis minor und major).

Differenzialdiagnostische Überlegungen bei Beschwerdepersistenz Zervikale Reizung der Nervenwurzel durch Bandscheibenvorfall, Verengung des Neuroforamens oder Entzündung der Kopfgelenke, Störungen im Bereich des Kiefergelenks und der A. vertebralis, intrakranielle Raumforderung (z. B. Schwannom).

In Zusammenhängen denken Behandlung von vasovegetativen Dystonien mit Schluckstörungen, z. B. auch bei Patienten nach Schlaganfall oder Hirnschädigung mit Tracheostoma oder PEG in der geriatrischen Frührehabilitation. Über den Zug auf die Dura mater spürbare Wirkung bis in den lumbosakralen Übergang. Akupunkturpunkt Gallenblase 20 liegt am Insertionspunkt C5/C6.

Mobilisation des M. splenius capitis und M. semispinalis capitis nach kranial (Subokzipitaler Release)

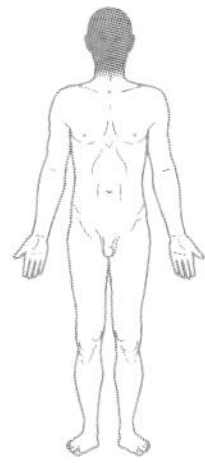

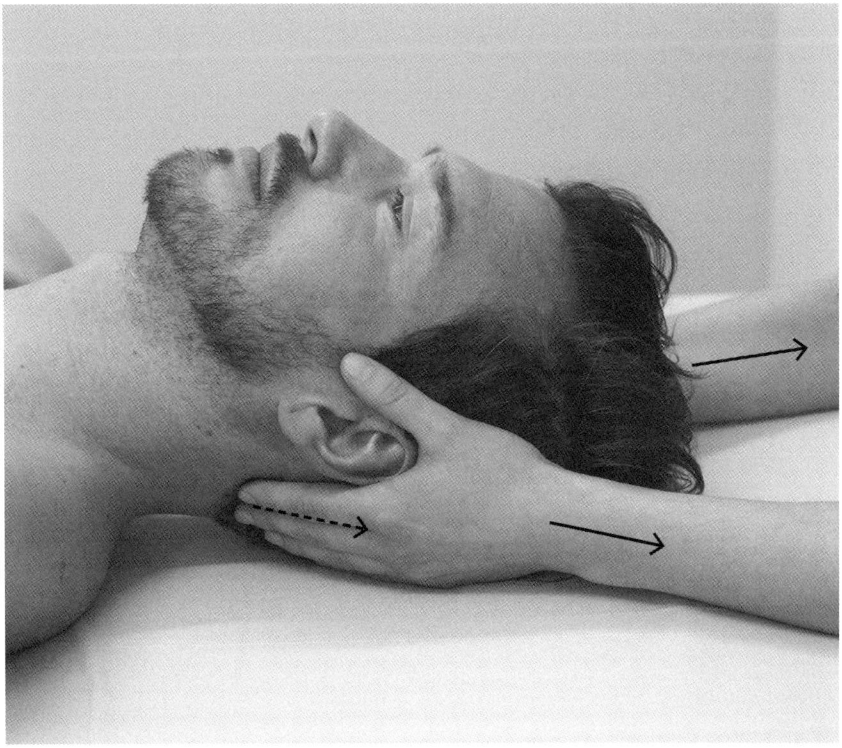

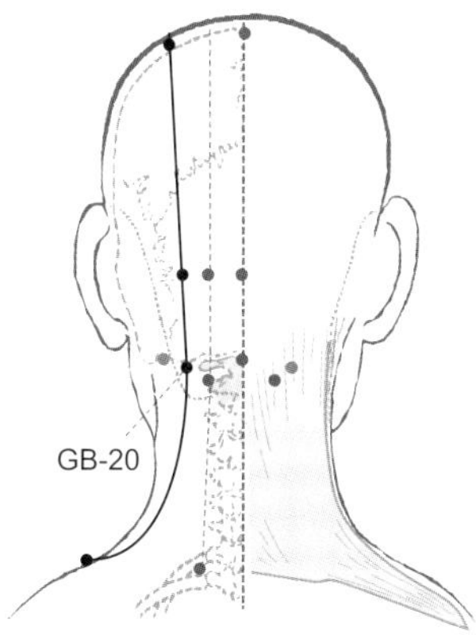

C Rückblick Anatomie › 1 2 8 16

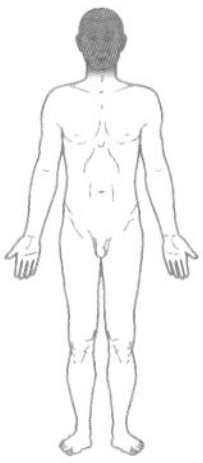

Beschwerdebild 2

Kopfschmerzen, die von der Hinterhauptschuppe nach vorn zur Stirn ausstrahlen

Befund Wahrnehmbarer Insertionspunkt C1 in der Lücke zwischen den Ansätzen der Mm. rectus capitis posterior minor an der Protuberantia occipitalis externa, Insertionspunkt C2 am Ansatz des M. rectus capitis posterior major an der Linea nuchae inferior.

Anatomische Bezüge und diagnostische Überlegungen Über die tastbaren Insertionspunkte C1 und C2 Rückschluss auf die Höhe der segmentalen Störung; Bestätigung durch schmerzhafte Irritationspunkte C1 am Atlasquerfortsatz zwischen den Ansätzen der Mm. obliquus capitis superior und inferior und C2 in der Lücke zwischen den okzipitalen Ansätzen des M. sternocleidomastoideus und M. trapezius.

Lagerung des Patienten und Position des Therapeuten

P in Rückenlage, Kopfteil der Liege um 12–15° angehoben, Kyphoseeinstellung der HWS | **T** sitzt am Kopfende der Liege.

Kontakt und Spannung Die Fingerbeeren am Übergang zur Fingerkuppe beider Hände liegen im Bereich der Linea nuchae. Der Therapeut streicht sich von kaudal nach kranial mit Betonung der Fingerkuppen der Ring- und Kleinfinger lateral an der Protuberantia occipitalis externa ein.

Ausführung nach Probemobilisation Der Therapeut führt synchron mit dem Atemrhythmus des Patienten eine Traktion über seine eigene Körperspannung mit Übertragung auf seine Hände nach kranial und ventral aus.

Erwartete Wirkung Lösung von Verspannungen der Ansätze der Mm. rectus capitis minor und major an der Protuberantia occipitalis externa.

Differenzialdiagnostische Überlegungen bei Beschwerdepersistenz Zervikale Reizung der Nervenwurzel durch Bandscheibenvorfall, Verengung des Neuroforamens oder Entzündung der Kopfgelenke, Störungen im Bereich des Kiefergelenks und der A. vertebralis, intrakranielle Raumforderung (z. B. Schwannom).

In Zusammenhängen denken Der Akupunkturpunkt Lenkergefäß 16 liegt in Höhe Insertionspunkt C1.

Mobilisation des M. rectus capitis posterior minor und major nach kranial

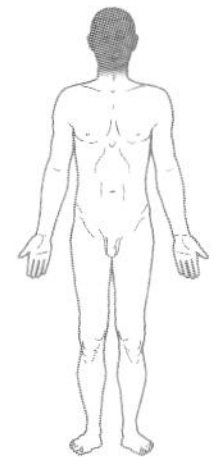

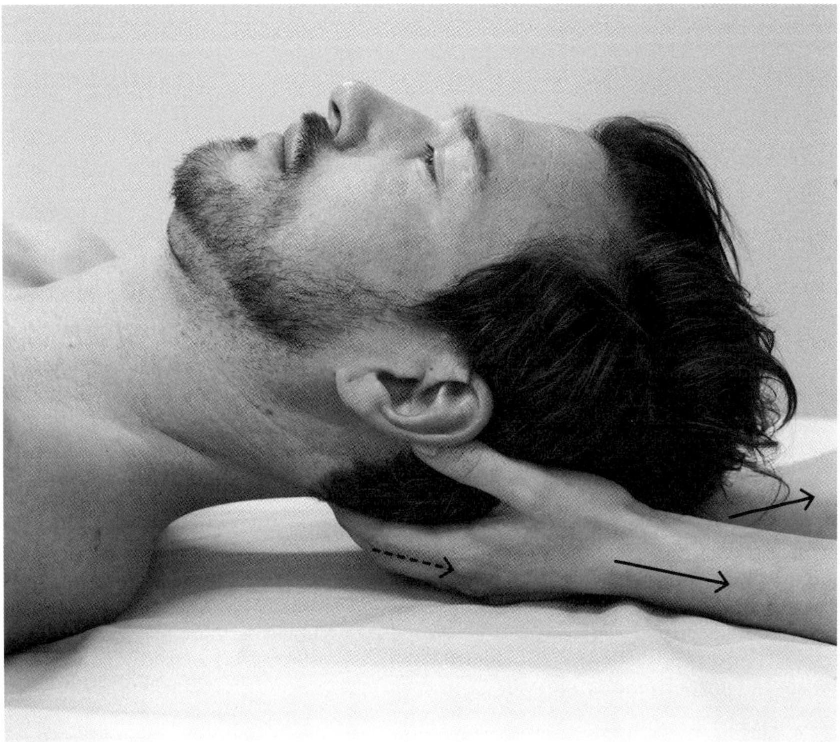

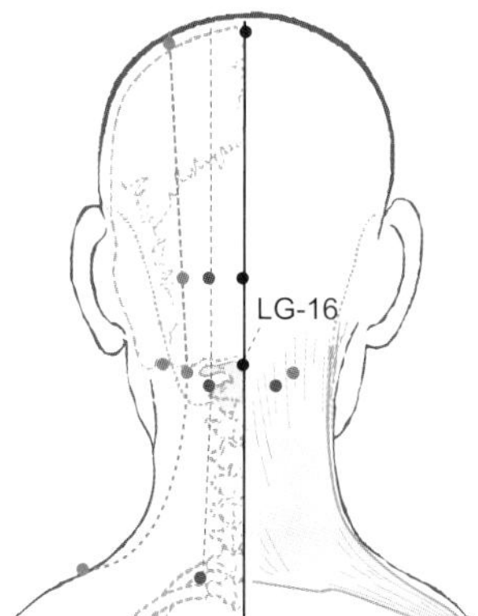

C Rückblick Anatomie › 1 2 8 16

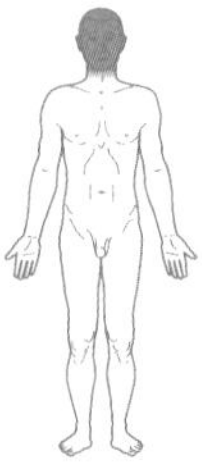

Beschwerdebild 3

Schläfenseitige Kopfschmerzen, die in das Kiefergelenk und die obere Halswirbelsäule ausstrahlen sowie mit Störungen im Bereich des Ober- und Unterkiefers einhergehen

Befund Wahrnehmbare Druckpunkte über dem M. temporalis und M. epicranius temporoparietalis, dem Kiefergelenk und im Bereich der Schläfenregion.

Anatomische Bezüge und diagnostische Überlegungen Als Ausdruck einer komplexen Verkettungssymptomatik hat sich die Prüfung von Druckpunkten an Ober- und Unterkieferast bewährt, die auf okkulte Zahnfokusherde hinweisen können, sowie eine Prüfung der Öffnungsfähigkeit des Kiefergelenks im Seitenvergleich; von Marx kann als Hinweis übernommen werden, dass auch die Beurteilung der Stellung der Mundwinkel insofern Aufschluss geben kann, als der Mundwinkel auf der betroffenen Seite stärker nach unten weist.

Lagerung des Patienten und Position des Therapeuten
P in Rückenlage | **T** sitzt am Kopfende der Liege.

Kontakt und Spannung Der Therapeut modelliert sich mit den Fingerbeeren der Zeige- und Mittelfinger seiner Hände vom Kopfende aus seitengleich in den Verlauf des M. temporalis ein.

Ausführung nach Probemobilisation Der Therapeut führt atemsynchron bei Exspiration des Patienten einen mobilisierenden Schub im Faserverlauf des M. temporalis nach ventral und kaudal aus und entlastet dabei das Kiefergelenk in Öffnungsrichtung.

Erwartete Wirkung Spannungsabnahme des M. temporalis mit wohltuender Entlastung des Kiefergelenks.

Differenzialdiagnostische Überlegungen bei Beschwerdepersistenz Störung der Aufbisskongruenz, aseptische Osteolysen des Kieferknochens im Sinne eines Zahnfokus als Störfeld, Nebenhöhlenentzündung.

Mobilisation des M. temporalis beidseits nach ventral und kaudal (Temporal Release)

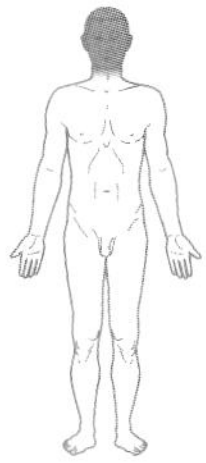

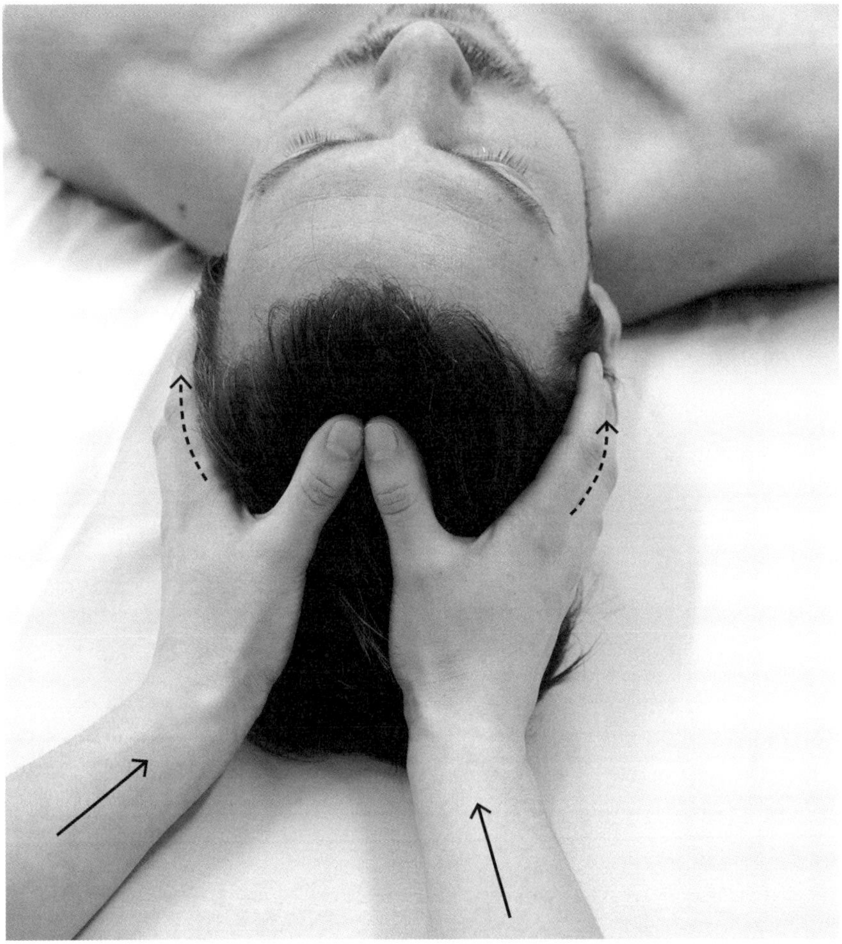

C Rückblick Anatomie › 1 8

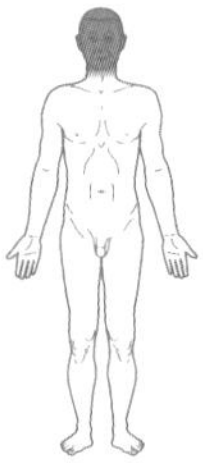

Beschwerdebild 4

Schläfenseitige Kopfschmerzen, die in das Kiefergelenk und die obere Halswirbelsäule ausstrahlen

Befund Wahrnehmbare Druckpunkte über dem M. masseter und dem M. temporalis, dem Kiefergelenk und der Schläfenregion sowie Irritationspunkte C1 bis C3.

Anatomische Bezüge und diagnostische Überlegungen Berücksichtigung einer aseptischen Osteolyse des Kieferknochens durch Ertastung schmerzhafter Verquellungspunkte am Ober- und Unterkiefer; segmental besteht eine enge Beziehung zu den Irritationspunkten C1 bis C3, darüber eine Verschaltung mit dem Plexus cervicale und dem Ganglion cervicale superius.

Lagerung des Patienten und Position des Therapeuten
P in Rückenlage | **T** sitzt am Kopfende der Liege.

Kontakt und Spannung Die Hände modellieren sich mit der Schwimmhaut zwischen Daumen und Zeigefinger seitengleich am M. temporalis ein, die Fingerbeeren der Zeige- und Mittelfinger legen sich tastend entlang des Faserverlaufs auf den M. masseter.

Ausführung nach Probemobilisation Der Therapeut führt atemsynchron einen mobilisierenden Schub nach ventral und kaudal im Faserverlauf des M. masseter und des M. temporalis aus und entlastet dabei das Kiefergelenk in Öffnungsrichtung.

Erwartete Wirkung Spannungsabnahme des M. masseter und des M. temporalis mit wohltuender Entlastung des Kiefergelenks.

Differenzialdiagnostische Überlegungen bei Beschwerdepersistenz Über den Verlauf der Dura mater auch Verkettung über den lumbosakralen Übergang nach kranial denkbar; Visusveränderungen können über die segmentale Verbindung der Nn. opticus, abducens und oculomotorius mit den Segmenten C1 bis C3 auch Störungen im M. masseter und M. temporalis bedingen (gehäuft bei Kindern im Wachstum bei Schuleintritt und -übertritt mit gesteigerter visueller Belastung), Fehlstellungen des Ober- und Unterkiefers.

Mobilisation des M. masseter und des M. temporalis beidseits nach ventral und kaudal

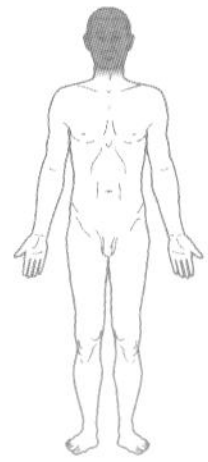

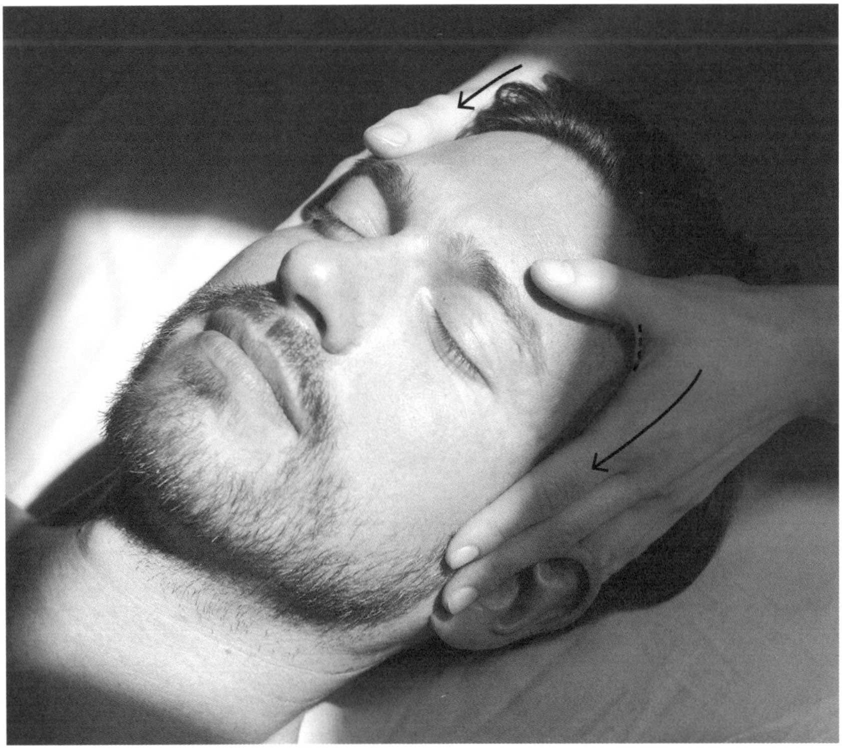

C Rückblick Anatomie › 1 16

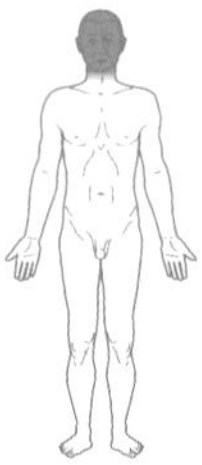

Beschwerdebild 5

Spannungskopfschmerzen, die in die Region der Stirnhöhle ausstrahlen und mit nervösen Zuckungen im Bereich der Stirn und der Augen einhergehen können

Befund Wahrnehmbare Druckpunkte über dem M. frontalis und dem supraorbitalen Anteil des M. orbicularis oculi.

Anatomische Bezüge und diagnostische Überlegungen Berücksichtigung von Visusveränderungen, chronischen Entzündungen der Nasennebenhöhlen und Störungen im Stoffwechsel der Elektrolyte (Magnesium-/Kaliumangel), neurovegetative Störungen (nervöses Augenzucken).

Lagerung des Patienten und Position des Therapeuten
P in Rückenlage | **T** sitzt am Kopfende der Liege.

Kontakt und Spannung Der Therapeut streicht sich seitengleich mit den Fingerbeeren am Übergang zu den Fingerkuppen der Langfinger 2 bis 5 weich über die Nasenwurzel am oberen Rand der Orbita ein und findet mit den Daumenballen einen Gegenhalt am dorsalen Rand des Os frontale.

Ausführung nach Probemobilisation Atemsynchroner Schub mit den Daumenballen nach ventral bei gleichzeitigem Gegenhalt bzw. leichtem Druck supraorbital mit den Fingerbeeren der Langfinger 2 bis 5.

Erwartete Wirkung Entspannende Lösung der Mm. frontalis und orbicularis oculi, Abnahme der Spannungskopfschmerzen stirnseitig (und damit bei Schulkindern wiederkehrende Aufmerksamkeits- und Konzentrationsfähigkeit durch Wegfall von störenden extrazerebralen Schmerzreizen und ihrer Einflussnahme auf intrazerebrale Projektionsebenen).

Differenzialdiagnostische Überlegungen bei Beschwerdepersistenz Nicht diagnostizierte Visusstörungen, intrakranielle Raumforderung, Nervenentzündung (Trigeminus-, Fazialis-, Optikusneuritis), Zosterneuritis.

In Zusammenhängen denken Bereits eine Erfahrung von Naegeli: „In vielen oder sogar schweren Fällen genügt diese kleine Änderung [Augendruckgriff], um eine Umstimmung im erregten Nervensystem zu bewirken.“ (S. 28, Auflage 1899)

Mobilisation des M. frontalis und des M. orbicularis oculi (Frontal Lift)

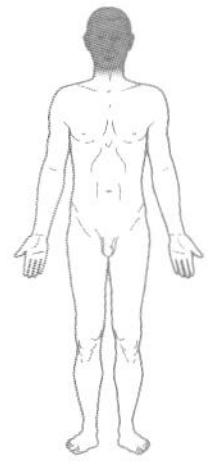

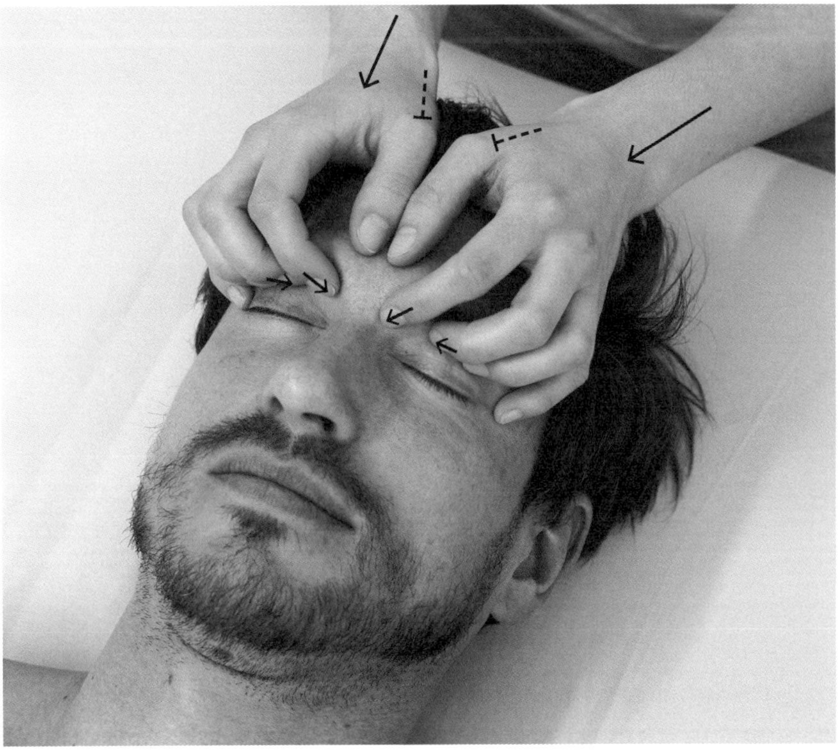

C Rückblick Anatomie › ❶ ❸

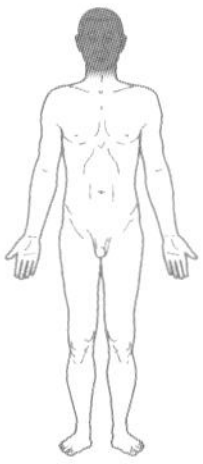

Beschwerdebild 6

Gesichtsschmerzen, die mit Spannungsgefühl im Kieferbereich und eingeschränkter Öffnungsfähigkeit im Kiefergelenk einhergehen, Schwellungsgefühl im Bereich der Gesichtsregion

Befund Wahrnehmbare Druckpunkte an den Ansätzen des M. orbicularis oris und der Austrittspunkte des N. infraorbitalis in der Nasolabialfalte.

Anatomische Bezüge und diagnostische Überlegungen Spannungszustände im Kiefergelenk aufgrund einer Aufbissstörung und mögliche Überlagerung durch segmentale Reizungen des N. facialis und des N. trigeminus mit Auswirkung auf die mimische Muskulatur.

Lagerung des Patienten und Position des Therapeuten

P in Rückenlage | **T** sitzt am Kopfende der Liege sitzend.

Kontakt und Spannung Der Therapeut streicht sich seitengleich mit den Langfingern 2 bis 5 an den Ansätzen des M. orbicularis oris und der infraorbitalen Muskulatur zu den Mundwinkeln ein.

Ausführung nach Probemobilisation Atemsynchroner Zug mit den Händen über die Körperspannung nach kranial und dorsal mit Entlastung der orbikularen und infraorbitalen Muskelkette.

Erwartete Wirkung Lösung von Spannungsphänomenen des Kiefergelenks mit oft sofort einsetzender stimmungsaufhellender Entkrampfung der Gesichtszüge.

Differenzialdiagnostische Überlegungen bei Beschwerdepersistenz Entzündungen der Nasennebenhöhlen und des Rachenraums, wie z. B. Tonsillitis, oder Fazialisreizung durch Varizella-zoster-Infektion.

In Zusammenhängen denken Die Druckpunkte beidseits des Mundwinkels entsprechen den Akupunkturpunkten Magen 4.

Mobilisation des M. orbicularis oris und des M. masseter (Naegeli-Technik)

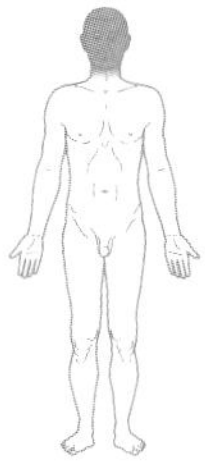

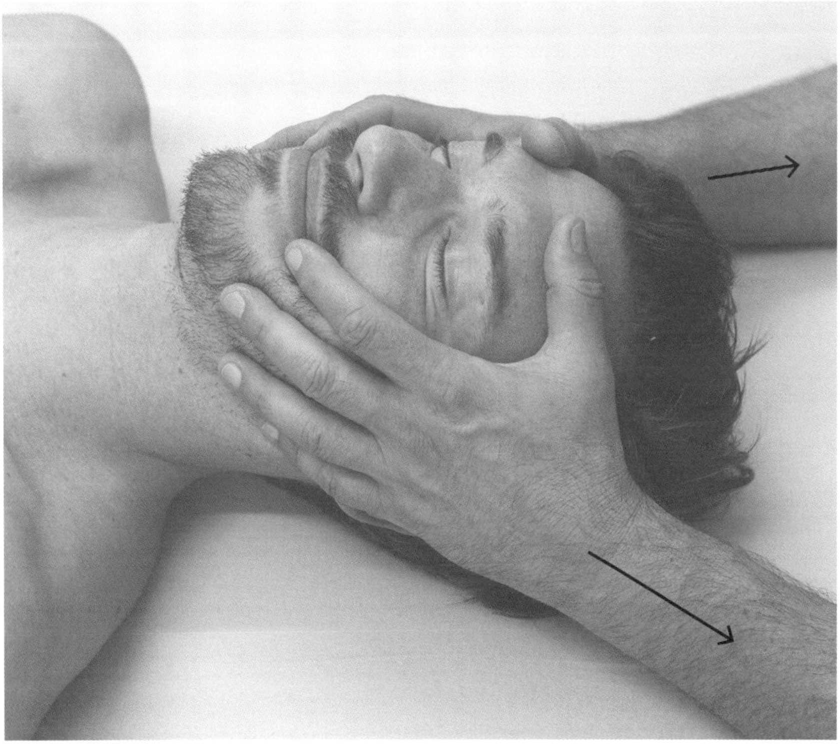

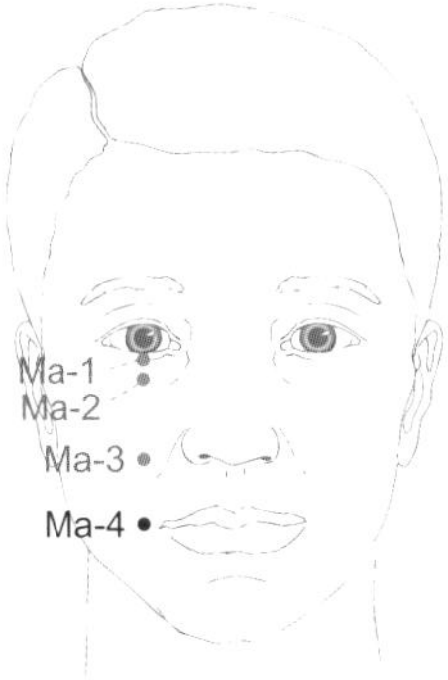

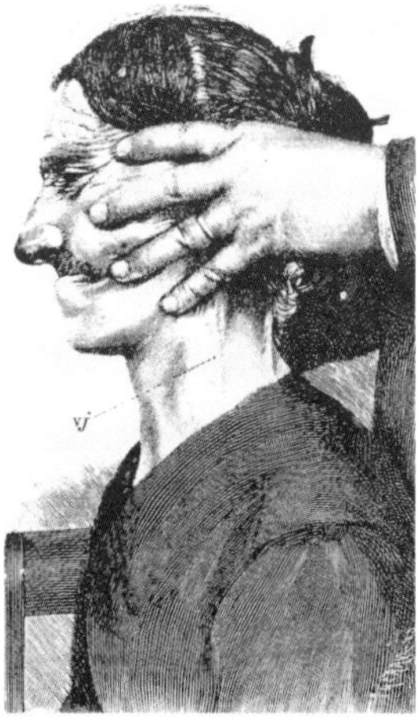

C Rückblick Anatomie › ❶ ❸

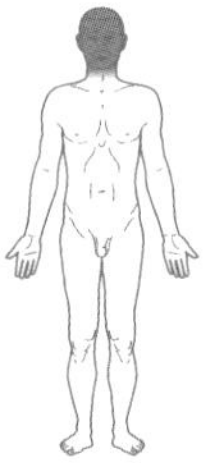

Beschwerdebild 7

Spannungsgefühl im Kiefergelenk mit Ausstrahlung in die Gesichtsregion und die obere Halswirbelsäule

Befund Druckschmerzhaftes Spannungsgefühl im Verlauf des M. masseter. Schmerzprojektion in die segmentalen Irritationspunkte nach Bischoff C2 und C3.

Anatomische Bezüge und diagnostische Überlegungen Patienten mit Aufbissstörung mit Zähneknirschen (Bruxismus), segmentale Störungen in Höhe C0/C1 (Atlantookzipitalgelenk) und C1/C2 (Atlantoaxialgelenk).

Lagerung des Patienten und Position des Therapeuten
P in Rückenlage **|** **T** sitzt am Kopfende der Liege.

Kontakt und Spannung Der Therapeut streicht sich weich mit den Fingerbeeren der Langfinger 2 bis 4 im Faserverlauf des M. masseter nach ventral und kaudal ein, wobei sich häufig im Verlauf des Muskels Verhärtungen ertasten lassen.

Ausführung nach Probemobilisation Atemsynchroner weicher Schub mit den angelegten Händen im Faserverlauf des M. masseter nach ventral und kaudal und Lösung von reflektorischen Spannungsverhärtungen im Muskel nach etwa 90 Sekunden.

Erwartete Wirkung Spannungsabnahme des M. masseter mit Lösung der eingeschränkten Funktion des Kiefergelenks und in der Folge positive Wirkung auf Bewegungseinschränkungen der oberen HWS C1–C3.

Differenzialdiagnostische Überlegungen bei Beschwerdepersistenz Kiefergelenksstörung, Entzündung des äußeren Gehörgangs (Otitis externa), kavitätenbildende Osteolysen des Kieferknochens (Zahnfokus als Störfeld).

Mobilisation des M. masseter

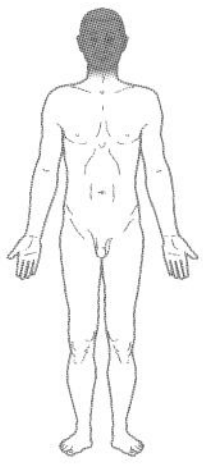

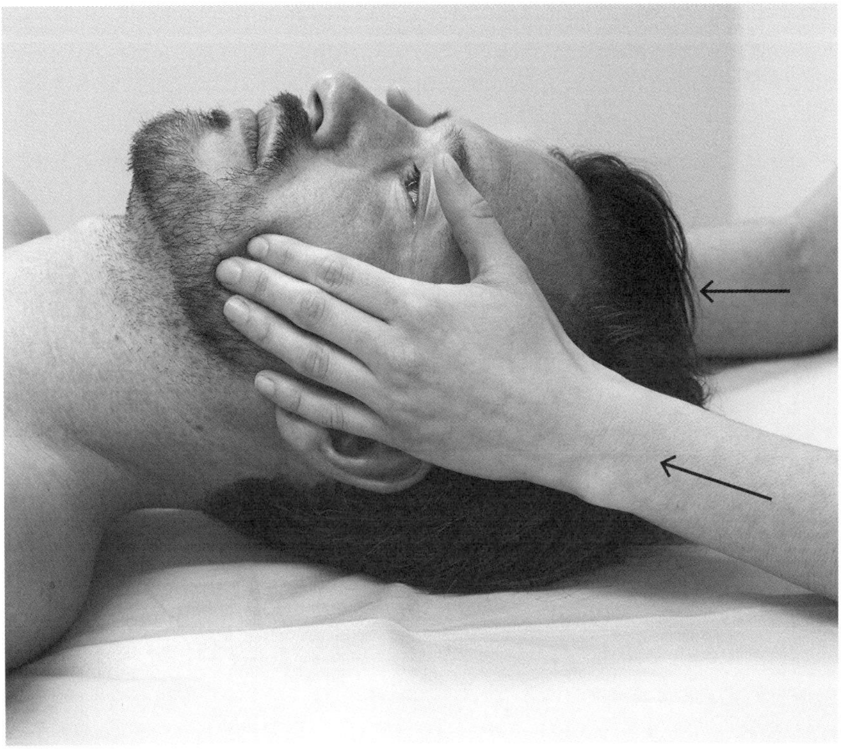

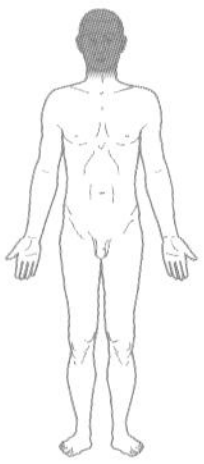

Beschwerdebild 8

Spannungsgefühl im vorderen Anteil der Kaumuskulatur über dem M. masseter

Befund Wahrnehmbare Verquellungspunkte im Verlauf des M. masseter.

Anatomische Bezüge und diagnostische Überlegungen Patienten mit Aufbissstörung mit Zähneknirschen (Bruxismus), segmentale Störungen in Höhe C0/C1 (Atlantookzipitalgelenk) und C1/C2 (Atlantoaxialgelenk).

Lagerung des Patienten und Position des Therapeuten
P in Rückenlage | **T** sitzt am Kopfende der Liege.

Kontakt und Spannung Der Therapeut nimmt mit Langfingern 2 bis 5 Tiefenkontakt an den Spannungspunkten des M. masseter auf.

Ausführung nach Probemobilisation Langsame, spürbare, aber nicht schmerzhafte Druckverstärkung bis zur ersten Barriere des Gewebewiderstands der Muskulatur, Druck halten, bis nach etwa 90 Sekunden eine wohltuende Lösung zu ertasten ist.

Erwartete Wirkung Lösung von Tonisierungspunkten über dem M. masseter mit deutlicher Verbesserung der Mobilität des Kiefergelenks.

Differenzialdiagnostische Überlegungen bei Beschwerdepersistenz Störfeld im Bereich des Kiefergelenks und des Hals-Nasen-Rachen-Raums.

Triggerpunktbehandlung des M. masseter

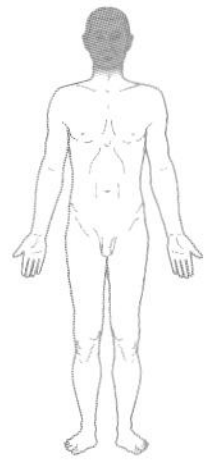

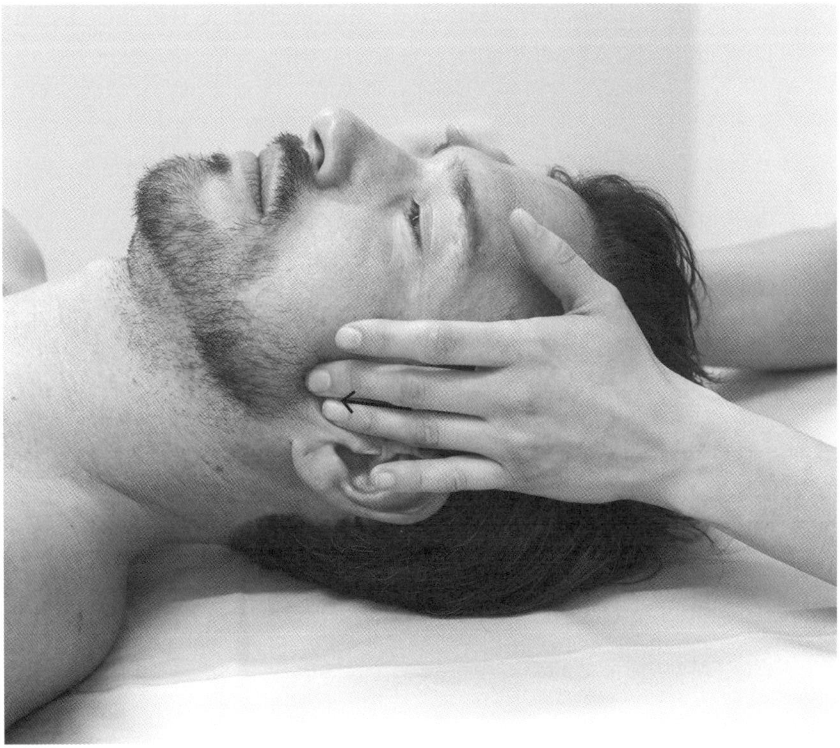

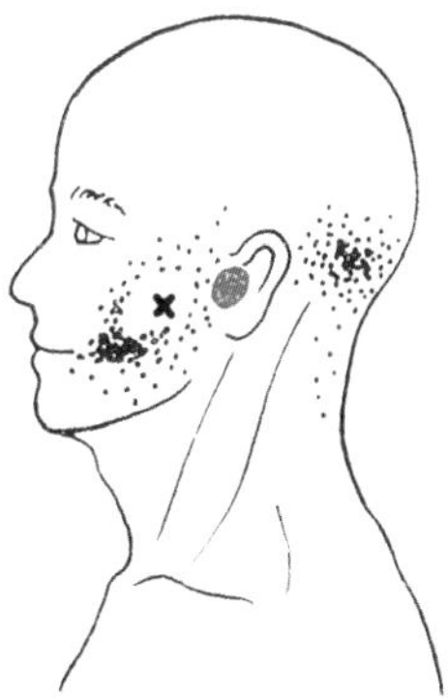

C Rückblick Anatomie › 1 3

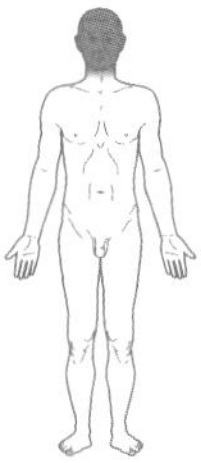

Beschwerdebild 9

Schmerzen in der Hinterhauptregion mit Bewegungseinschränkung in der Streckung und Aufrichtung der oberen Halswirbelsäule

Befund Wahrnehmbare Insertionspunkte an der Linea nuchae (C1–C7) und deutlich tastbare Verhärtung in der Membrana atlantooccipitalis.

Anatomische Bezüge und diagnostische Überlegungen Durch übermäßigen Gebrauch von Smartphones und Tablets und falsche Sitzhaltung am Arbeitsplatz signifikante Störung im Bereich des Nackens, die sich in einer permanenten Tonisierung der Membrana atlantooccipitalis äußert.

Lagerung des Patienten und Position des Therapeuten

P in Rückenlage, Kopfteil etwas abgekippt um 10–15° (erleichtert das translatorische Gleiten nach dorsal) **| T** sitzt am Kopfende der Liege.

Kontakt und Spannung Der Therapeut streicht sich vom Kopfende kommend mit einer Hohlhand unter der Linea nuchae inferior ein und legt die andere Hand flächig mit Hauptkontakt der Fingerbeeren der Langfinger 3 und 4 auf die Austrittspunkte des N. infraorbitalis beidseits der Nase auf.

Ausführung nach Probemobilisation Der Therapeut führt unter Retroflexion der oberen HWS eine Traktion und Extension des kraniookzipitalen Übergangs aus. Bei Exspiration des Patienten wird mit der Arbeitshand ein translatorisches Gleiten nach dorsal herbeigeführt („Doppelkinn" des Patienten).

Erwartete Wirkung Lösung der Membrana atlantooccipitalis unter Einbeziehung des atlantookzipitalen und atlantoaxialen Übergangs, Verbesserung der Beweglichkeit der oberen HWS, Beseitigung von schmerzhaften Blockierungen und durch die gelöste Körperhaltung Verbesserung der Konzentrations- und Aufnahmefähigkeit.

Differenzialdiagnostische Überlegungen bei Beschwerdepersistenz Strukturstörungen in der atlantobasilären Region C0 bis C3, Strukturstörung des Lig. transversum atlantis durch rheumatoide oder entzündliche Erkrankung sowie Trauma.

In Zusammenhängen denken Durch die segmentale Verkettung der medianen Innervationsareale der Rami dorsales strahlen die Schmerzen oft bis in den lumbosakralen Übergang aus und bewirken funktionelle Störungen im Bereich des Beckens.

Mobilisation der Membrana atlantooccipitalis und des M. infraorbitalis nach dorsal

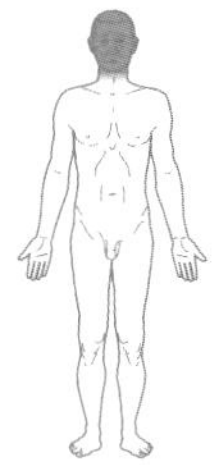

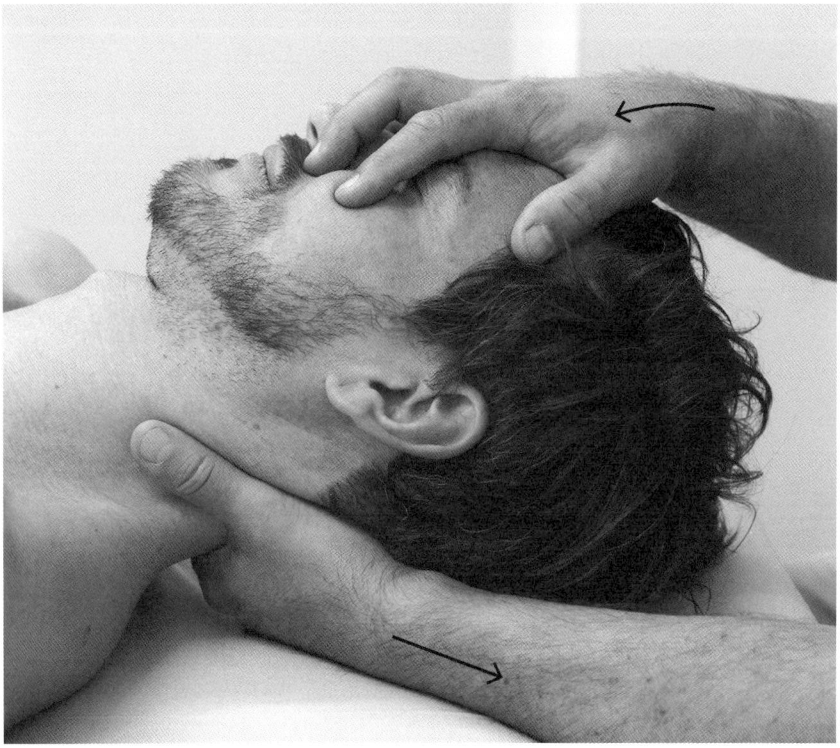

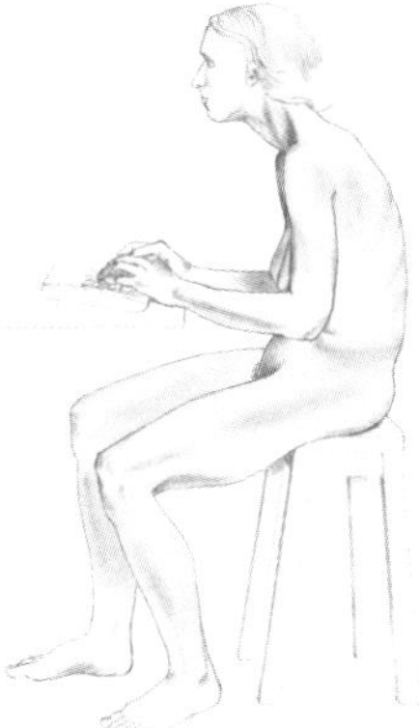

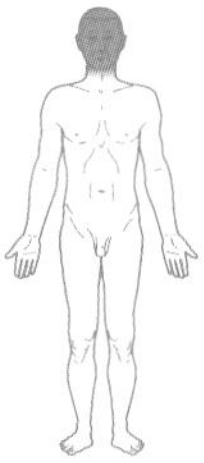

Beschwerdebild 10

Schmerzhafte Bewegungseinschränkung der oberen Halswirbelsäule mit Ausstrahlung in die Hinterhauptregion

Befund Wahrnehmbare Irritationspunkte über C2 und C3 am Vorderrand des M. trapezius sowie Insertionspunkte an der Linea nuchae (C5 bis C7).

Anatomische Bezüge und diagnostische Überlegungen Die Irritationspunkte stehen in häufigem Zusammenhang mit Störungen des Kiefergelenks, der oberen Zervikalgelenke und auch über die segmentale Verschaltung mit dem N. auricularis magnus (Segmente C2/C3) mit dem Gehörgang; sie treten auch bei Tinnitus und Vertigo auf.

Lagerung des Patienten und Position des Therapeuten

P in Rückenlage | **T** sitzt am Kopfende der Liege.

Kontakt und Spannung Der Therapeut legt die Fingerbeeren der Langfinger 3 und 4 auf die schmerzhaften Insertionspunkte an der lateralen Linea nuchae und gleichzeitig auf die Irritationspunkte an der oberen HWS (C2, C3) in Richtung lateralen Rand des M. (M. splenius capitis, M. semispinalis capitis und M. levator scapulae).

Ausführung nach Probemobilisation Langsame, spürbare, aber nicht schmerzhafte Druckverstärkung über den Punkten, bis sich nach etwa 90 Sekunden ein Spannungsabbau ertasten lässt.

Erwartete Wirkung Lösung der schmerzhaften Punkte.

Differenzialdiagnostische Überlegungen bei Beschwerdepersistenz Störungen im Hals-Nasen-Ohren-Bereich und Kiefer.

Behandlung der Irritationspunkte der oberen HWS (C2 und C3) und okzipitalen Insertionspunkte (C5 bis C7)

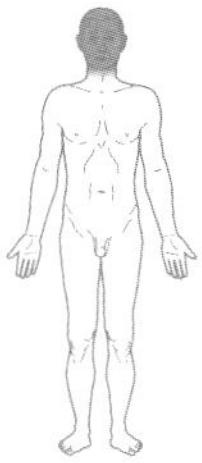

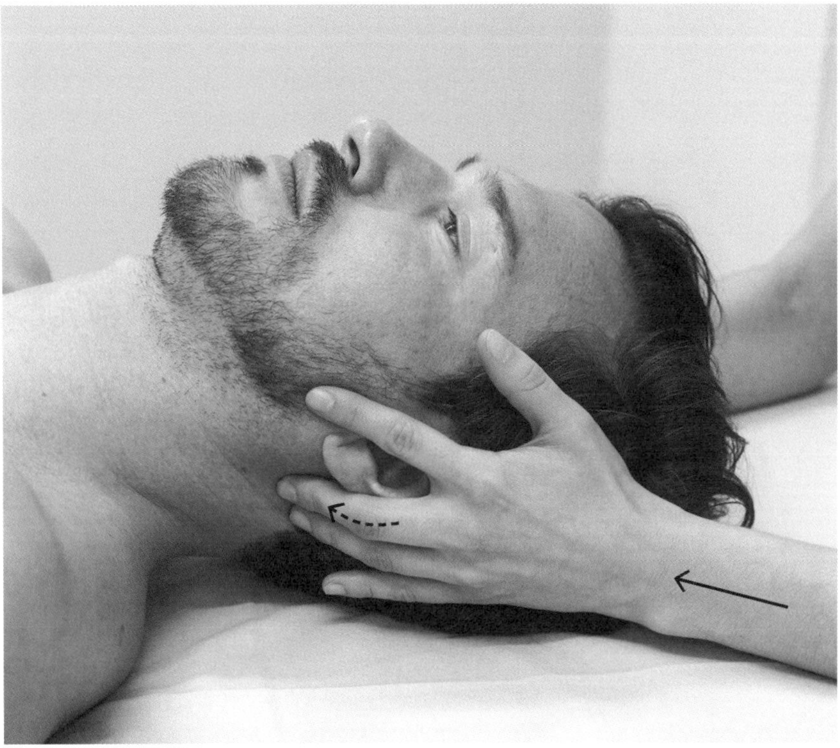

C Rückblick Anatomie ➤ 1

B2

Halswirbelsäule und zervikothorakaler Übergang

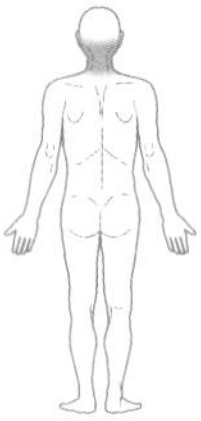

Beschwerdebild 11

Nackenkopfschmerzen in der Hinterhauptregion mit haubenförmiger Ausstrahlung nach frontal und breitflächig in die dorsalen Anteile der Hals- und Brustwirbelsäule

Befund Aufsuchen der Insertionspunkte an der Linea nuchae inferior und seitengleiche Palpation von der Protuberantia occipitalis externa ausgehend nach lateral.

Anatomische Bezüge und diagnostische Überlegungen Aufgrund der Innervation durch die Nn. occipitalis major, tertius und minor erklärt sich die Ausstrahlung der Schmerzen von okzipital nach frontal und die gleichzeitige Spannungszunahme des M. occipitofrontalis (Pars occipitalis und frontalis).

Lagerung des Patienten und Position des Therapeuten
P sitzend | **T** steht vor dem Patienten, er stützt sich mit seinem patientennahen Becken an der vorderen Schulterregion des Patienten ab.

Kontakt und Spannung Der Therapeut streicht sich seitengleich mit der Fingerbeere (am Übergang zur Fingerkuppe) des Mittelfingers unter Stabilisierung durch die rückseitig angelegte Fingerbeere des Zeigefingers an der Linea nuchae inferior in Höhe der Protuberantia occipitalis externa ein.

Ausführung nach Probemobilisation Seitengleiches Ertasten der Insertionspunkte an der Linea nuchae inferior im Segmentabstand einer Fingerbeerenbreite von C1 bis C7, bei schmerzhaftem Befund Möglichkeit einer Positionierungstechnik nach Jones mit langsam spürbarer, aber nicht unangenehmer Lösung der Punkte, die nach etwa 90 Sekunden eintritt.

Erwartete Wirkung Nachlassende Spannungsdruckpunkte an der Linea nuchae mit oft unmittelbarem Wirkungseintritt und Nachlassen der Schmerzsymptomatik.

Differenzialdiagnostische Überlegungen bei Beschwerdepersistenz Zervikale Reizung der Nervenwurzel durch Bandscheibenvorfall, Verengung des Neuroforamens oder Entzündung der Kopfgelenke, Störungen im Bereich des Kiefergelenks und der A. vertebralis, intrakranielle Raumforderung (z. B. Schwannom).

In Zusammenhängen denken Nach Buchmann et al. lässt sich die Zeit der Positionierungstechnik durch einen intensivierten Kompressionsdruck auf 8–12 Sekunden verkürzen.

Aufsuchen und Behandlung schmerzhafter Insertionspunkte C1 bis C7 an der HWS (nach Sell)

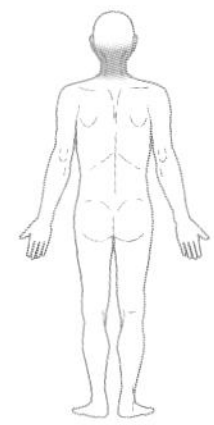

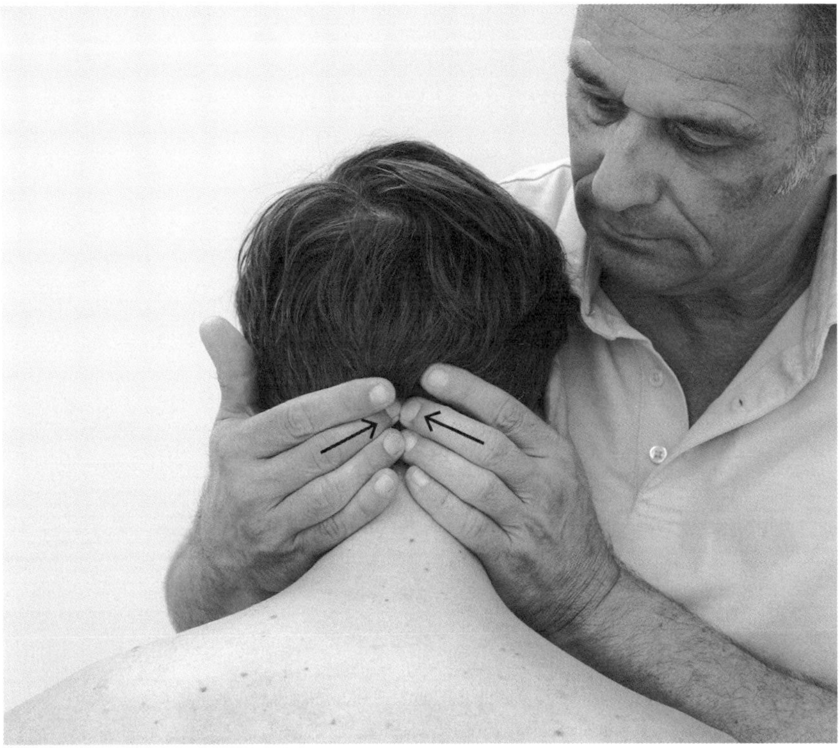

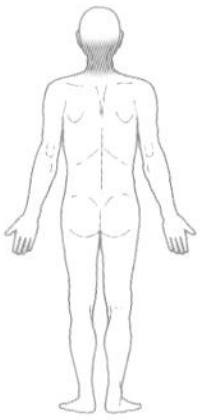

Beschwerdebild 12

Spannungskopfschmerz, Blockierungsgefühl in der oberen Halswirbelsäule

Befund Wahrnehmbarer Irritationspunkt am Atlasquerfortsatz an der Verbindung zwischen den Mm. obliquus capitis superior und inferior.

Anatomische Bezüge und diagnostische Überlegungen In direkter Nähe der Irritationspunkte C1 bis C3 liegt das Ganglion cervicale superius, das als postganglionäres Zielgebiet die Rückenmarkssegmente C8 bis Th2 hat. Somit sind Wechselwirkungen mit den thorakolumbalen Strukturen bis hin zu einer diaphragmalen Verbindung über den N. phrenicus gegeben. Diese viszerovertebralen und lumbosakralen Verbindungen äußern sich häufig in vegetativen Symptomen wie Schwindel, Unwohlsein, Übelkeit, Engegefühl in der Brust bis hin zu dumpfen Schmerzen im Bereich des Zwerchfells und in den tiefen Beckenstrukturen.

Lagerung des Patienten und Position des Therapeuten
P sitzend | **T** steht hinter dem Patienten.

Kontakt und Spannung Der Therapeut streicht sich mit der Fingerbeere des Mittelfingers am Atlasquerfortsatz ein.

Ausführung nach Probemobilisation Aufsuchen des Irritationspunkts C1 und Prüfung auf Richtung der abnehmenden Nozireaktion (freie Richtung), Möglichkeit der Positionierungstechnik nach Jones (Strain-Counterstrain) in Einstellung der freien Richtung, bis eine Spannungsabnahme nach etwa 90 Sekunden zu ertasten ist.

Erwartete Wirkung Nachlassende Druckdolenz am Irritationspunkt mit Abnahme der Schmerzsymptomatik und des Blockierungsgefühls.

Differenzialdiagnostische Überlegungen bei Beschwerdepersistenz 1–2 malig im Rahmen der Erstdiagnostik, falls keine Besserung Ausschluss einer Strukturpathologie und einer Störfeldüberlagerung (z. B. Kiefergelenk).

In Zusammenhängen denken Strukturstörungen des Atlantookzipital- und Atlantoaxialgelenks, Störungen des Kiefergelenks mit kraniomandibulärer Dysfunktion, Störungen des zervikothorakalen Übergangs und der inneren Organe.
Nach Buchmann et al. lässt sich die Zeit der Positionierungstechnik durch einen intensivierten Kompressionsdruck auf 8–12 Sekunden verkürzen.

Aufsuchen und Behandlung des Irritationspunkts an der HWS in Höhe C1 (nach Bischoff)

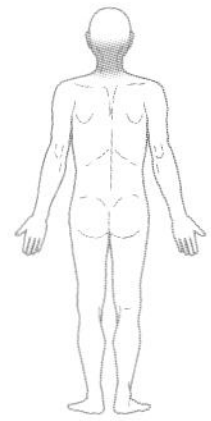

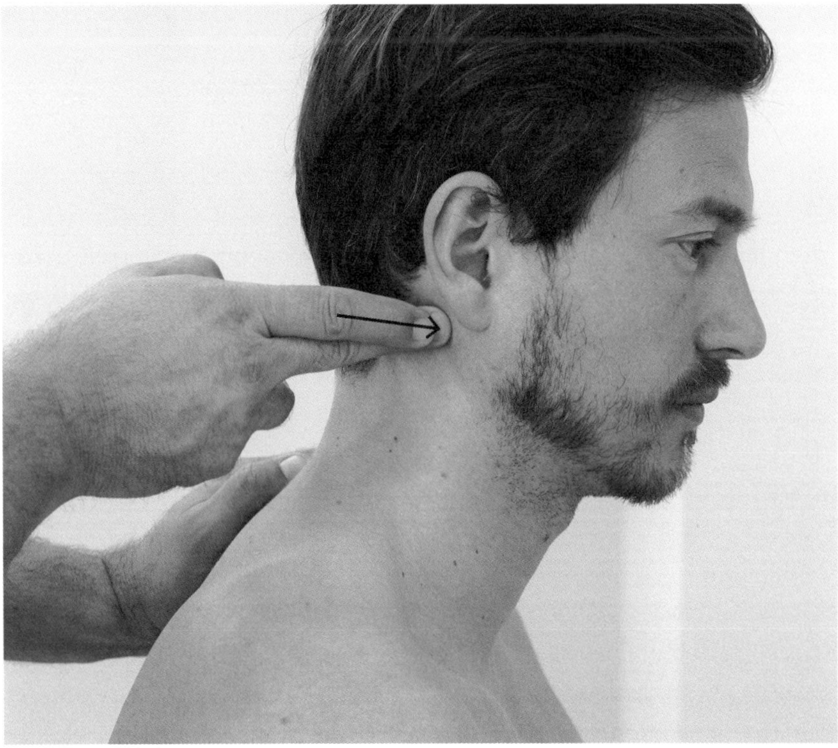

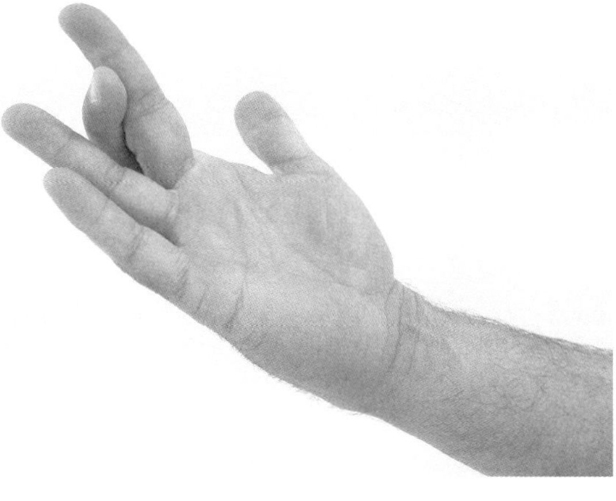

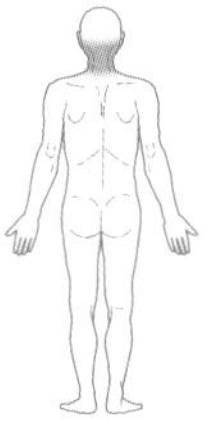

Beschwerdebild 13

Blockierungsgefühl der Halswirbelsäule mit Ausstrahlung in die Schulterregion und die obere Brustwirbelsäule

Befund Wahrnehmbare Irritationspunkte hinter dem M. sternocleidomastoideus am Vorderrand des M. trapezius, wobei in der Tiefe die Punkte sich am lateralen Rand des M. erector spinae projizieren.

Anatomische Bezüge und diagnostische Überlegungen Die Irritationspunkte C2 bis C7 nach Bischoff stehen segmental in direkter Verbindung mit dem Ganglion cervicale medium und Ganglion cervicale inferius/stellatum. So lassen sich Störungen im Bereich der kompletten viszerovertebralen Funktionskette bis hin zu Störungen des Schultergürtels vernetzt erklären, z. B. eine funktionelle Bewegungseinschränkung in der subakromialen und thorakoskapulären Gleitebene, eine reflektorische Epicondylitis humeri radialis (Tennisellbogen) oder Oberbauchbeschwerden mit Spannungsgefühl im Zwerchfell

Lagerung des Patienten und Position des Therapeuten
P sitzend | **T** steht hinter dem Patienten

Kontakt und Spannung Der Therapeut streicht sich über den Vorderrand des M. trapezius kommend am lateralen Rand des M. erector spinae ein.

Ausführung nach Probemobilisation Aufsuchen der segmentalen Irritationspunkte (im Bild C3) und Prüfung auf Richtung der abnehmenden Nozireaktion (freie Richtung), Möglichkeit der Positionierungstechnik nach Buchmann, bis nach etwa 90 Sekunden eine Spannungsabnahme mit Lösung der Symptomatik zu ertasten ist.

Erwartete Wirkung Nachlassende Druckdolenz der getasteten Irritationspunkte mit Lösung der Blockierungssymptomatik.

Differenzialdiagnostische Überlegungen bei Beschwerdepersistenz Osteodestruktive und radikuläre entzündliche Phänomene, myogene und viszerale Störfelder, z. B. Schmerzpunkt im zervikothorakalen Übergang des M. trapezius rechts bei Störungen der Gallenblase oder Schmerzpunkt links bei Störungen der Bauchspeicheldrüse.

Aufsuchen und Behandlung der Irritationspunkte an der HWS in Höhe C2–C7 (nach Bischoff)

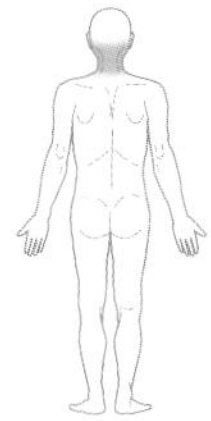

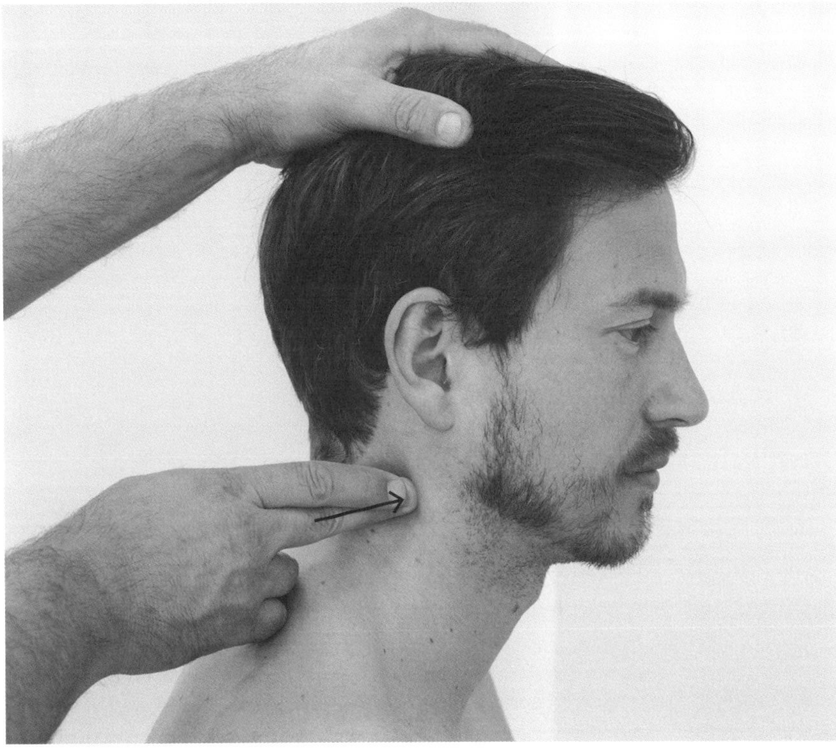

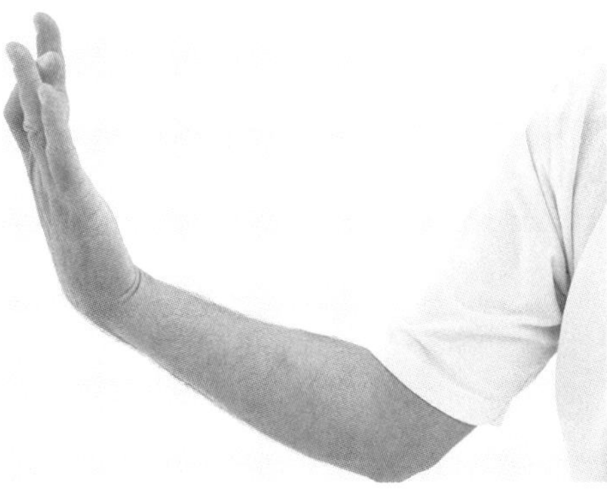

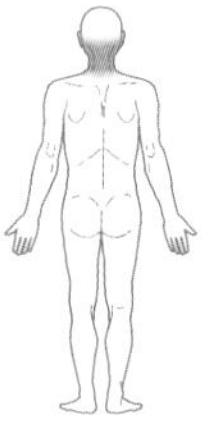

Beschwerdebild 14

Blockierungsgefühl der Halswirbelsäule mit Nackensteife und diffus ausstrahlenden Schmerzen von dorsal in den Schultergürtel

Befund Insertionspunkte nach Sell (C1–C7) oder die Irritationspunkte nach Bischoff (C1–C7).

Anatomische Bezüge und diagnostische Überlegungen Unter der segmentalen Beteiligung von C2 bis C8 hauptsächlich dorsale Ausstrahlung über die Rr. dorsales bis in den lumbosakralen Übergang.

Lagerung des Patienten und Position des Therapeuten
P in Rückenlage | **T** sitzt am Kopfende der Liege.

Kontakt und Spannung Der Therapeut streicht sich beidseits mit den übereinander gelegten Händen weich dorsal an der HWS ein. Der Kleinfingerballen der Führungshand befindet sich dabei noch unterhalb der Linea nuchae am M. trapezius und am M. levator scapulae und die HWS wird wohltuend in der angelegten Hohlhand aufgenommen.

Ausführung nach Probemobilisation Spürbare und nicht schmerzhafte Traktion nach kranial und Translation nach ventral über die Körperspannung des Therapeuten. Die Spannung entwickelt er hauptsächlich durch Anspannung seiner Brust- und breiten Rückenmuskeln bei gleichzeitiger Entlordosierung der LWS. Dies bewirkt, dass die Hände im Griff weich bleiben können.

Erwartete Wirkung Lösen von Spannungen der HWS mit Aufhebung des Blockierungsgefühls nach etwa 90 Sekunden.

Differenzialdiagnostische Überlegungen bei Beschwerdepersistenz Entzündung, Bandscheibenvorfall, Neuritis etc. im Bereich der HWS, meningeale Reizung mit Opisthotonus.

In Zusammenhängen denken Beim Hand-Glisson ersetzen die Hände die Funktion der Glisson-Schlinge (nach Francis Glisson 1597–1677).

Mobilisation der HWS nach kranial und ventral (Hand-Glisson)

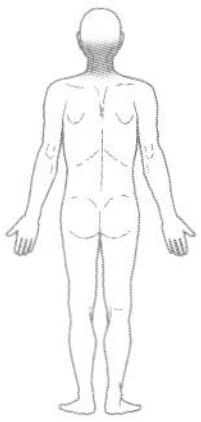

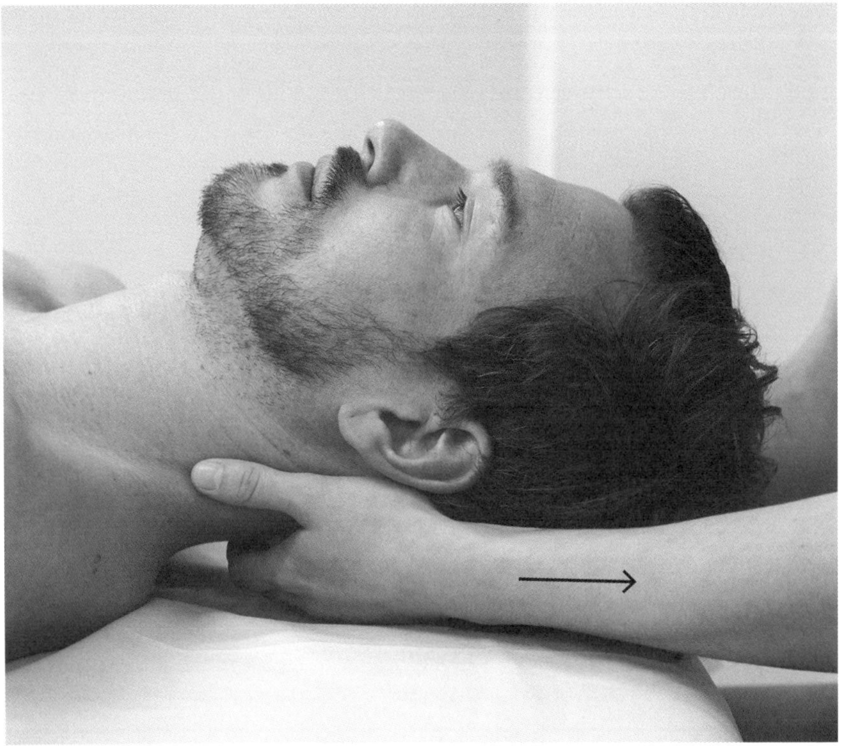

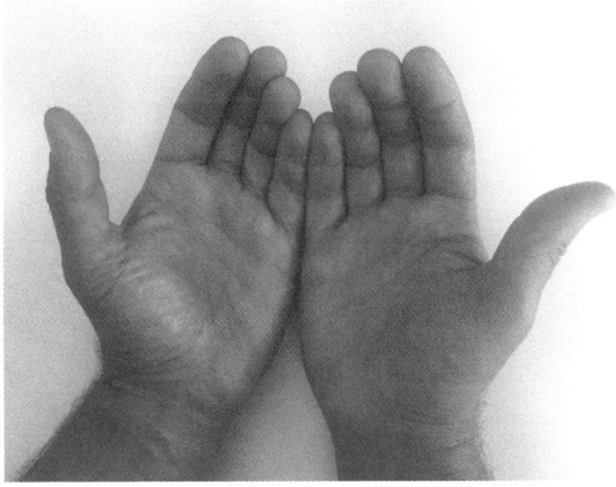

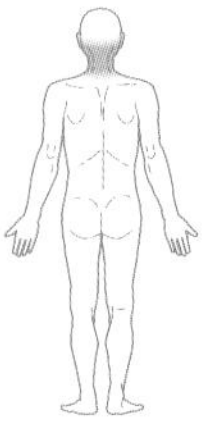

Beschwerdebild 15

Schmerzen am zervikalen Ansatz des M. sternocleidomastoideus mit Einschränkung der Beweglichkeit der Halswirbelsäule

Befund Druckschmerz am zervikalen Ansatz des M. sternocleidomastoideus in Projektion auf das Mastoid.

Anatomische Bezüge und diagnostische Überlegungen Über die segmentale Verschaltung von C2 bis C4 mit dem N. accessorius ergibt sich über die Innervation des M. trapezius eine enge neurophysiologische Nähe zur HWS und dem zervikookzipitalen Übergang.

Lagerung des Patienten und Position des Therapeuten
P in Rückenlage | **T** sitzt am Kopfende der Liege.

Kontakt und Spannung Der Therapeut streicht sich vom Kopfende des Patienten kommend in den zervikalen Ansatz des M. sternocleodomastoideus bei leichter Seitneigung der HWS zur betroffenen Seite und Rotation in die Gegenrichtung (jeweils 15°) mit den Fingerbeeren der Langfinger 2 bis 4 ein.

Ausführung nach Probemobilisation Weiche Spannungsvermehrung in den angelegten Fingerbeeren über die Körperspannung, bis nach etwa 90 Sekunden eine Detonisierung spürbar ist.

Erwartete Wirkung Lösen von Tonisierungspunkten am zervikalen Ansatz des M. sternocleidomastoideus.

Differenzialdiagnostische Überlegungen bei Beschwerdepersistenz Kraniomandibuläre Störungen, strukturelle Störungen im Bereich der gesamten HWS.

Mobilisation des proximalen M. sternocleidomastoideus

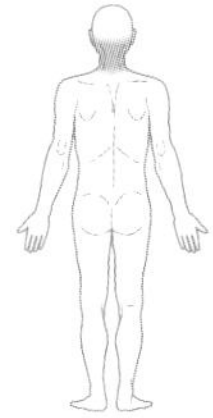

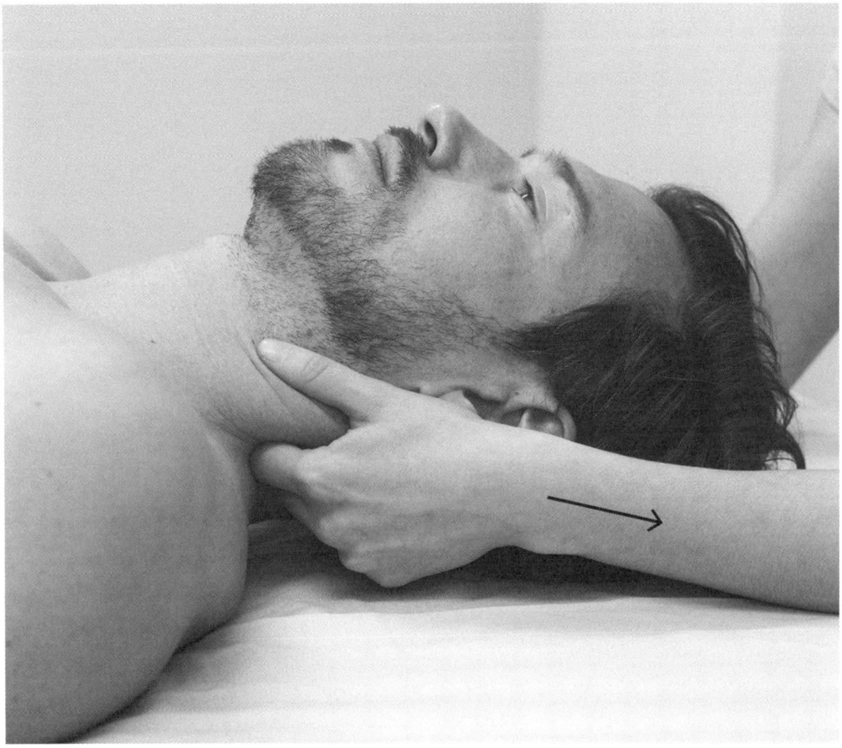

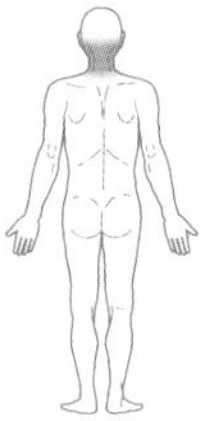

Beschwerdebild 16

Schmerzen beim Wenden des Kopfes mit Einschränkung der Beweglichkeit der Halswirbelsäule

Befund Wahrnehmbare Druckpunkte am klavikulären Anteil des M. sternocleidomastoideus.

Anatomische Bezüge und diagnostische Überlegungen Über die enge Verbindung durch die Innervation des Muskels aus den Segmenten C2 bis C4 und dem N. accessorius ist die HWS häufig mitbeteiligt.

Lagerung des Patienten und Position des Therapeuten
P in Rückenlage | **T** sitzt am Kopfende der Liege

Kontakt und Spannung Er streicht sich beidseits von kranial kommend mit den Fingerbeeren der Langfinger 2 bis 4 mit Betonung des Mittelfingers im klavikulären Anteil des M. sternoleidomastoideus ein.

Ausführung nach Probemobilisation Zunächst weiche Spannungsvermehrung in den angelegten Fingerbeeren über die Körperspannung, bis nach etwa 90 Sekunden eine Spannungsabnahme der Druckpunkte wahrnehmbar ist.

Erwartete Wirkung Lösung von Tonisierungspunkten am klavikulären Ansatz des M. sternocleidomastoideus.

Differenzialdiagnostische Überlegungen bei Beschwerdepersistenz Störungen der unteren HWS und des zervikothorakalen Übergangs einschließlich Blockierungen der 1. Rippe und des Sternoklavikulargelenks, Störungen des Kiefergelenks, Zahnfokus, Karitodynie, Karotissklerose (Vorsicht bei älteren Patienten und bei Einnahme von Blutgerinnungshemmern!).

In Zusammenhängen denken Speziell über die Innervation C4 ergibt sich eine direkte Korrelation mit dem N. phrenicus (C4), so dass auch diaphragmale Reize entstehen können (Pars costalis des Zwerchfells ebenfalls durch C4 innerviert). Dies spielt insbesondere in der Differenzialdiagnostik des Thoracic-outlet-Syndroms (enge Lagebeziehung des Plexus cervicobrachialis mit den Mm. scaleni, Skalenuslücke) eine Rolle.

Mobilisation des distalen M. sternocleidomastoideus

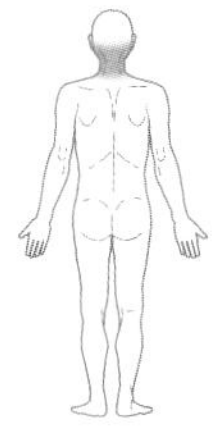

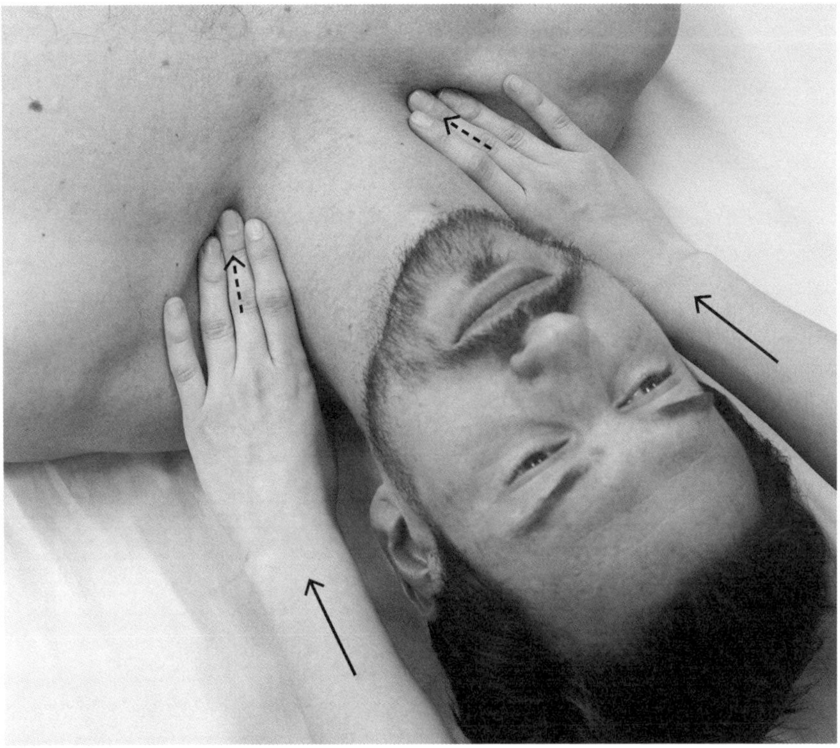

C Rückblick Anatomie › 8 31

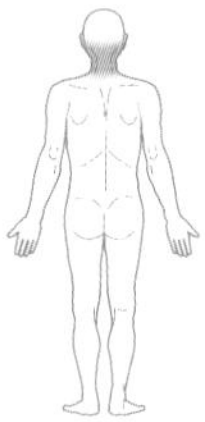

Beschwerdebild 17

Schmerzen und Blockierungsgefühl in den oberen Anteilen der Halswirbelsäule

Befund Wahrnehmbare Insertionspunkte oder Irritationspunkte C1 bis C3.

Anatomische Bezüge und diagnostische Überlegungen Über die segmentale Verschaltung mit C1 bis C3 Beeinflussung durch Störungen des Kiefergelenks, der Augen und der Ohren.

Lagerung des Patienten und Position des Therapeuten
P in Rückenlage | **T** sitzt am Kopfende der Liege.

Kontakt und Spannung Der Therapeut streicht sich mit seiner Haltehand wie beim Hand-Glisson subokzipital ein und nimmt über die Fingerbeeren der Langfinger 2 bis 4 dorsal der Procc. articulares der oberen HWS C1 bis C3 Kontakt auf.

Ausführung nach Probemobilisation Zuerst Seitneigung der HWS um 15° zur schmerzhaften Seite und Rotation um 15° in die Richtung der Schmerzabnahme (15/15-Regel nach Bischoff). Unter kranialer Traktion der HWS mit der Haltehand erfolgt synchron mit der Arbeitshand eine weiche, rhythmische und federnde mobilisierende Translation und Rotation über die Procc. articulares in die Richtung der abnehmenden Nozireaktion (freie Richtung).

Erwartete Wirkung Lösung von Blockierungsphänomen an der oberen HWS.

Differenzialdiagnostische Überlegungen bei Beschwerdepersistenz Störungen der oberen HWS, des Kiefergelenks und des Hörorgans.

In Zusammenhängen denken Der Proc. articularis ist nicht zu verwechseln mit dem Proc. costotransversarius (Querfortsatz der HWK), der erst ab der BWS und LWS als Proc. transversus bezeichnet wird.

Mobilisation der oberen HWS über den Proc. articularis mit Rotation und Traktion

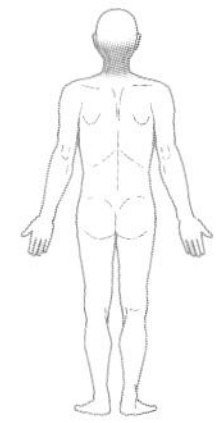

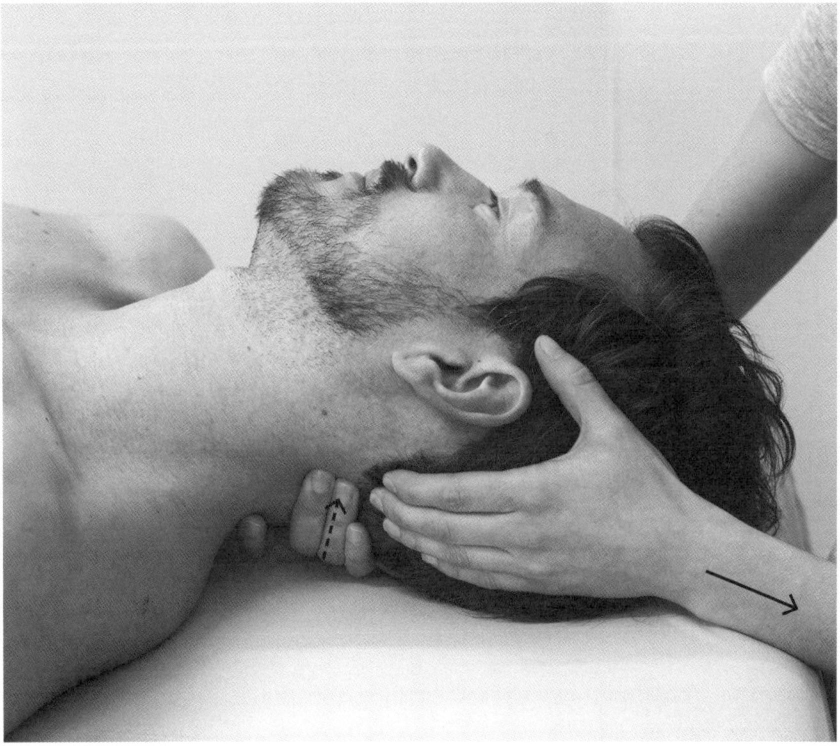

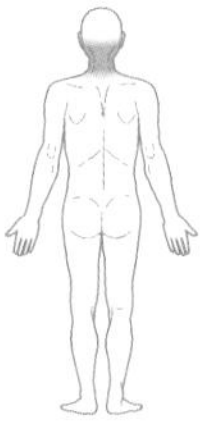

Beschwerdebild 18

Blockierungsgefühl in der oberen Halswirbelsäule mit gefühlter Einschränkung der Rotation

Befund Wahrnehmbare Insertionspunkte oder Irritationspunkte C1 bis C3 mit Rotationsempfindlichkeit in die gesperrte Richtung und Abnahme in die freie Richtung.
Anatomische Bezüge und diagnostische Überlegungen Über die Segmente C1 bis C3 ergibt sich eine direkte Einflussnahme auf Störungen im Ausbreitungsgebiet des Ganglion cervicale superius.

Lagerung des Patienten und Position des Therapeuten
P in Rückenlage | **T** sitzt seitlich der Liege.
Kontakt und Spannung Der Therapeut streicht sich mit seiner Haltehand subokzipital ein, die Arbeitshand wird mit dem Übergang des proximalen Kleinfinger- und Daumenballen im anatomischen Dreieck zwischen aufsteigendem Unterkieferast, Mastoid und ventralem Okziput weich angelegt.
Ausführung nach Probemobilisation Aus einer kontrollierten Verstärkung der Körperspannung werden beide Hände des Therapeuten in der Weise geführt, dass eine synchrone mobilisierende Traktion nach kranial, Translation nach ventral und Rotation in die freie Richtung erfolgt, wobei die 15/15 Einstellung nicht überschritten wird.

Erwartete Wirkung Weiche mobilisierende Lösung von Blockierungsphänomenen der oberen HWS.
Differenzialdiagnostische Überlegungen bei Beschwerdepersistenz Störungen der oberen HWS wie eine Blockwirbelbildung oder eine Interaktion mit Störungen des Kiefergelenks, osteodestruktive strukturelle oder entzündliche Veränderungen des atlantookzipitalen Übergangs, atlantobasiläre Instabilität insbesondere bei Kindern mit entzündlichen Erkrankungen und bei Patienten mit chronischer Polyarthritis („Rheuma"), Grisel-Syndrom (atlantobasiläre Impression).

In Zusammenhängen denken Bei kraniomandibulärer Fehlfunktion können neurophysiologische Verschaltungen überproportional einwirken und ganzheitlich betrachtet das komplette Stütz- und Bewegungssystem bis hin zu reversiblen Fehlstellungen des Beckens mit variabler Beinlängendifferenz auslösen.

Rotations-Traktions-Mobilisation der oberen HWS

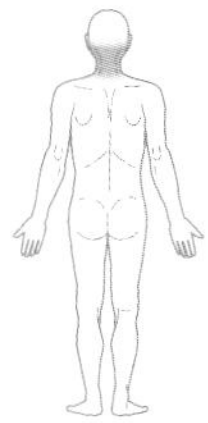

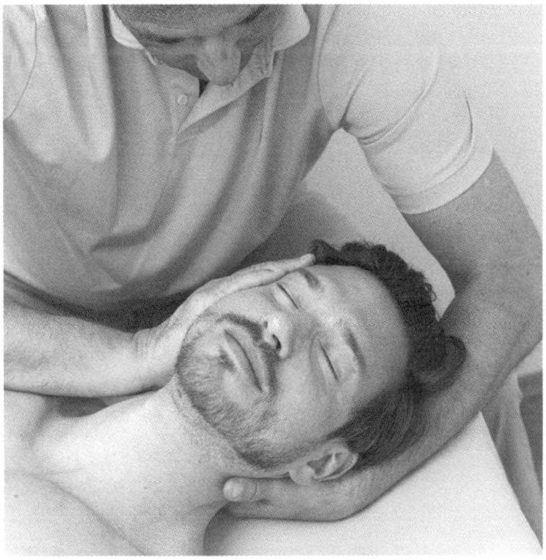

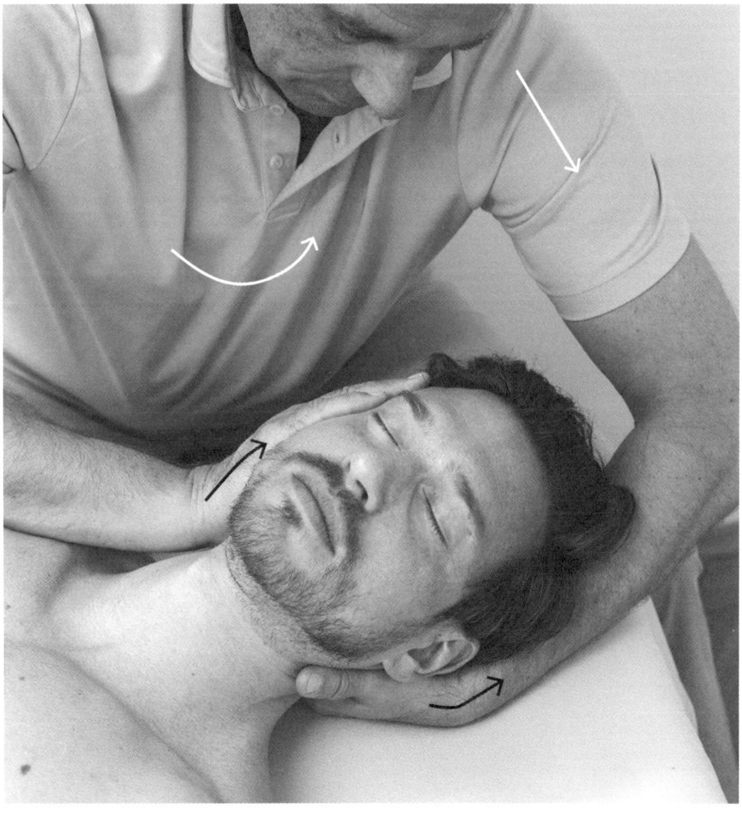

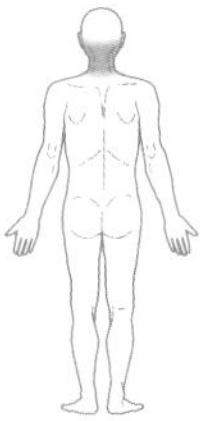

Beschwerdebild 19

Blockierungsgefühl im Bereich der mittleren und unteren Halswirbelsäule mit Rotationseinschränkung und diffuser stumpfer Ausstrahlung in den Schultergürtel

Befund Wahrnehmbare Insertionspunkte oder Irritationspunkte (C4–C7) an der mittleren und unteren HWS mit Bewegungseinschränkung.

Anatomische Bezüge und diagnostische Überlegungen Über die segmentale Verschaltung der Nervenwurzeln C4 bis C8 ergibt sich eine Einflussnahme bis zu den lumbosakralen Strukturen, wobei der Hauptschwerpunkt auf begleitenden Störungen des Schultergürtels über die Hauptsemente C5 und C6 über den N. suprascapularis gegeben ist.

Lagerung des Patienten und Position des Therapeuten

P in Rückenlage | **T** sitzt am Kopfende der Liege.

Kontakt und Spannung Der Therapeut streicht sich vom Kopfende aus mit der Haltehand in Position eines Hand-Glisson in Höhe der Blockierungshöhe ein. Die Arbeitshand wird unterkreuzend mit der Hohlhand in der Weise einmodelliert, dass die Hand beugeseitig in der zervikalen Trapeziusregion angelegt wird und der abgespreizte Daumen im Sulcus deltoideopectoralis als Leitstruktur zum Liegen kommt.

Ausführung nach Probemobilisation Der Therapeut führt über seine Körperspannung mit der Haltehand Traktion und Rotation in die freie Richtung aus, wobei durch den Schub der Arbeitshand nach lateral und kaudal gegenläufig die Translationswirkung verstärkt wird. Die 15/15 Einstellung wird hierbei nicht überschritten.

Erwartete Wirkung Lösen von Blockierungsphänomenen der mittleren und unteren HWS.

Differenzialdiagnostische Überlegungen bei Beschwerdepersistenz Störungen der unteren HWS und des zervikothorakalen Übergangs, Interaktionen aufgrund der segmentalen Verschaltung C5 und C6 mit den Nn. suprascapularis, musculocutaneus und radialis und ihre Bedeutung für die Innervation des Schultergürtels und der Extensorenkette für Ellbogen- und Handgelenk.

Rotations-Traktions-Mobilisation der mittleren und unteren HWS

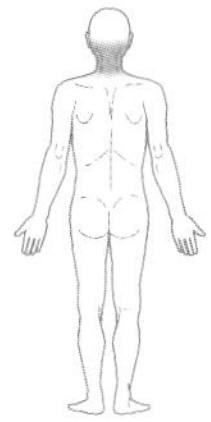

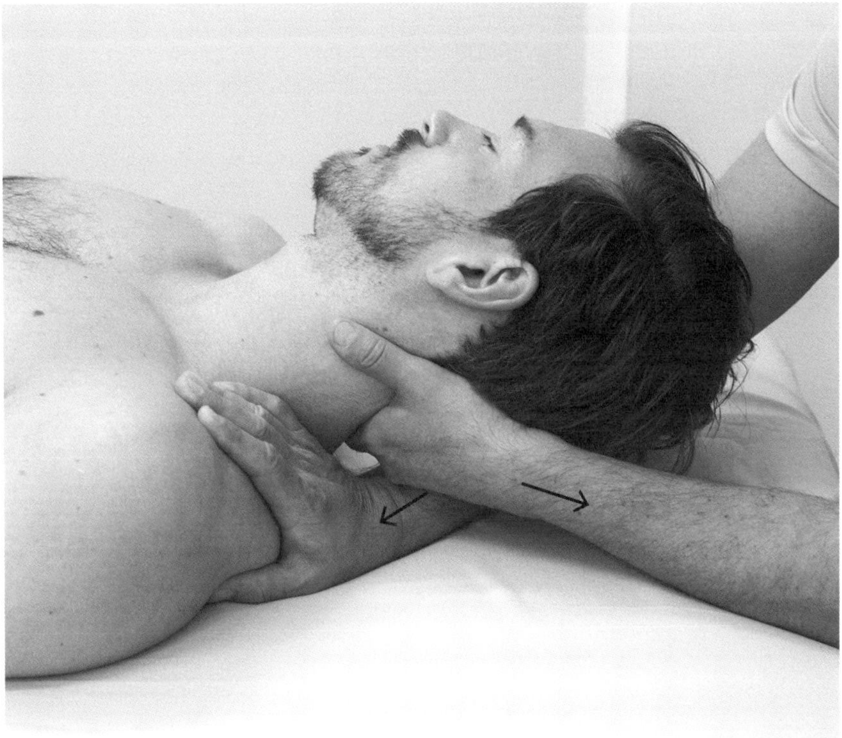

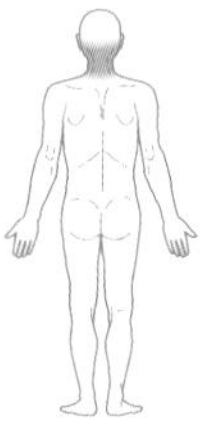

Beschwerdebild 20

Blockierungsgefühl der oberen Halswirbelsäule mit Rotationseinschränkung und diffus umschriebener dumpfer Schmerzausstrahlung in den zervikookzipitalen Übergang und die kraniomandibuläre Kette

Befund Wahrnehmbare Insertionspunkte oder Irritationspunkte C1 bis C3.

Anatomische Bezüge und diagnostische Überlegungen Über die segmentale Verschaltung mit C1 bis C3 enge Verknüpfung mit zervikookzipitalen Schmerzsyndromen.

Lagerung des Patienten und Position des Therapeuten
P sitzend | **T** steht seitlich vor dem Patienten.

Kontakt und Spannung Der Therapeut streicht sich bei supiniertem Unterarm mit der Grundphalanx des Mittelfingers seiner Arbeitshand in der Weise ein, dass er mit seinem Kontaktpunkt noch hinter den Procc. articulares der betreffenden Wirbel zu liegen kommt. Die Grundphalanx des Mittelfingers wird dabei dorsal stabilisiert durch den Zeigefinger am Übergang Ulnarseite/Beugeseite. Die 15/15 Einstellung wird hierbei nicht überschritten. Die Haltehand stabilisiert mit dem Übergang des proximalen Kleinfinger- und Daumenballens die Region Okziput, Mastoid und Jochbein.

Ausführung nach Probemobilisation Der Therapeut führt über seine Körperspannung eine synchrone mobilisierende Traktion nach kranial, Translation nach ventral und Rotation in die freie Richtung aus. Die Körperspannung entwickelt er aus der Entlordosierung der LWS, der Anspannung der Mm. pectorales und des M. latissimus dorsi sowie einer akzentuierten Steigbewegung aus den Fußballen.
Durch die 15/15 Einstellung ist die A. vertebralis geschützt.

Erwartete Wirkung Lösung von Blockierungsphänomenen der oberen HWS.

Differenzialdiagnostische Überlegungen bei Beschwerdepersistenz Strukturelle Störungen der oberen HWS, kraniomandibulärer Symptomenkomplex.

In Zusammenhängen denken An Beeinflussung von Kiefergelenk, Augen und Hörorgan denken.

Mobilisation der oberen HWS (Handauflegetechnik C1–C3) mit Rotation, Traktion und Translation

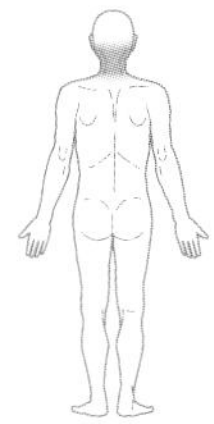

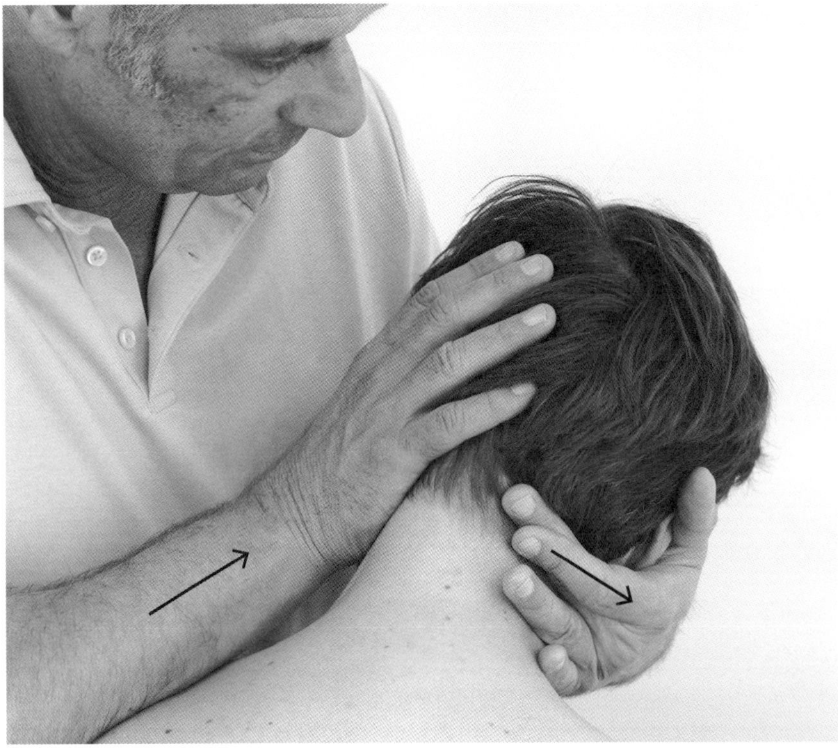

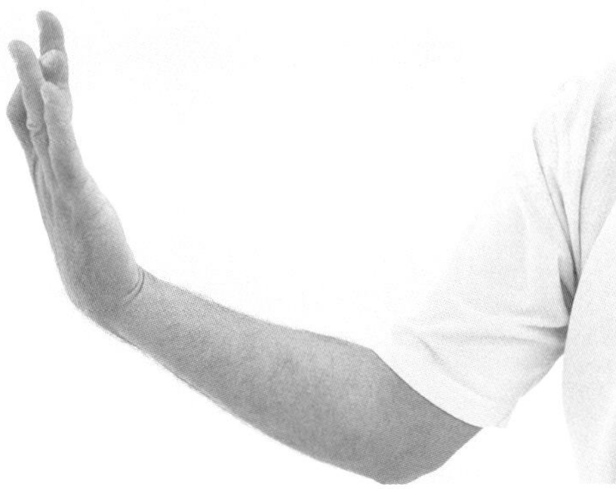

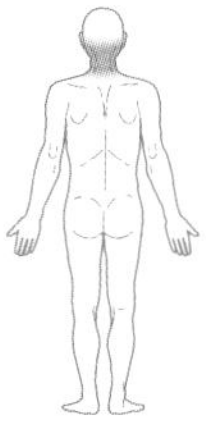

Beschwerdebild 21

Blockierungsgefühl der unteren Halswirbelsäule mit Rotationseinschränkung

Befund Wahrnehmbare Insertionspunkte oder Irritationspunkte an der unteren HWS.

Anatomische Bezüge und diagnostische Überlegungen Bei der segmentalen Verschaltung mit C4 bis C8 hauptsächliche Einflussnahme auf Störungen der oberen Verkettung des Schultergürtels bis zum Hand- und Ellbogengelenk, dem zervikothorakalen Übergang und der diaphragmalen Strukturen über den N. phrenicus (C4).

Lagerung des Patienten und Position des Therapeuten

P sitzend | **T** steht seitlich vor dem Patienten.

Kontakt und Spannung Der Therapeut streicht sich mit seiner Arbeitshand bei stark supiniertem Unterarm in der Weise ein, dass er mit seinem proximalen Kleinfingerballen subkapital noch hinter den Procc. articulares der Wirbel zu liegen kommt, welche in ihrer Rotation gesperrt sind. Die Haltehand liegt mit dem Übergang proximaler Kleinfingerballen/Daumenballen dem Okziput und Mastoid an. Die im Vergleich zur Mobilisation der oberen HWS veränderte Handstellung ergibt sich aufgrund der veränderten anatomischen Gegebenheiten knapp oberhalb des Lordosescheitels der HWS.

Ausführung nach Probemobilisation Bei weicher Handhaltung entwickelt der Therapeut über seine Körperspannung eine synchrone Traktion nach kranial bei Translation nach ventral und Rotation in die freie Richtung. Die Körperspannung entwickelt er aus der Entlordosierung der LWS, der Anspannung des M. pectoralis und des M. latissimus dorsi sowie einer akzentuierten Steigebewegung aus den Fußballen. Zum Schutz der A. vertebralis wird die 15/15 Einstellung nicht überschritten.

Erwartete Wirkung Lösung von Blockierungsphänomenen an der mittleren und unteren HWS.

Differenzialdiagnostische Überlegungen bei Beschwerdepersistenz Strukturstörungen der HWS, der oberen BWS und der inneren Organe aufgrund der viszerovertebralen Wechselbeziehungen, insbesondere Magengeschwür und Gallensteine können über die retrograde Verschaltungsebene in die HWS in die Region des M. trapezius ausstrahlen.

Mobilisation der unteren HWS (Handauflegetechnik C4–C7)

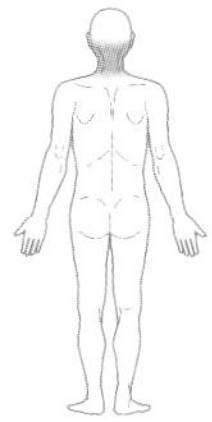

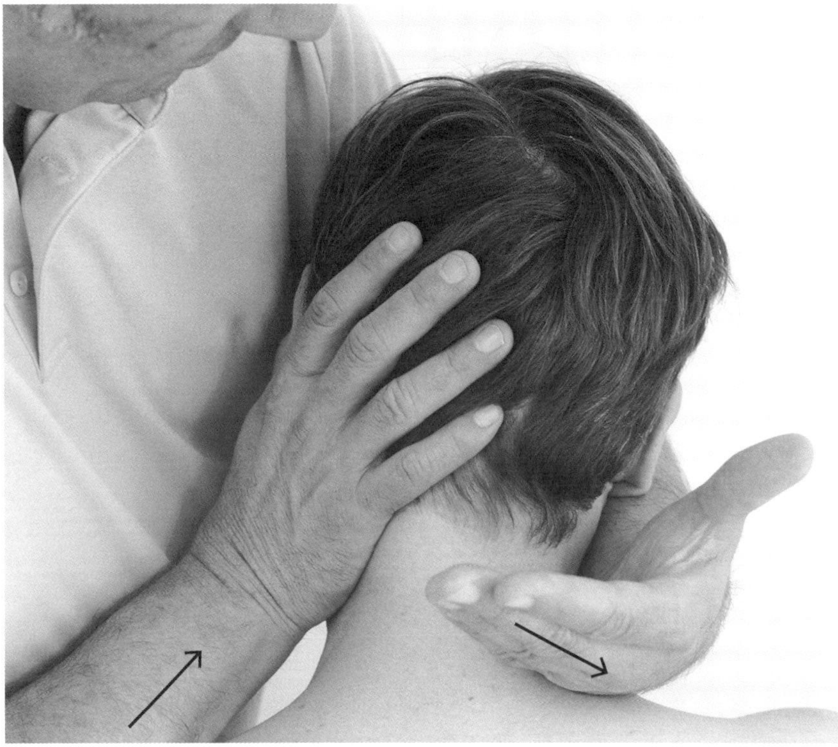

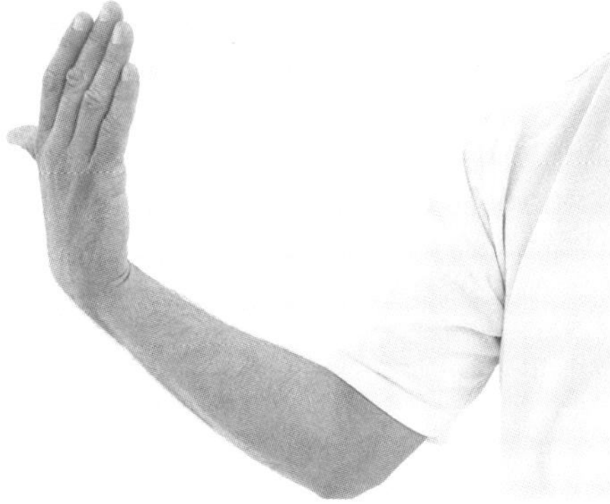

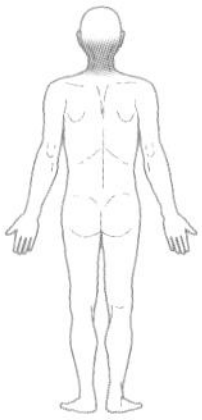

Beschwerdebild 22

Dumpfe, teils bohrende Schmerzen im Bereich der ersten Rippe bei Inspiration, hauptsächlich nach ventral ausstrahlend

Befund Wahrnehmbarer und empfindlicher Irritationspunkt über der 1. Rippe bei Inspiration, bei Exspiration abnehmend.

Anatomische Bezüge und diagnostische Überlegungen Über den Segmentbereich C8 bis Th2 enge Verschaltung sowohl nach zervikal als auch nach thorakal, Verbindung zum Ganglion cervicale inferius/stellatum.

Lagerung des Patienten und Position des Therapeuten

P in Rückenlage | **T** sitzt am Kopfende der Liege.

Kontakt und Spannung Der Therapeut streicht sich vom Kopfende aus mit der Haltehand subokzipital entsprechend dem Hand-Glisson ein.

Mit der lateralseitig geführten Arbeitshand modelliert er sich hinter dem dorsalen Rand der 1. Rippe ein, bis er einen weichen Gegenhalt mit der Schwimmhaut (zwischen Daumen und Zeigefinger) und der proximalen, ulnarseitigen Grundphalanx des Daumens findet.

Ausführung nach Probemobilisation Der Therapeut führt über seine Körperspannung synchron eine Traktion der HWS nach kranial und ventral aus, wobei gleichzeitig ein Schub mit der Arbeitshand den Hinterrand der 1. Rippe nach ventral und kaudal mobilisiert.

Erwartete Wirkung In Endexspirationsstellung des Kostotransversalgelenks 1 (KTG1) weiche Mobilisation der 1. Rippe in die Richtung der Exspiration (freie Richtung).

Differenzialdiagnostische Überlegungen bei Beschwerdepersistenz Strukturelle Ursachen, z. B. muskuläres Engpasssyndrom im zervikothorakalen Übergang, häufig Interaktion mit hypertonem M. scalenus anterior mit Beeinträchtigung des Durchtritts des Plexus cervicobrachialis im Bereich der Skalenuslücke (Thoracic-outlet-Syndrom).

Mobilisation der 1. Rippe nach ventral und kaudal

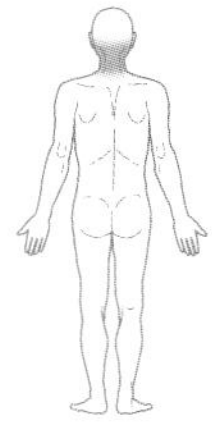

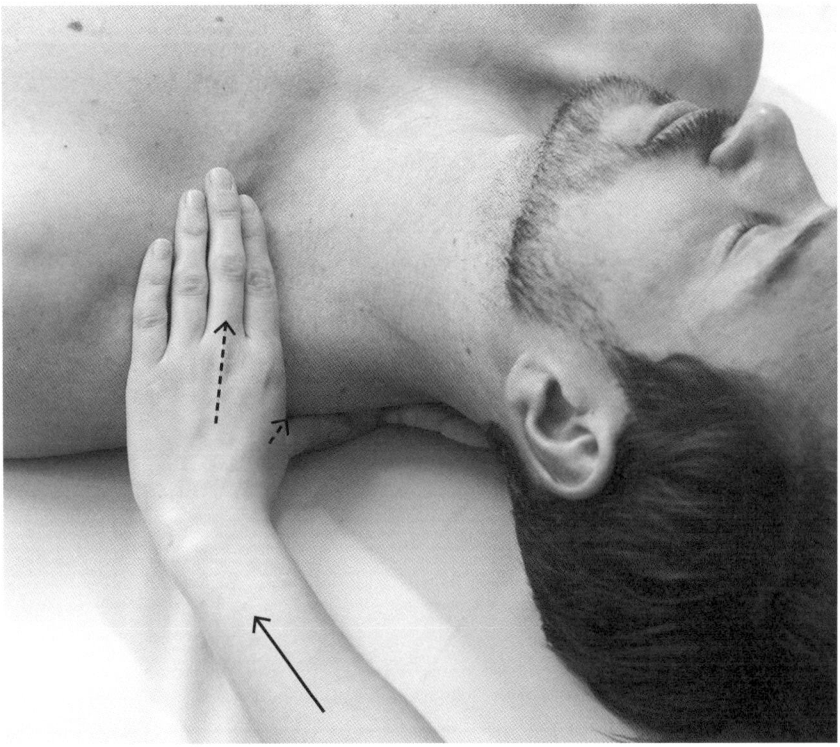

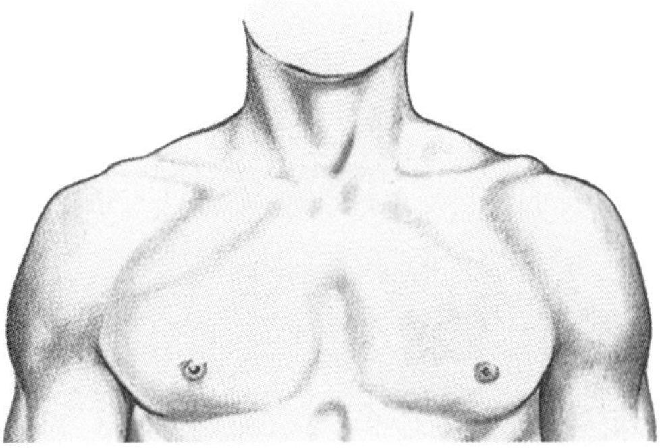

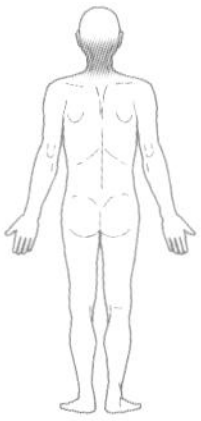

Beschwerdebild 23

Spannungs- und Blockierungsgefühl in der unteren Halswirbelsäule und am Übergang zur Brustwirbelsäule mit Beteiligung des Wirbel-Rippen-Gelenks 1 und der oberen Extremität

Befund Schmerzhafte Irritationspunkte C4 bis C7 und Th1 bis Th3 sowie Irritationspunkte Kostotransversalgelenk 1 (KTG1).

Position des Patienten Der Patient steht und umfasst mit seiner Hohlhand der beschwerdefreien Seite den Schädel auf der betroffenen Seite in Höhe des Okziput.
Durchführung Bei gleichzeitigem Zug zur schmerzfreien Seite zieht er bewusst auf der schmerzhaften Seite seine Schulter beckenwärts nach unten. Dies erfolgt über eine Spannungsverstärkung des M. latissimus dorsi und M. pectoralis major.

Erwartete Wirkung Es entsteht ein spannungsabbauender Längszug auf die Mm. trapezius, levator scapulae und sternocleidomastoideus auf der schmerzhaft betroffenen Region im zervikothorakalen Übergang.
Differenzialdiagnostische Überlegungen bei Beschwerdepersistenz Aufgrund der Innervation der oberen Extremität aus den Nervenwurzeln C4 bis Th3 sind strukturelle Störungen der HWK4 bis HWK7 und der BWK1 bis BWK3 zu bedenken.

Anleitung zur Eigenübung: Lösung der Hals-Nacken-Region und des Schultergürtels

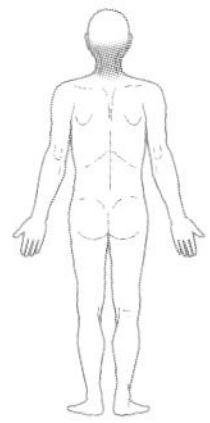

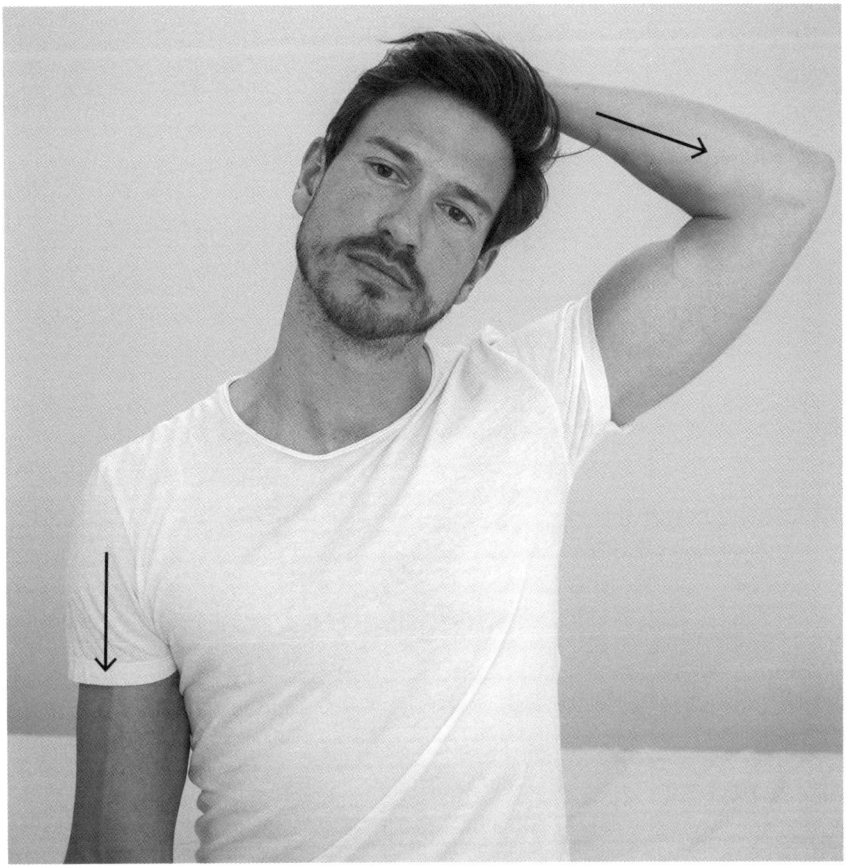

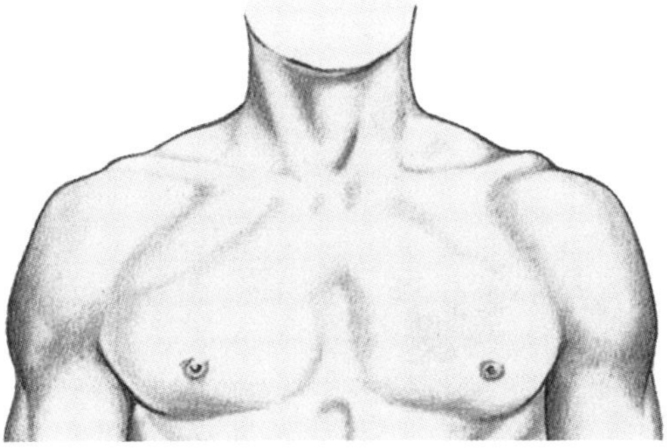

Schulter und obere Extremität

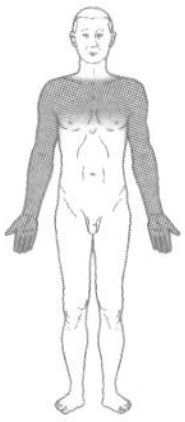

Beschwerdebild 24

Schmerzen am lateralen Rand der Brustregion am M. pectoralis major und eingeschränkte Außenrotation des Schultergürtels, gespanntes, dumpfes Druckgefühl

Befund Wahrnehmbare Druckpunkte am lateralen Ansatz des M. pectoralis major, tastbare Verkürzung des Muskels bei Außenrotation im Schultergürtel.

Anatomische Bezüge und diagnostische Überlegungen Über die enge segmentale Verknüpfung mit der Innervation über die Nervenwurzeln C6–C8 starke Beeinflussung der Tonisierung des M. pectoralis major. Tonusveränderungen bedingt durch Störungen der unteren HWS und des zervikothorakalen Übergangs bei Bandscheibenvorfällen und Engpässen der Neuroforamina.

Lagerung des Patienten und Position des Therapeuten

P in Rückenlage **|** **T** sitzt seitlich am Kopfende des Patienten.

Kontakt und Spannung Der Therapeut streicht sich vom Kopfende kommend weich mit den Fingerbeeren der Langfinger 2 bis 4 am lateralen Rand des M. pectoralis major ein und führt mit der fixierten kopfnahen Hand einen Gegenhalt an der oberen Thoraxapertur aus.

Ausführung nach Probemobilisation Weiche Mobilisation des M. pectoralis nach lateral kaudal im Faserverlauf bei gleichzeitigem Gegenhalt der oberen ventralen Thoraxregion.

Erwartete Wirkung Lösung von Verspannungszuständen des M. pectoralis major mit Verbesserung der Außenrotations- und Abduktionsfähigkeit des Schultergürtels.

Differenzialdiagnostische Überlegungen bei Beschwerdepersistenz Störfeld im Bereich C6 bis C8, schmerzhafte Bewegungsstörung des Schultergürtels im Sinne einer idiopathischen bzw. neuralgiformen Schulteramyotrophie (Plexusneuritis).

Mobilisation des M. pectoralis major

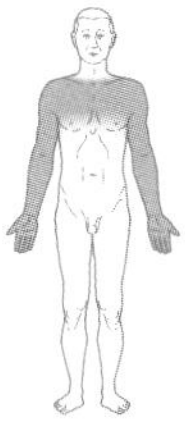

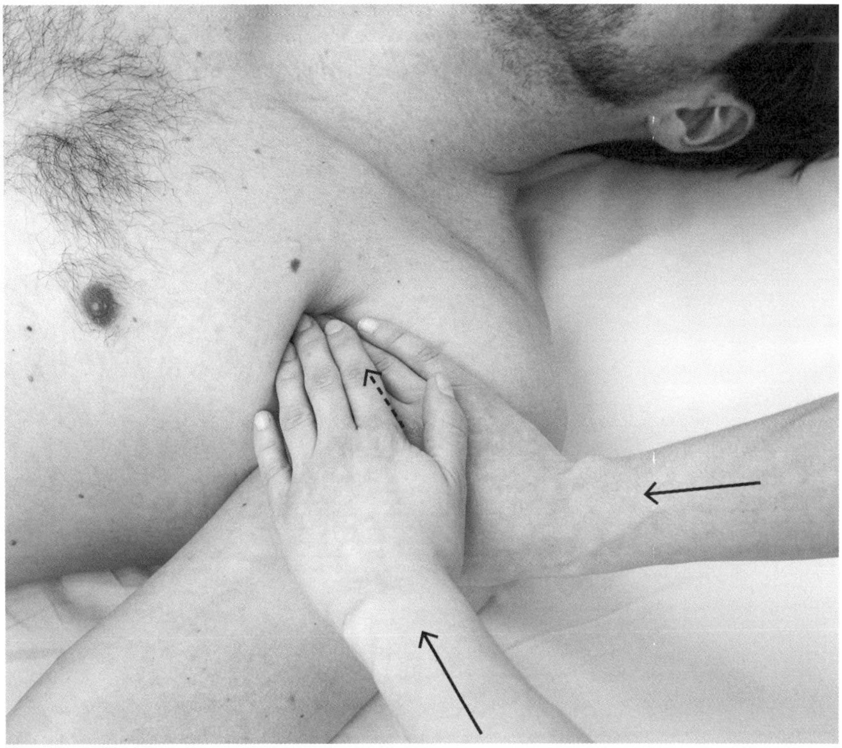

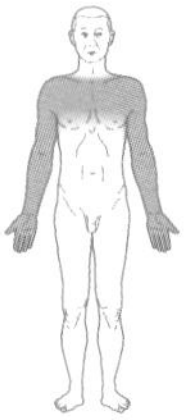

Beschwerdebild 25

Schmerzen am lateralen Rand des M. pectoralis minor mit ziehender, dumpfer Ausstrahlung in die seitliche Thoraxregion und Einschränkung der Außenrotation des Schultergürtels

Befund Wahrnehmbare Druckpunkte am lateralen Rand des M. pectoralis minor.

Anatomische Bezüge und diagnostische Überlegungen Über die segmentale Verschaltung mit C6 bis C8 Interaktion mit Störungen der unteren HWS, der 1. Rippe und des Schultergürtels.

Lagerung des Patienten und Position des Therapeuten
P in Rückenlage | **T** steht oder sitzt seitlich am Kopfende der Liege.

Kontakt und Spannung Der Therapeut streicht sich seitlich vom Patienten kommend mit den Fingerbeeren der Langfinger 2 bis 4 seiner Arbeitshand am lateralen Rand des M. pectoralis minor ein.

Ausführung nach Probemobilisation Weiche federnde Druckerhöhung auf den lateralen Ansatz des M. pectoralis minor, bis sich nach etwa 90 Sekunden eine Spannungsabnahme ertasten lässt.

Erwartete Wirkung Lösen von Spannungszuständen des M. pectoralis minor mit Verbesserung der Außenrotations- und Abduktionsfähigkeit des Schultergürtels.

Differenzialdiagnostische Überlegungen bei Beschwerdepersistenz Zervikale und zervikothorakale Störfelder, schmerzhafte Bewegungsstörung des Schultergürtels im Sinne einer idiopathischen bzw. neuralgiformen Schulteramytrophie (Plexusneuritis).

Mobilisation des M. pectoralis minor

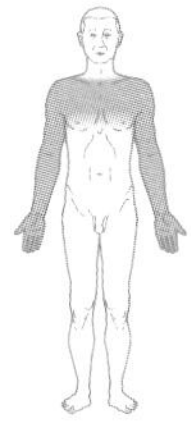

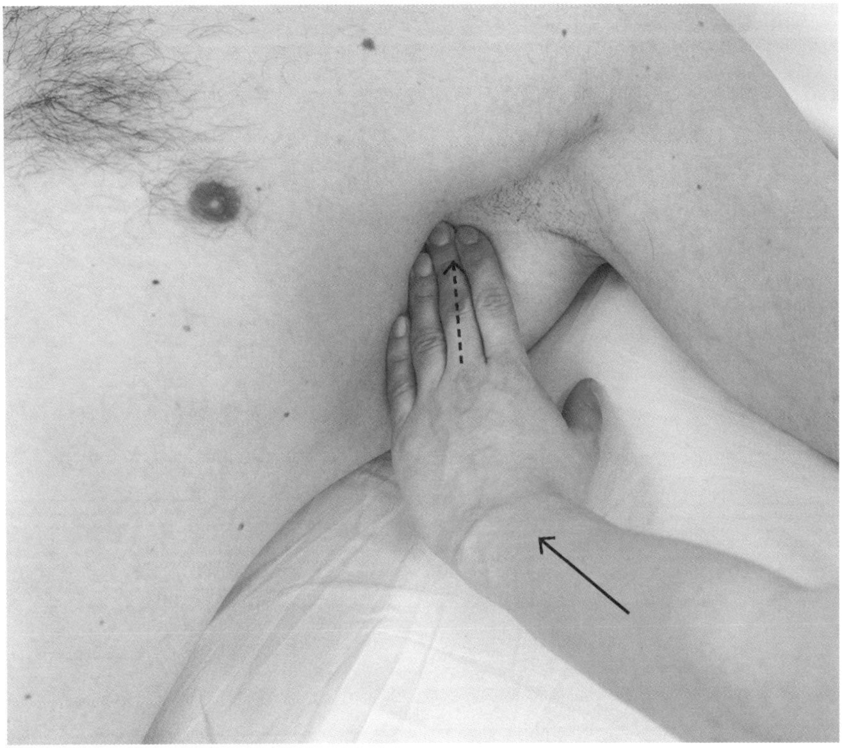

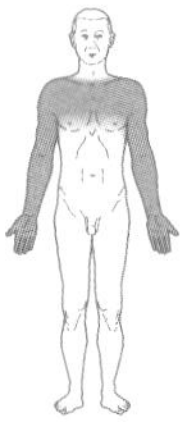

Beschwerdebild 26

Schmerzen am Ansatz des M. deltoideus unterhalb des Oberarmkopfes mit Schmerzverstärkung bei Anheben des Arms und teils bohrenden, ziehenden Schmerzen unterhalb des Oberarmkopfes

Befund Wahrnehmbare Druckpunkte am Ansatz des M. deltoideus unterhalb des Oberarmkopfs lateral; Schmerzverstärkung bei aktivem Anheben des Arms über die Deltamuskelspannung.

Anatomische Bezüge und diagnostische Überlegungen Durch die segmentale Verschaltung mit den Segmenten C4 bis C6 Beteiligung zervikaler Prozesse möglich, linksseitige Interaktion bis hin zu kardialen Störungen, ableitbar über retrograde Verschaltungsmuster.

Lagerung des Patienten und Position des Therapeuten
P in Rückenlage | **T** steht seitlich am Liegenrand.

Kontakt und Spannung Der Therapeut streicht sich seitlich des Patienten mit den Daumenbeeren beidseits an den distalen Ansätzen des M. deltoideus in Pagoden-Technik ein (die beiden angelegten Daumen bilden das Dach einer Pagode).

Ausführung nach Probemobilisation Weiche Spannungsverstärkung des Drucks über die Daumenbeeren aus der Körperspannung, bis sich nach etwa 90 Sekunden eine wohltuende Abnahme der Tonisierungspunkte ertasten lässt.

Erwartete Wirkung Lösung von Spannungspunkten am Ansatz des M. deltoideus mit Verbesserung der Abduktions- und Außenrotationsfähigkeit des Arms.

Differenzialdiagnostische Überlegungen bei Beschwerdepersistenz Arthrogene Störungen im Bereich des Schultergürtels, neuralgiforme Reizungen und viszerovertebrale Wechselwirkungen, hauptsächlich kardiopulmonal.

Mobilisation des M. deltoideus (Pagoden-Technik)

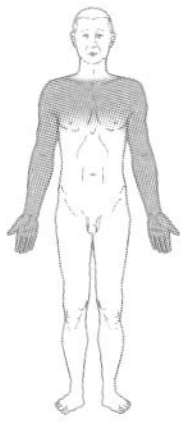

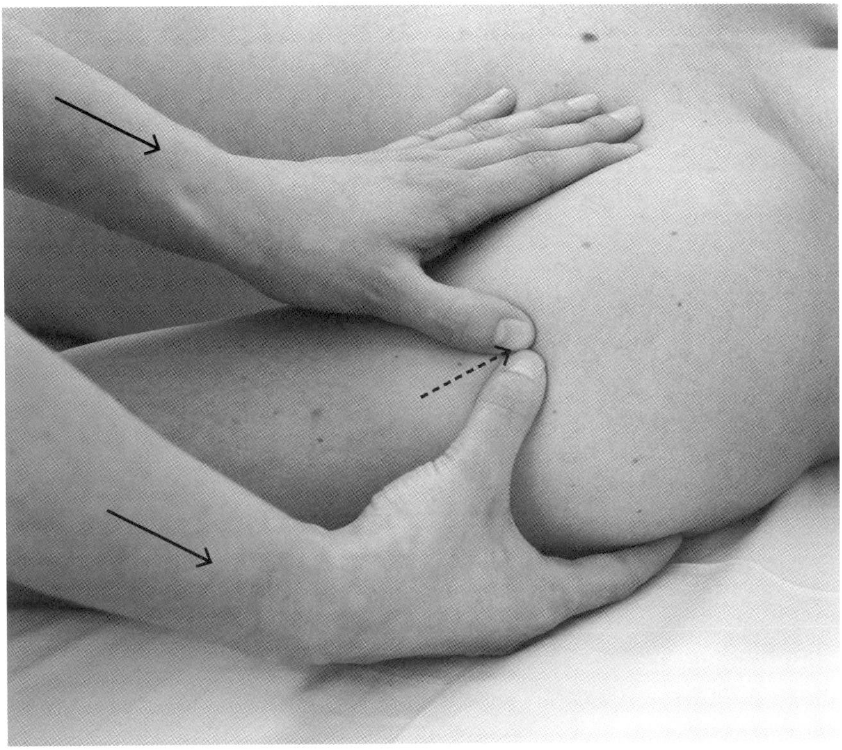

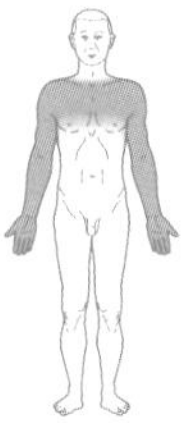

Beschwerdebild 27

Schmerzen im Verlauf der langen Bizepssehne mit Verstärkung bei Anheben und Wegdrücken des gestreckten Arms

Befund Wahrnehmbare Druckpunkte im Verlauf der langen Bizepssehne im Sulcus intertubercularis.

Anatomische Bezüge und diagnostische Überlegungen Über die enge segmentale Verknüpfung der Innervation des M. biceps brachii (C4 bis C6) ursächlich durch zervikale Nervenwurzelreizung möglich, häufiger sind jedoch Überlastungssyndrome nach intensiver Hebe- und Tragebeanspruchung.

Lagerung des Patienten und Position des Therapeuten
P in Rückenlage | **T** befindet sich seitlich am Liegenrand.

Kontakt und Spannung Der Therapeut streicht sich von kaudal nach kranial in den Verlauf der langen Bizepssehne ein und verstärkt den Tiefenkontakt über die aneinander gelegten Daumenbeeren (Pagoden-Technik).

Ausführung nach Probemobilisation Weiche Spannungsverstärkung über die Körperspannung auf die angelegten Hände mit ausstreichender Lösung der langen Bizepssehne im Sulcus intertubercularis.

Erwartete Wirkung Lösung der Spannungszustände mit Verbesserung der Abduktion des Arms.

Differenzialdiagnostische Überlegungen bei Beschwerdepersistenz Arthrotische Veränderungen des Schultergelenks, erstmals Ausdruck von Schädigung des Ansatzes der Sehne des M. supraspinatus am Tuberculum majus, die haubenförmig den Oberarmkopf und die lange Bizepssehne überdeckt.

Mobilisation der langen Bizepssehne (Sulkus-Technik)

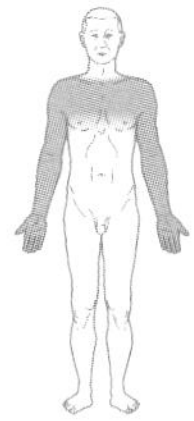

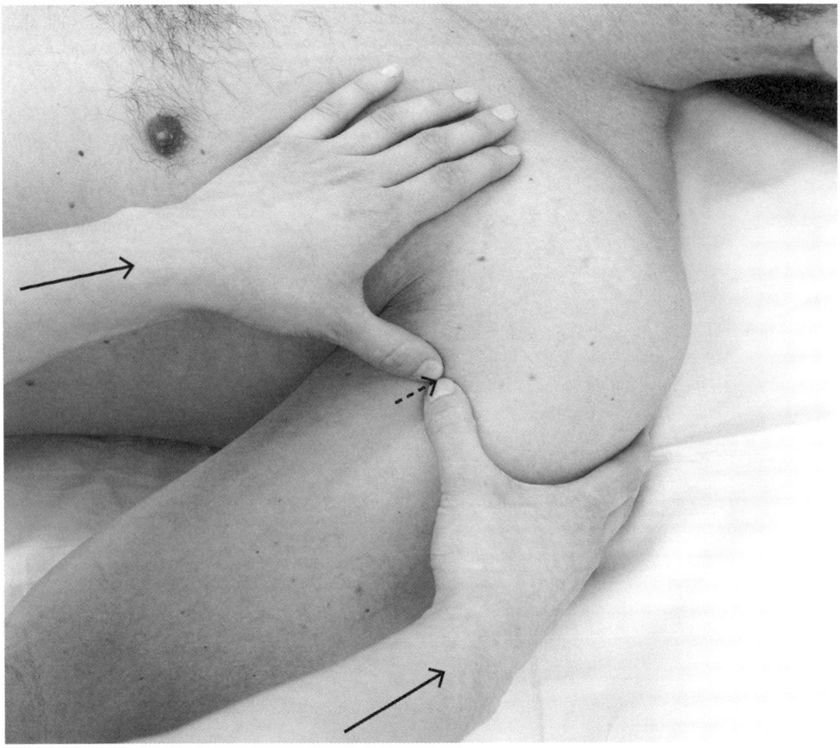

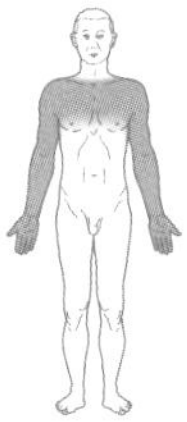

Beschwerdebild 28

Dumpfe, bohrende Schmerzen in der vorderen Kapselregion des Schultergelenks durch übermäßige Abduktionsbelastungen des Gelenks

Befund Wahrnahmbare Bewegungseinschränkung und Schmerzen im Bereich des Glenohumeralgelenks in Außenrotation und Abduktion bei Verkürzung der ventralen Kapselanteile.

Anatomische Bezüge und diagnostische Überlegungen Innervation hauptsächlich über C5 bis C7 und dadurch mögliche Beeinflussung durch Störungen der HWS zwischen HWK 4 bis HWK 7.

Lagerung des Patienten und Position des Therapeuten
P in Rückenlage | **T** steht seitlich am Liegenrand

Kontakt und Spannung Der Therapeut stabilisiert mit der patientenfernen Hand den um 60° abduzierten Oberarm des Patienten. Die patientennahe Hohlhand des Therapeuten umfasst weich den Oberarmkopf des Patienten von ventral.

Ausführung nach Probemobilisation Der Therapeut übt aus der entwickelten Körperspannung einen weichen, rhythmischen und federnden Mobilisationsdruck auf den Oberarmkopf des Patienten aus. Gleichzeitig stabilisiert er den abduzierten Oberarm des Patienten.

Erwartete Wirkung Dehnung der ventralen Kapselanteile durch Mobilisation des Oberarmkopfes nach dorsal.

Differenzialdiagnostische Überlegungen bei Beschwerdepersistenz Arthrotische Veränderungen des Schultergelenks und der HWS, selten Ausstrahlung bei Störungen des Myelons wie z. B. der Syringomyelie oder Plexusneuritis.

Mobilisation des Glenohumeralgelenks nach dorsal

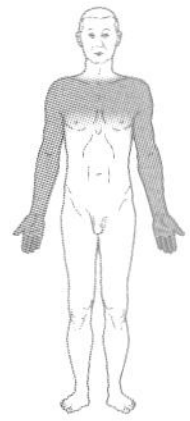

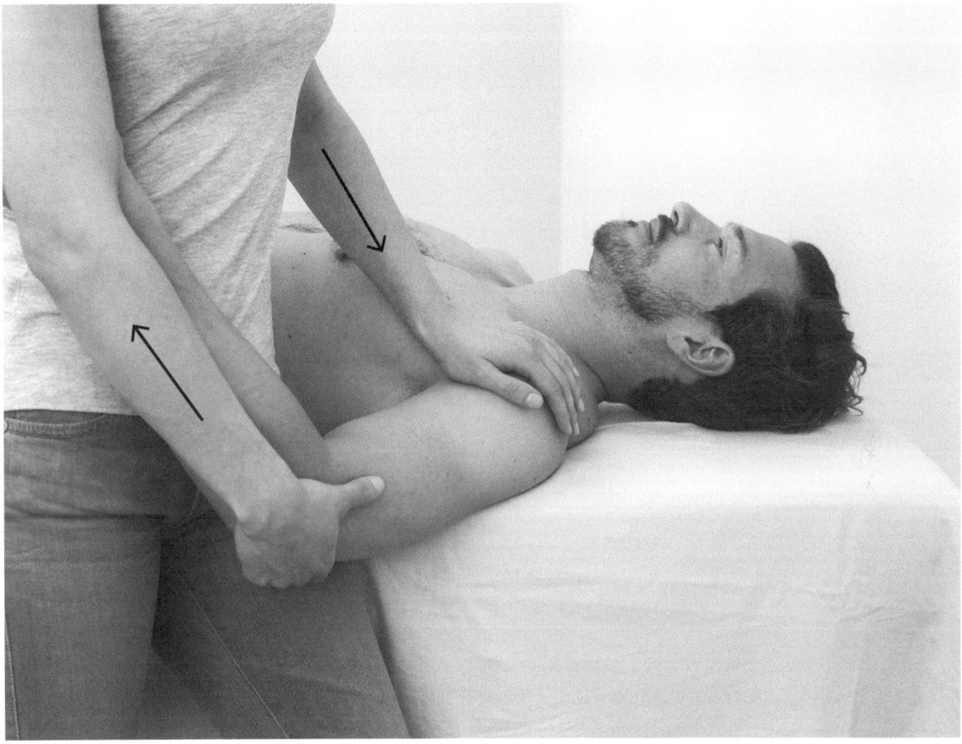

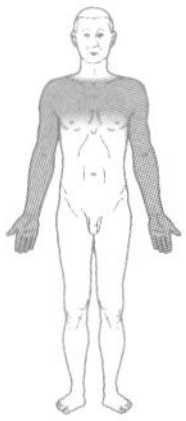

Beschwerdebild 29

Dumpfe, bohrende Schmerzen in der Tiefe des Schultergelenks mit Ausstrahlung in die vordere Brustkorbseite und schmerzhafte Bewegungseinschränkung bei Abduktion und Außenrotation durch Abduktion und gleichzeitiger Druckbelastung

Befund Wahrnehmbare Druckpunkte an den dorsalen und lateralen Kapselanteilen des Glenohumeralgelenks.

Anatomische Bezüge und diagnostische Überlegungenv Innervation hauptsächlich über C5 bis Th2 und dadurch mögliche Beeinflussung durch Störungen der HWS und der oberen BWS.

Lagerung des Patienten und Position des Therapeuten

P in Rückenlage, das Schulterblatt liegt noch auf der Liege auf, der Oberarmkopf ragt leicht über den Liegenrand hinaus, um das Dorsalisieren zu erleichtern | **T** befindet sich seitlich am oberen Liegenrand.

Kontakt und Spannung Der Therapeut umfasst den um 60° abduzierten Oberarm des Patienten mit Hohlhandkontakt am Oberarmkopf. Die patientenferne Hand stabilisiert proximal den im Ellbogengelenk um 90° gebeugten Unterarm des Patienten.

Ausführung nach Probemobilisation Der Therapeut übt einen Schub nach dorsal auf den Oberarmkopf aus. Zusätzlich bewirkt er aus dem Becken heraus eine Zugbewegung auf den Oberarmkopf nach lateral durch eine leichte Zugbewegung aus dem Becken.

Erwartete Wirkung Mobilisation der ventralen und kaudalen Kapselanteile des Glenohumeralgelenks zur Verbesserung der Abduktions- und Außenrotationsfähigkeit im Schultergürtel.

Differenzialdiagnostische Überlegungen bei Beschwerdepersistenz Strukturstörungen des Schultergelenks und des zervikothorakalen Übergangs und Veränderungen des Myelons.

Mobilisation des Glenohumeralgelenks nach dorsal und lateral

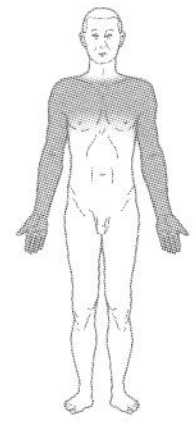

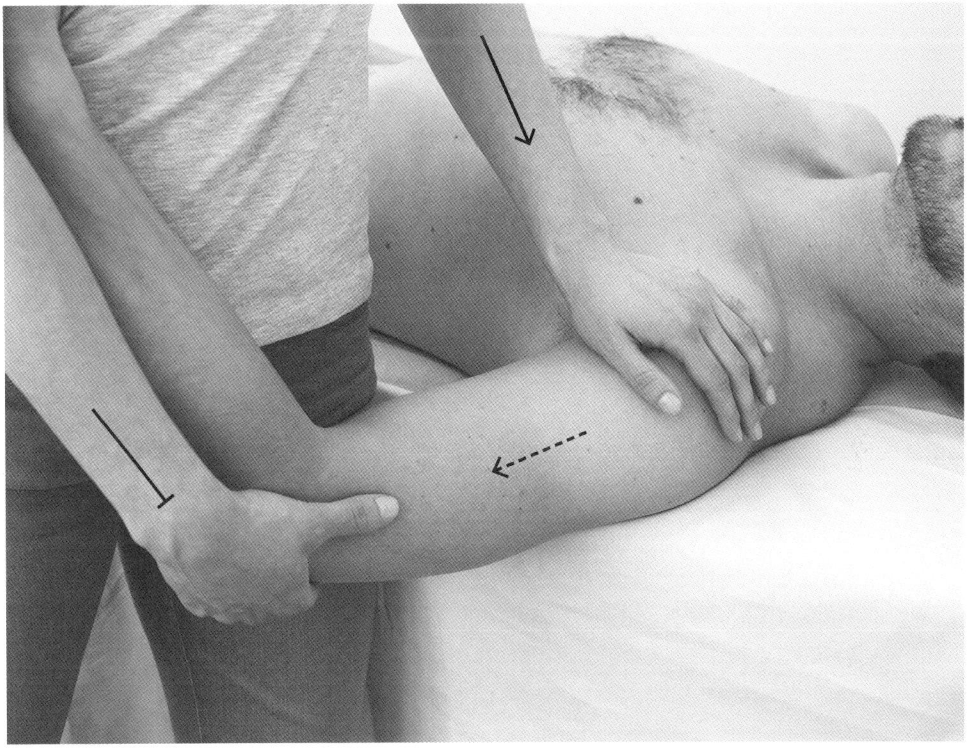

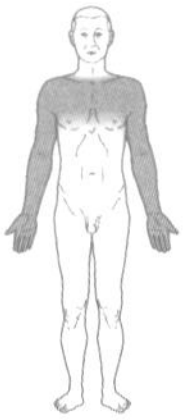

Beschwerdebild 30

Engpassempfinden unter dem Schultereckdach mit schmerzhafter Bewegungseinschränkung beim Anheben des Arms im Schultergürtel durch vermehrte Abduktions- und Außenrotationsbelastung oder Ruhigstellung

Befund Schmerzhafte Bewegungseinschränkung des Schultergelenks mit Engpassgefühl unter dem Akromion bei forcierter Außenrotation und Abduktion (Neer-Test) als Schmerzprovokationstest (subakromiales Impingement).

Anatomische Bezüge und diagnostische Überlegungen Über Innervation der Rotatorenmanschette durch den N. suprascapularis (C5 und C6) Interaktion mit zervikalen Segmenten HWK4 bis HWK7 möglich.

Lagerung des Patienten und Position des Therapeuten
P in Rückenlage | **T** steht am Kopfende der Liege auf der betroffenen Seite des Patienten.

Kontakt und Spannung Mit der Hohlhand streicht sich der Therapeut unter Betonung der Schwimmhaut im Sinne eines Gabelgriffs lateral des Akromion ein.
Die patientenferne Hand umfasst den distalen Oberarm und führt ihn in Abduktionsstellung, soweit dies schmerzlos möglich ist.

Ausführung nach Probemobilisation Der Therapeut führt eine weiche, rhythmische und federnde Mobilisation des Oberarmkopfs nach kaudal unterhalb des Akromion durch. Gleichzeitig stabilisiert er den distalen Oberarm des Patienten.

Erwartete Wirkung Mobilisation des Oberarmkopfs im subakromialen Gleitlager nach kaudal zur Abnahme einer subakromialen Engpasssymptomatik und Verbesserung der Beweglichkeit im subakromialen Gleitlager.

Differenzialdiagnostische Überlegungen bei Beschwerdepersistenz Defekt im Bereich der Rotatorenmanschette oder knöcherne Enge durch Überhang des Akromion, aktivierte Arthrose des Schlüsselbein-Schultereckdach-Gelenks (ACG).

Mobilisation des Glenohumeralgelenks nach kaudal

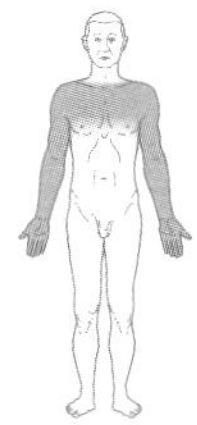

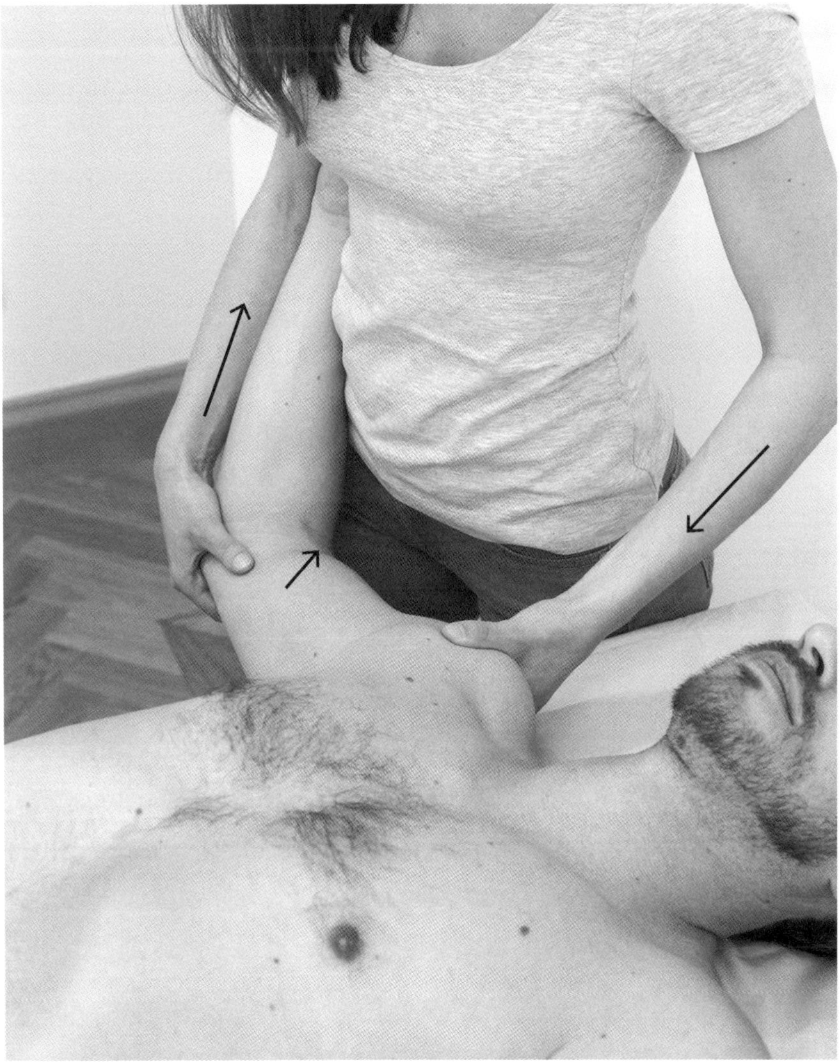

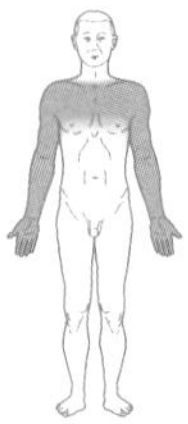

Beschwerdebild 31

Ziehende, teils dumpfe und bohrende Schmerzen bei Anheben des Arms im Schultergelenk mit Engpassgefühl unter dem Schultereckdach durch vermehrte Abduktions- und Außenrotationsbelastung oder Ruhigstellung

Befund Schmerzverstärkung mit Bewegungseinschränkung bei forcierter Außenrotation und Abduktion des Arms im Schultergelenk (Neer-Test) als Schmerzprovokationstest.

Anatomische Bezüge und diagnostische Überlegungen Aufgrund der segmentalen Verschaltung C5 und C6 des N. suprascapularis enge Verbindung zur Störung mit den zervikalen Segmenten, Interaktion mit Störungen der gleichen Verschaltungskette insbesondere dem radialseitigen Ellbogen- und Handgelenk.

Lagerung des Patienten und Position des Therapeuten
P sitzend | **T** sitzt seitlich vor dem Patienten.

Kontakt und Spannung Der Therapeut sitzt seitlich vor dem Patienten und streicht sich von schräg vorne kommend mit den beiden flächig übereinandergelegten Händen mit Betonung des angelegten Kleinfingerballens lateral des Akromion über den Oberarmkopf ein. Dabei wird im Glenohumeralgelenk eine Einstellung von 60° Abduktion, 30° Anteflexion sowie 90° Beugung im Ellbogengelenk angestrebt.

Ausführung nach Probemobilisation Aus der Körperspannung führt der Therapeut eine weiche federnde und rhythmische Traktion des Glenohumeralgelenks nach ventral, kaudal und medial aus, wobei die erste Barriere des Gewebewiderstands nicht überschritten wird.

Erwartete Wirkung Mobilisation des Oberarmkopfs im subakromialen Gleitlager nach ventral, kaudal und medial zur Verbesserung einer vorbestehenden subakromialen Engpasssymptomatik mit Dehnung der oberarmkopfzentrierenden Muskelkette.

Differenzialdiagnostische Überlegungen bei Beschwerdepersistenz Defekt im Bereich der Rotatorenmanschette oder knöcherne Enge durch Überhang des Akromion oder aktivierte Arthrose des Schultereckdach-Schlüsselbein-Gelenks (Akromioklavikulargelenk).

Mobilisation des Glenohumeralgelenks nach ventral und kaudal (Königs- oder Meistergriff an der Schulter)

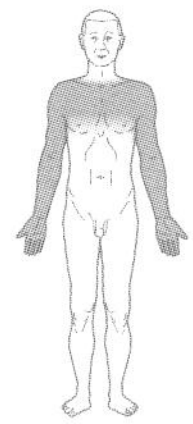

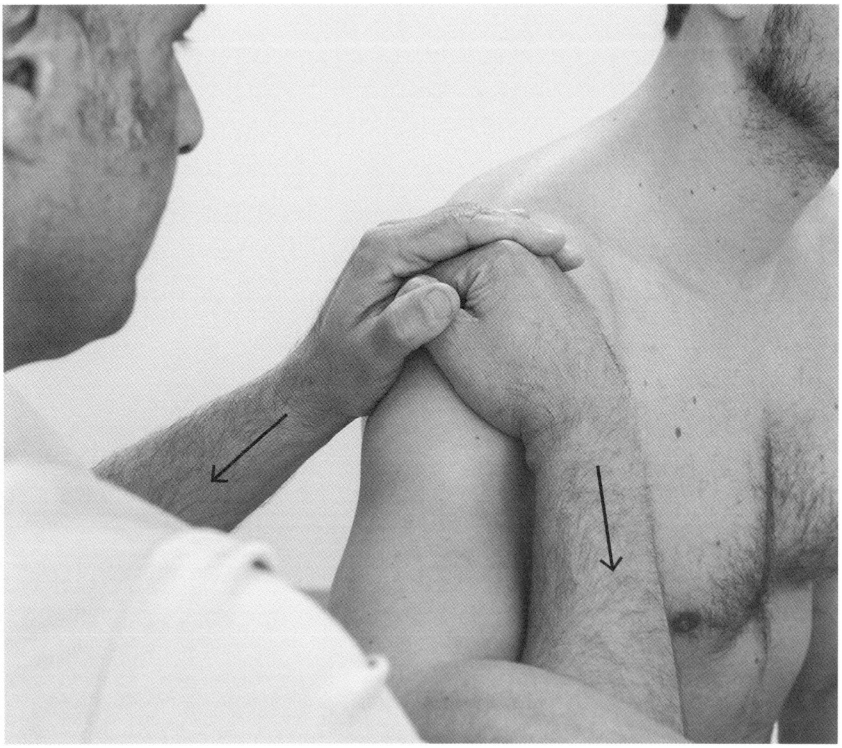

In Zusammenhängen denken Beim Neer-Test wird der proximale Unterarm des Patienten mit der patientenfernen Hand umfasst und bei gleichzeitiger Stabilisierung des Schulterdachs mit der patientennahen Hand eine Abduktions- und Außenrotationsbewegung im Glenohumeralgelenk durchgeführt. Bei subakromialer Impingement-Symptomatik ist dabei eine schmerzhafte Bewegungseinschränkung auslösbar. Aus neurophysiologischer Sicht Innervation des Schultergürtels hauptsächlich über C5 bis Th2 und dadurch mögliche Beeinflussung durch Störungen der HWS und der oberen BWS.

C Rückblick Anatomie › 7

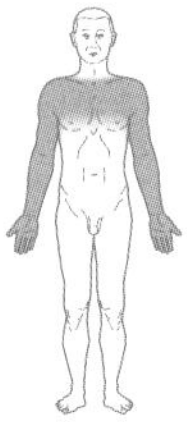

Beschwerdebild 32

Schmerzhafte Bewegungseinschränkung der inneren Schulterblattebene mit Beeinträchtigung der Abduktionsfähigkeit im Schultergürtel durch vermehrte Abduktions- und Außenrotationsbelastung oder Ruhigstellung

Befund Wahrnehmbare Punkte am Innenrand des Schulterblatts mit Einschränkung der Abhebefähigkeit des Schulterblatts vom rückseitigen Brustkorb.

Anatomische Bezüge und diagnostische Überlegungen Mit der Innervation des M. trapezius, der im gesamten Unterrand vom N. accessorius innerviert wird und der Mm. rhomboideus minor und major, die hauptsächlich über Th1 bis Th5 innerviert werden, besteht eine direkte zervikothorakale Interaktion. Der M. trapezius neigt als tonischer Muskel bei Irritation zur Tonisierung, die Mm. rhomboidei als phasische Muskeln zur Abschwächung. Muskuläre Dysbalancen können entstehen.

Lagerung des Patienten und Position des Therapeuten
P in Seitenlage | **T** steht seitlich zur Liege.

Kontakt und Spannung Der Therapeut streicht sich am Innenrand des Schulterblatts ein.

Ausführung nach Probemobilisation Der Therapeut führt unter Ausnutzung seiner Körperspannung eine weiche lösende Mobilisation des Innenrands des Schulterblatts aus.

Erwartete Wirkung Verbesserung der Mobilität des inneren Schulterblatts in der Gleitebene mit positiver Auswirkung auf den Schultergürtel.

Differenzialdiagnostische Überlegungen bei Beschwerdepersistenz Strukturpathologie in der oberen und mittleren BWS, viszerovertebrale Interaktionen können über die Segmente Th5/Th6 zu kardiopulmonalen Störungen führen und umgekehrt. Bei einem einseitig auffällig abstehenden Schulterblatt muss neben einer anlagebedingten Störung im Sinne einer Sprengel-Deformität an eine Plexusneuritis im Rahmen von Virusinfekten (z. B. Varicella zoster) gedacht werden.

Mobilisation der thorakoskapulären Gleitebene innerer Rand

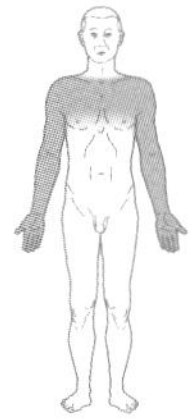

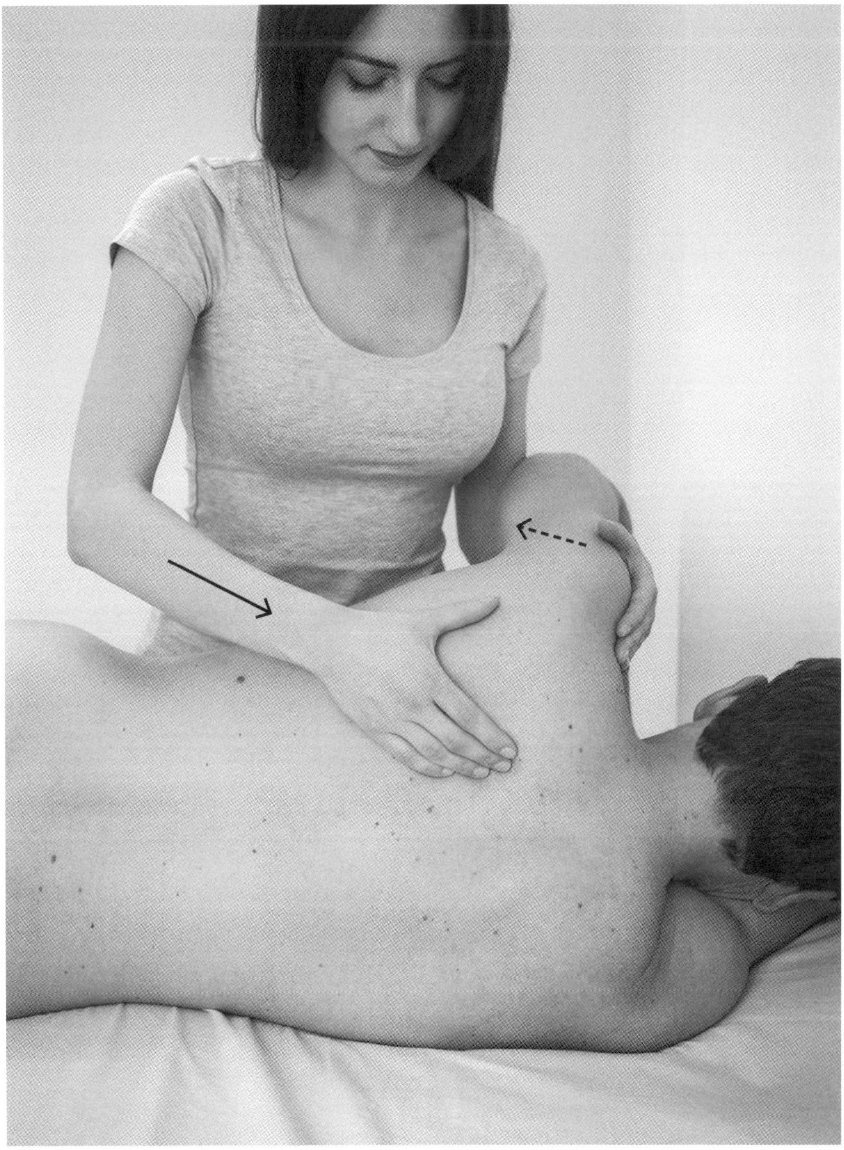

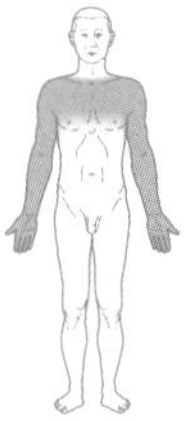

Beschwerdebild 33

Schmerzhafte Bewegungseinschränkung in der Schulterblattebene am äußeren Rand mit Einschränkung der Beweglichkeit des Oberarmkopfes bei Innenrotation und Adduktion im Schultergelenk durch vermehrte Abduktions- und Außenrotationsbelastung oder Ruhigstellung

Befund Wahrnehmbare Punkte am äußeren Skapularand und im M. subscapularis.

Anatomische Bezüge und diagnostische Überlegungen Durch die segmentale Interaktion des M. subscapularis über C5 bis C8 und der Innervation des M. latissimus dorsi aus C6 bis C8 ergibt sich eine direkte Beeinflussung aus zervikalen Strukturen, die neben muskulären Überlastungsreaktionen zu hartnäckigen Spannungszuständen führen können.

Lagerung des Patienten und Position des Therapeuten
P in Seitenlage | **T** steht seitlich vor dem Patienten.

Kontakt und Spannung Der Therapeut legt die Hand mit der Schwimmhaut zwischen Daumen und Zeigefinger und Betonung des ulnarseitigen Daumengrundglieds auf den äußeren Rand des Schulterblatts.

Ausführung nach Probemobilisation Unter Ausnutzung der Körperspannung des Therapeuten erfolgt eine weiche Mobilisation der äußeren Schulterblattebene unter gleichzeitiger Lösung des M. subscapularis.

Erwartete Wirkung Verbesserung der Mobilität der äußeren Schulterblattebene unter gleichzeitiger Dehnung des M. subscapularis.

Differenzialdiagnostische Überlegungen bei Beschwerdepersistenz Strukturpathologie in der oberen und mittleren BWS, viszerovertebrale Interaktionen können über die Segmente Th5/Th6 zu kardiopulmonalen Störungen führen und umgekehrt. Bei einem einseitig auffällig abstehenden Schulterblatt muss neben einer anlagebedingten Störung im Sinne einer Sprengel-Deformität an eine Plexusneuritis im Rahmen von Virusinfekten (z. B. Varicella zoster) gedacht werden.

Mobilisation der thorakoskapulären Gleitebene (zwischen Schulterblatt und Thorax) äußerer Rand

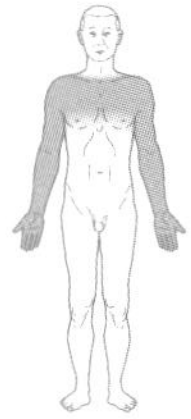

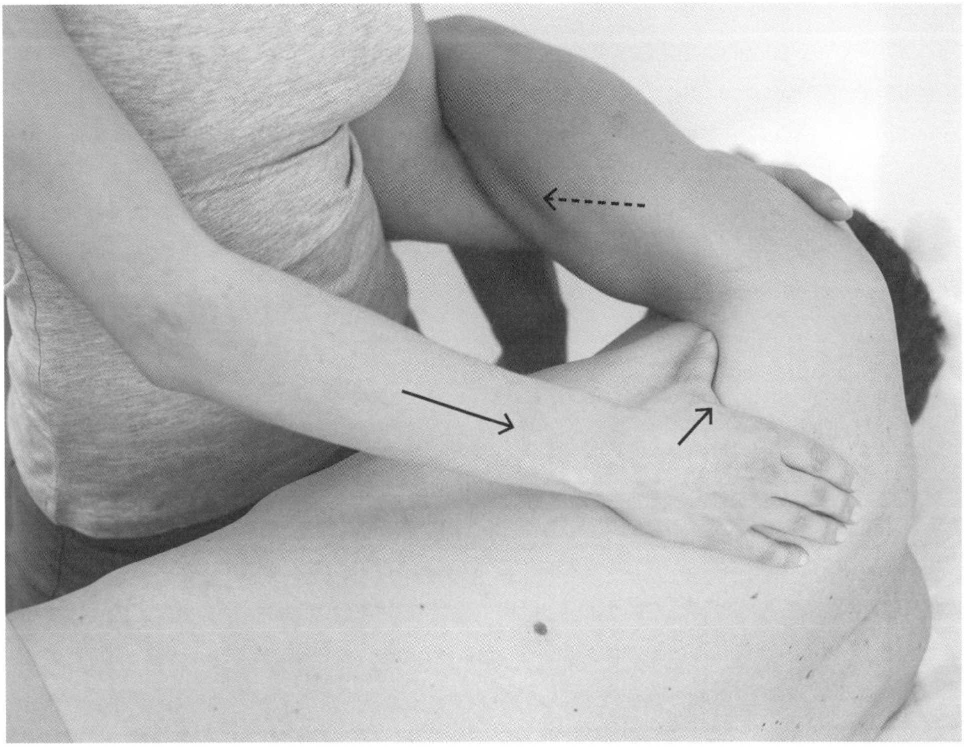

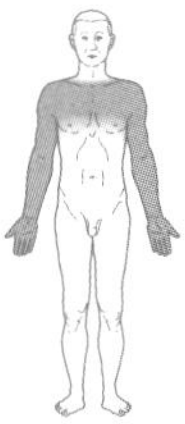

Beschwerdebild 34

Schmerzhafte Bewegungseinschränkung der Gleitebene zwischen Schulterblatt und Thorax mit eingeschränkter Beweglichkeit des gesamten Schultergürtels und starker Verspannung des Trapezius

Befund Wahrnehmbare Druckpunkte am medialen Rand der Skapula mit deutlicher Bewegungseinschränkung beim Abheben des Schulterblatts.

Anatomische Bezüge und diagnostische Überlegungen In erster Linie ist die mangelnde Beweglichkeit des Schulterblatts bedingt durch muskuläre und bindegewebige Störungen der Schulterblattführung in der Gleitebene. Rückschlüsse auf die Innervation ergeben sich auch aus den Sklerozonen C4 bis C7.

Ferner ist sie bedingt durch eine reizbedingte Tonussteigerung des M. trapezius, der vom N. accessorius innerviert wird. Deshalb sind auch kraniozervikale Störungen zu berücksichtigen, die bei der Behandlung z. B. mittels Hand-Glisson und subokzipitalem Release adressiert werden können.

Lagerung des Patienten und Position des Therapeuten

P sitzend **|** **T** steht vor dem Patienten und stützt sich mit seinem Becken vor der Schulter des Patienten ab.

Kontakt und Spannung Die patientenferne Arbeitshand streicht sich mit den gestreckten Langfingern mit 90° Beugung in den Fingergrundgelenken am inneren Rand des Schulterblatts weich ein. Der patientennahe Arm stabilisiert mit seiner Beugeseite die BWS.

Ausführung nach Probemobilisation Unter Ausnutzung der Körperspannung steigt der Therapeut akzentuiert aus den Fußballen und überträgt diese Bewegung auf die Schulterblattebene, so dass eine Traktion des Schulterblatts nach kranial und lateral entsteht.

Erwartete Wirkung Lösung der thorakoskapulären Gleitebene nach kranial und lateral.

Differenzialdiagnostische Überlegungen bei Beschwerdepersistenz Strukturpathologie in der oberen und mittleren BWS, viszerovertebrale Interaktionen können über die Segmente Th5/Th6 zu kardiopulmonalen Störungen führen und umgekehrt. Bei einem einseitig auffällig abstehenden Schulterblatt muss neben einer anlagebedingten Störung im Sinne einer Sprengel-Deformität an eine Plexusneuritis im Rahmen von Virusinfekten (z. B. Varicella zoster) gedacht werden.

Mobilisation der thorakoskapulären Gleitebene nach lateral und kranial

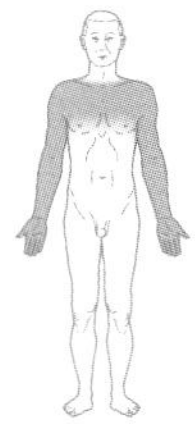

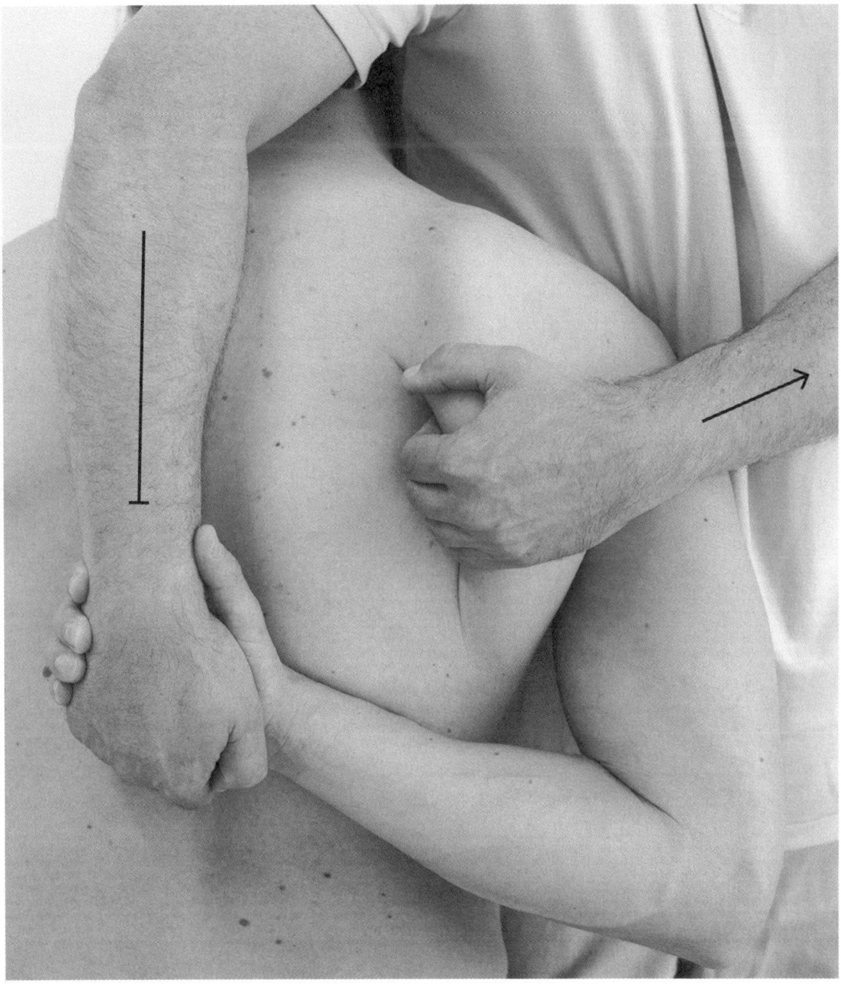

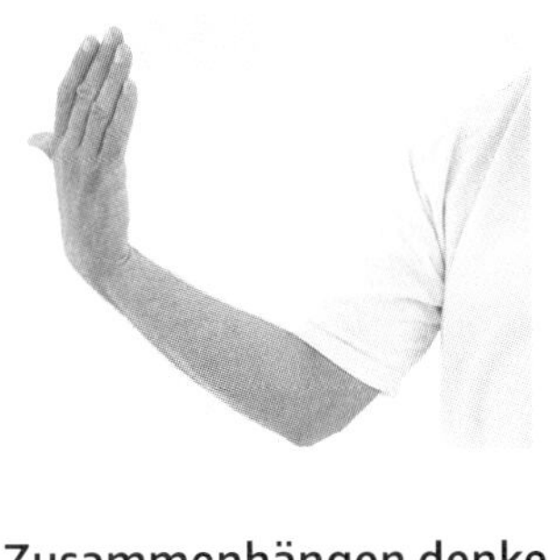

In Zusammenhängen denken Nach dem Anatomen Bolk (um 1890) ist das Schulterblatt aus den Spinalnerven C4 bis C7 innerviert. Diese Innervationsareale nannte er Sklerozonen (auch erwähnt in Wancura 2017).

C Rückblick Anatomie › 12

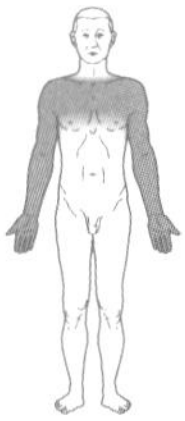

Beschwerdebild 35

Schmerzen bei Innenrotation im Brustbein-Schlüsselbein-Gelenk mit Ausstrahlung in das Brustbein

Befund Druckschmerz über dem Sternoklavikulargelenk mit Verstärkung bei Innenrotation des um 90° abduzierten Arms.

Anatomische Bezüge und diagnostische Überlegungen Häufig kausal wirksame mechanische Belastung des Schultergürtels oder Unfall: wegen der Nerven, die aus den Nervenwurzeln C4 bis Th2 entstammen und die Rotatoren des Schultergürtels innervieren, segmental an Störungen in diesen Segmenten denken.

Lagerung des Patienten und Position des Therapeuten
P sitzend | **T** steht hinter dem Patienten.

Kontakt und Spannung Der Therapeut streicht sich auf der schmerzhaften Seite mit der Hand in Supinationsstellung am Unterrand des Schlüsselbeins ein, die andere Hand wird als Haltehand stabilisierend geführt.

Ausführung nach Probemobilisation Unter Ausnutzung seiner Körperspannung steigt der Therapeut akzentuiert aus den Fußballen in die Höhe und verstärkt damit die Mobilisation des Sternoklavikulargelenks nach kranial. Der Unterrand der Klavikula wirkt dabei als Hebel.

Erwartete Wirkung Verbesserung der Bewegungsfähigkeit im Sternoklavikulargelenk bei vorbestehender Einschränkung in der Innenrotation.

Differenzialdiagnostische Überlegungen bei Beschwerdepersistenz Entzündung, zentrales oder peripheres Reizsyndrom der Nervenwurzel, muskuläre Verletzung, Tumor, Arthrose, Stoffwechselstörungen (z. B. Harnsäureerhöhung).

Mobilisation des Sternoklavikulargelenks nach kranial

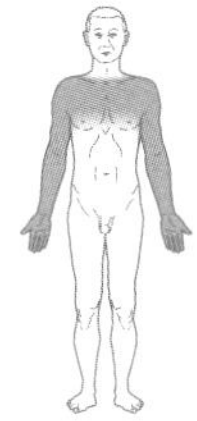

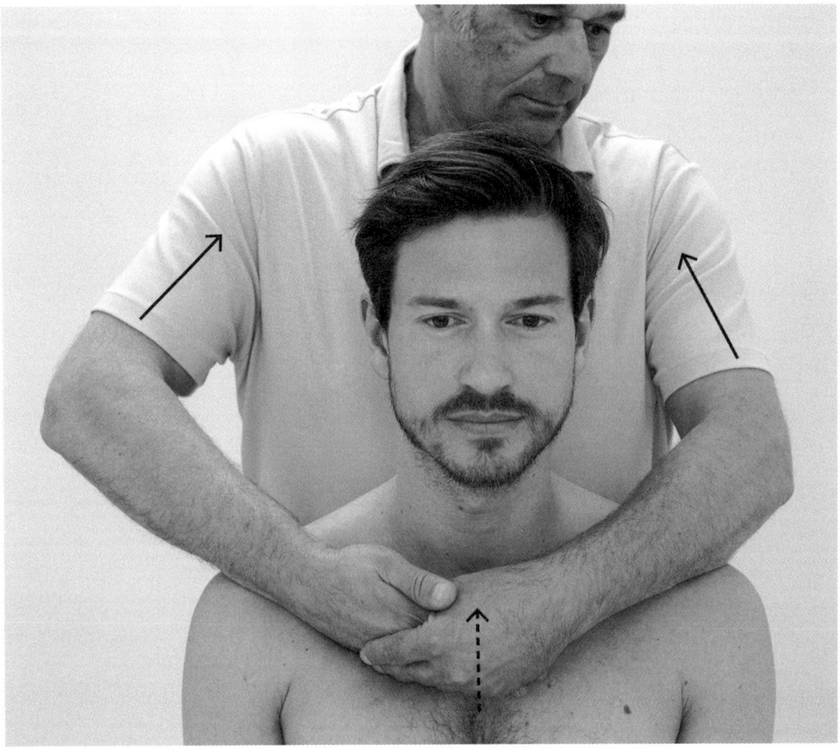

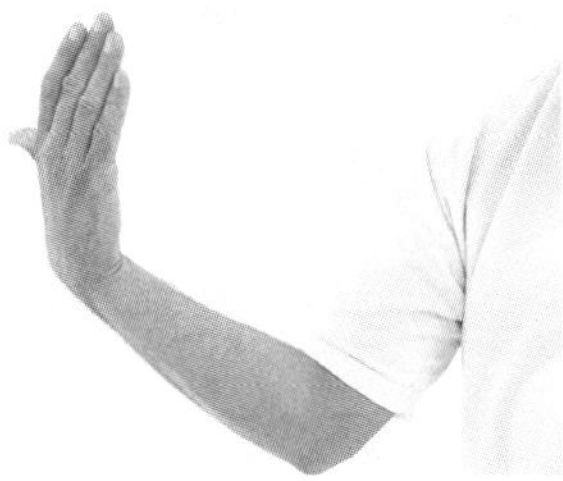

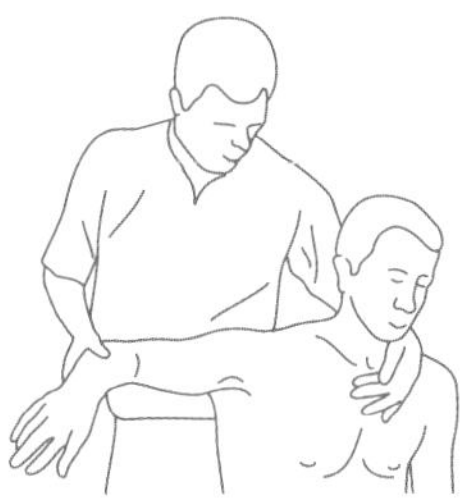

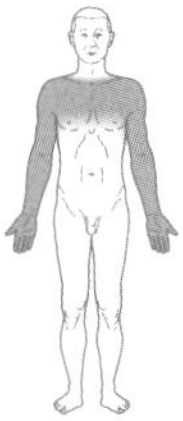

Beschwerdebild 36

Stechende Schmerzen im Brustbein-Schlüsselbein-Gelenk bei Innenrotation und Adduktion im Oberarm, häufig nach Stauchungstraumen des Oberarmkopfes bei Stürzen

Befund Druckschmerz am Sternoklavikulargelenk mit Verstärkung bei Innenrotation und Adduktion des um 90° abduzierten Arms.

Anatomische Bezüge und diagnostische Überlegungen Häufige Ursachen sind mechanische Belastungen des Schultergürtels oder Unfälle. Wegen der Nerven, die aus den Nervenwurzeln C4 bis Th2 entstammen, die auch die Rotatoren und Adduktoren des Schultergürtels innervieren, ist an Störungen in diesen Segmenten zu denken.

Lagerung des Patienten und Position des Therapeuten

P sitzend | **T** steht hinter dem Patienten

Kontakt und Spannung Der Therapeut streicht sich auf der schmerzhaften Seite mit seiner in Supination geführten Hohlhand mit dem Kleinfingerballen unterhalb des Schlüsselbeins ein.

Ausführung nach Probemobilisation Unter Ausnutzung seiner Körperspannung führt der Therapeut neben der Mobilisation in der kranialen Gleitebene noch einen Zug über den Unterrand der Klavikula als Hebel nach lateral aus. Damit soll der Gelenkspalt des Sternoklavikulargelenks nach lateral und kranial hin entlastet werden.

Erwartete Wirkung Lösung des Sternoklavikulargelenks nach lateral und kranial.

Differenzialdiagnostische Überlegungen bei Beschwerdepersistenz Entzündung, zentrales oder peripheres Reizsyndrom der Nervenwurzeln, muskuläre Verletzung, Tumor, Arthrose, Stoffwechselstörungen (z. B. Harnsäureerhöhung).

Mobilisation des Sternoklavikulargelenks nach lateral und kranial

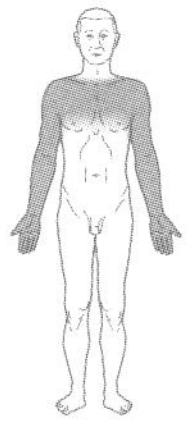

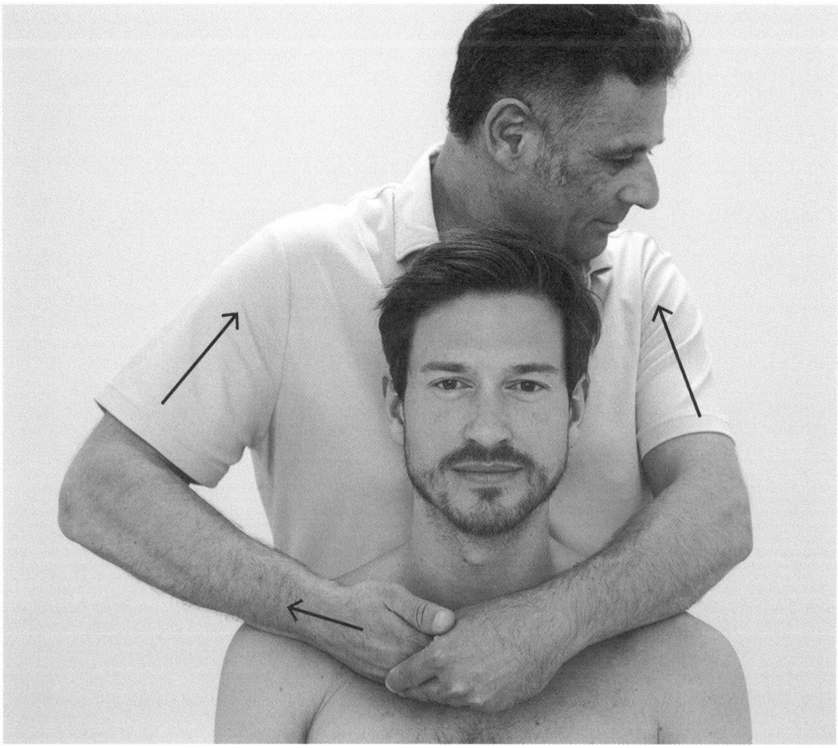

C Rückblick Anatomie › 9

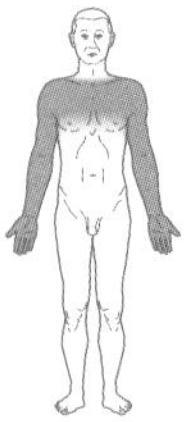

Beschwerdebild 37

Schmerzhafte Bewegungseinschränkung des Brustbein-Schlüsselbein-Gelenks bei Außenrotation mit Schmerzausstrahlung in das Brustbein, oft nach Überbelastung und Anpralltraumen

Befund Druckschmerz und tastbare Druckdolenz über dem Gelenkspalt des Sternoklavikulargelenks mit Schmerzverstärkung bei Außenrotation des um 90° abduzierten Arms im Glenohumeralgelenk.

Anatomische Bezüge und diagnostische Überlegungen Häufige Ursachen sind mechanische Belastungen des Schultergürtels oder Unfälle. Wegen der Nerven, die aus den Nervenwurzeln C4 bis Th2 entstammen, die auch die Rotatoren und Adduktoren des Schultergürtels innervieren, ist an Störungen in diesen Segmenten zu denken.

Lagerung des Patienten und Position des Therapeuten
P sitzend | **T** steht hinter dem Patienten.

Kontakt und Spannung Der Therapeut streicht sich auf der schmerzhaften Seite mit dem Daumenballen der Arbeitshand in Pronationsstellung oberhalb des Schlüsselbeins ein. Die andere Hand fungiert als Haltehand und intensiviert den Tiefenkontakt.

Ausführung nach Probemobilisation Der Therapeut steigt bei kontrollierter Körperspannung aus den Fußballen senkrecht in die Höhe, ohne die Position des Körperlots zu verändern. Anschließend übt er über den Hebel der Klavikula mit seiner angelegten Hand eine mobilisierend Wirkung in der kaudalen Gleitebene auf das Sternoklavikulargelenk aus.

Erwartete Wirkung Lösung des Sternoklavikulargelenks nach kaudal bei Empfindlichkeit in die Außenrotation.

Differenzialdiagnostische Überlegungen bei Beschwerdepersistenz Entzündung, zentrales oder peripheres Reizsyndrom der Nervenwurzeln, muskuläre Verletzung, Tumor, Arthrose, Stoffwechselstörungen (z. B. Harnsäureerhöhung).

Mobilisation des Sternoklavikulargelenks nach kaudal

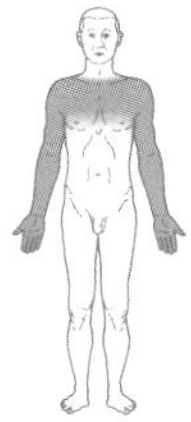

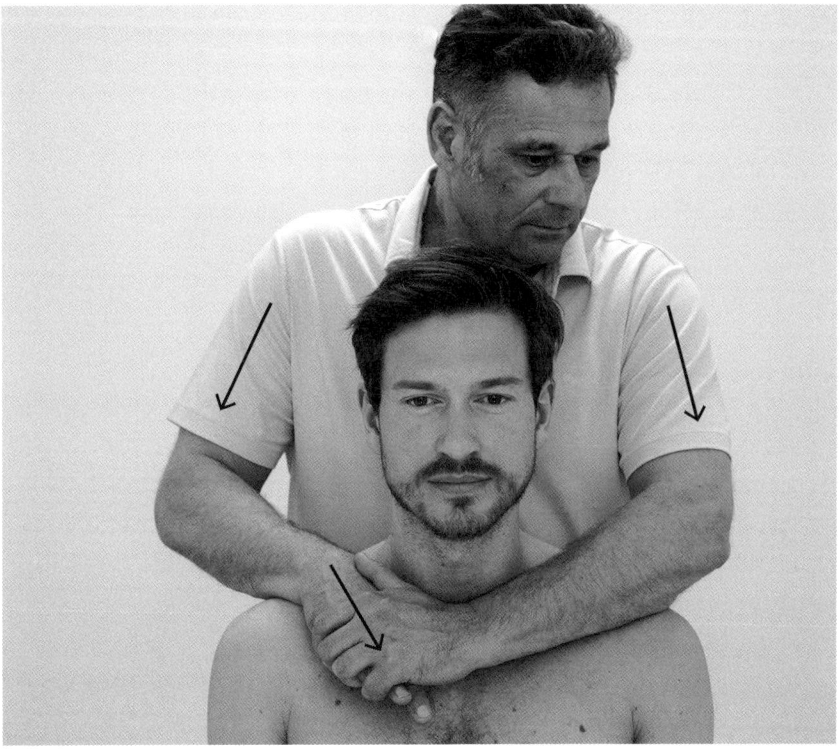

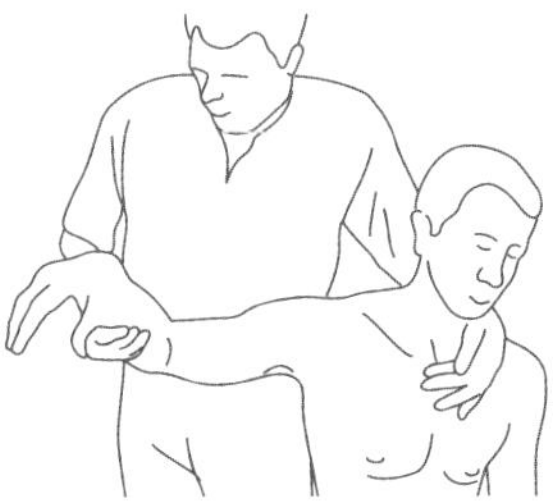

C Rückblick Anatomie › 9

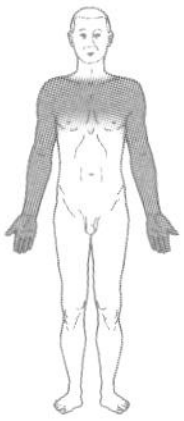

Beschwerdebild 38

Schmerzen bei Beugung im Ellbogengelenk unter Beteiligung des Oberarm-Ellen-Gelenks, meist bei mechanischer Überlastung (Werfer-/Golfer-Ellbogen)

Befund Druckschmerz über dem Epicondylus humeri ulnaris an den Ansätzen der Beuger.

Anatomische Bezüge und diagnostische Überlegungen Über die segmentale Innervation der Beugermuskulatur durch den N. ulnaris (C8) mögliche Wechselwirkung mit Irritationen in Höhe HWK7 und BWK1 im Sinne von Entzündungen, Einengung des Neuroforamens oder Bandscheibenschädigung.

Lagerung des Patienten und Position des Therapeuten

P sitzend, sein Handrücken der betroffenen Seite wird auf die Schulter des Therapeuten aufgelegt | **T** sitzt vor dem Patienten.

Kontakt und Spannung Der Therapeut streicht sich von ventral kommend mit der patientennahen Hand am proximalen medialen Unterarmdrittel ein, die patientenferne Hand stabilisiert den distalen Oberarm bei 90° Beugung im Ellbogengelenk.

Ausführung nach Probemobilisation Die patientennahe Hand führt eine weiche, rhythmische Mobilisation des proximalen medialen Unterarmdrittels nach kaudal aus, wobei die patientenferne Hand am distalen Oberarmdrittel einen stabilisierenden Gegenhalt führt.

Erwartete Wirkung Lösung von schmerzhaften Bewegungseinschränkungen im Ellbogengelenk mit Beugeeinschränkung.

Differenzialdiagnostische Überlegungen bei Beschwerdepersistenz Strukturelle Störungen von Muskulatur, Sehnen und Knochen, periphere Schädigung des N. ulnaris (Ulnarissyndrom).

Mobilisation des Humeroulnargelenks nach kaudal (»Prinz Eisenherz«)

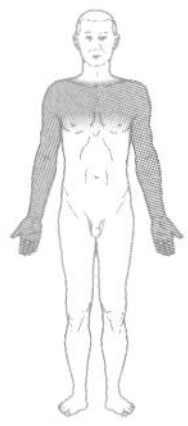

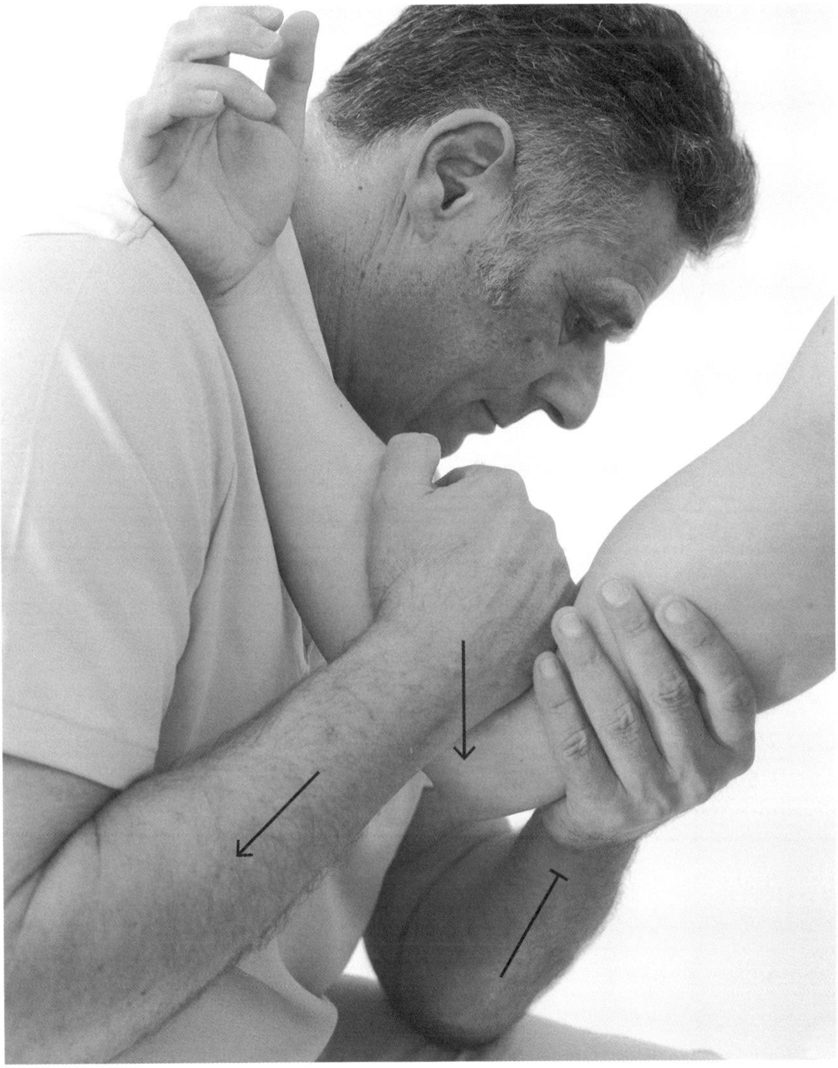

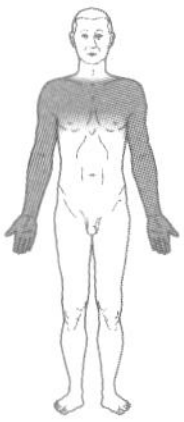

Beschwerdebild 39

Schmerzen bei Streckung im Ellbogengelenk mit Ausstrahlung in die Ansatzstellen der Strecker und in das Radiusköpfchen, häufig verursacht durch Überbeanspruchung (Tennis-Ellbogen)

Befund Wahrnehmbare Druckpunkte über den Ansatzstellen der Extensoren und über dem Radiusköpfchen. Positive Druckpunkte über dem Durchtrittspunkt des R. profundus und Innervationsgebiets des R. superficialis des N. radialis.

Anatomische Bezüge und diagnostische Überlegungen Durch die Innervation der Extensoren durch den N. radialis aus den Nervenwurzeln C5 und C6 ist als Ursache eine strukturelle Störung in Höhe HWK5/6 zu bedenken.

Lagerung des Patienten und Position des Therapeuten

P sitzend | **T** steht seitlich vor dem Patienten.

Kontakt und Spannung Das Ellbogengelenk des Patienten wird in 90° Beugestellung eingestellt. Der Unterarm des Patienten wird leicht supiniert und in Valgusstress gebracht. Der Therapeut streicht sich mit seiner Haltehand am distalen Oberarmdrittel ein. Die Arbeitshand umfasst den distalen Unterarm beugeseitig.

Ausführung nach Probemobilisation Über Ausnutzung der Körperspannung dreht sich der Therapeut mit seiner patientenfernen Beckenseite leicht vom Patienten ab und führt so einen Traktionsstress auf das Humeroradialgelenk mit supinierender und gering valgisierender Wirkung durch.

Erwartete Wirkung Lösen von Blockierungen im Humeroradialgelenk mit Extensionseinschränkung.

Differenzialdiagnostische Überlegungen bei Beschwerdepersistenz Strukturelle Störungen von Muskulatur, Sehnen und Knochen, periphere Schädigung des N. radialis (Radialissyndrom).

In Zusammenhängen denken Der Druckpunkt über dem Durchtrittspunkt des R. profundus des N. radialis entspricht dem Akupunkturpunkt Dickdarm 10 und das Innervationsgebiet des R. superficialis des N. radialis entspricht dem Akupunkturpunkt Dickdarm 4.

Mobilisation des Humeroradialgelenks nach distal (»Korkenzieher«)

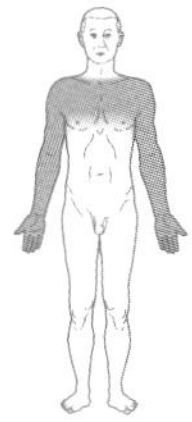

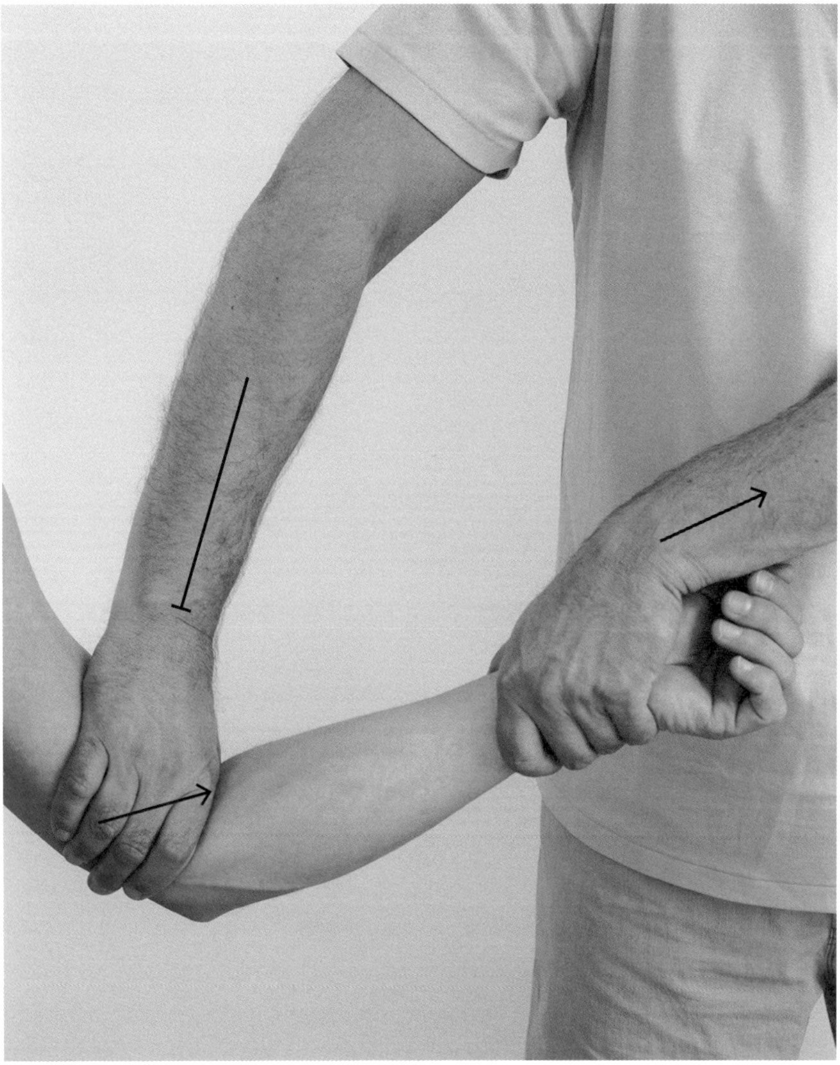

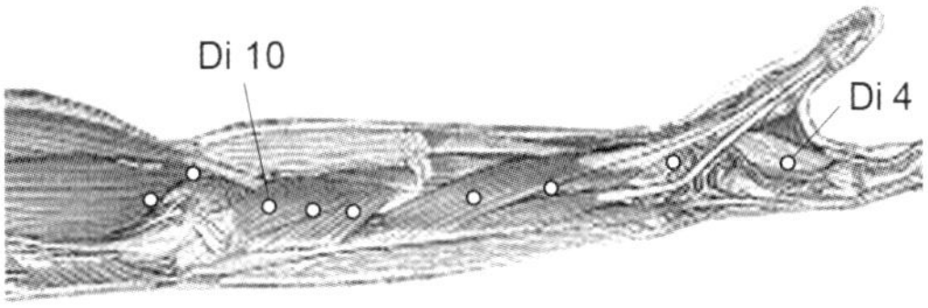

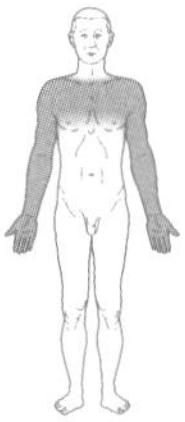

Beschwerdebild 40

Schmerzen im Handgelenk mit Einschränkung der Beugung, Streckung und Seitbewegung nach ulnar und radial, häufig nach Überlastung oder längerer Ruhigstellung, Schmerzen im Daumensattelgelenk und in der Handwurzel und in den Fingergelenken

Befund Schmerzhafte Bewegungseinschränkung mit Gefühl der Steifigkeit. Bei Kapselsteife eher hart federnder, bei muskulärer, funktioneller Steifigkeit eher weich federnder Widerstand.

Anatomische Bezüge und diagnostische Überlegungen Innervation durch die Nn. radialis (C6), medianus (C7), ulnaris (C8), zur Differenzierung zwischen einer lokalen und einer radikulären Störung, Prüfung der Sensomotorik einschließlich der Muskeleigenreflexe Bizepssehnen- (C5/C6), Radiusperiost- (C6) und Trizepssehnenreflex (C7) sowie das inverse Trömner-Zeichen (C8) im Sinne eines abgeschwächten Knipsreflexes der Fingerbeugermuskulatur D2 bis D5.

Lagerung des Patienten und Position des Therapeuten
P sitzend oder in Rückenlage | **T** steht seitlich vor dem Patienten.

Kontakt und Spannung Der Therapeut umfasst mit der Schwimmhaut zwischen Daumen und Zeigefinger der patientennahen Hand den distalen Unterarm radial, die patientenferne Hand greift mit der Hohlhand und dem Daumenballen die Handwurzel distal des Daumensattelgelenks.

Ausführung nach Probemobilisation Der Therapeut führt unter Ausnutzung der Körperspannung mit seiner patientenfernen Hand Zug nach distal aus. Die patientennahe Hand stabilisiert den distalen Unterarm des Patienten. Es erfolgt eine Traktion bis zur ersten Barriere des Gewebewiderstands. Nun kann in die freie Richtung eine weiche Mobilisation in der Translationsebene nach medial, lateral, volar und dorsal erfolgen. Weitere Griffe sind die unspezifische Handwurzelmühle, die Mobilisation des Daumensattelgelenks und die Mobilisation der Interphalangealgelenke. Die Mobilisation gelingt umso leichter, je weicher die Handführung ist und je besser der Spannungsaufbau beim Therapeuten über die Schulter- und Brustmuskulatur geführt wird.

Erwartete Wirkung Weiche mobilisierende Lösung des Gelenkspiels des Radiokarpal-, Mediokarpal- und Daumensattelgelenks.

Differenzialdiagnostische Überlegungen bei Beschwerdepersistenz Strukturelle Störungen von Muskulatur, Sehnen und Knochen, periphere Schädigung, chronisch-regionales Schmerzsyndrom (CRPS; M. Sudeck).

Mobilisation der Hand- und Fingergelenke unter Traktion

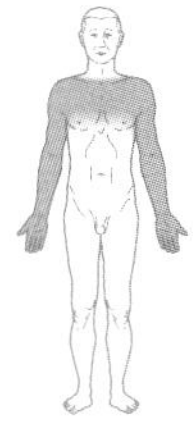

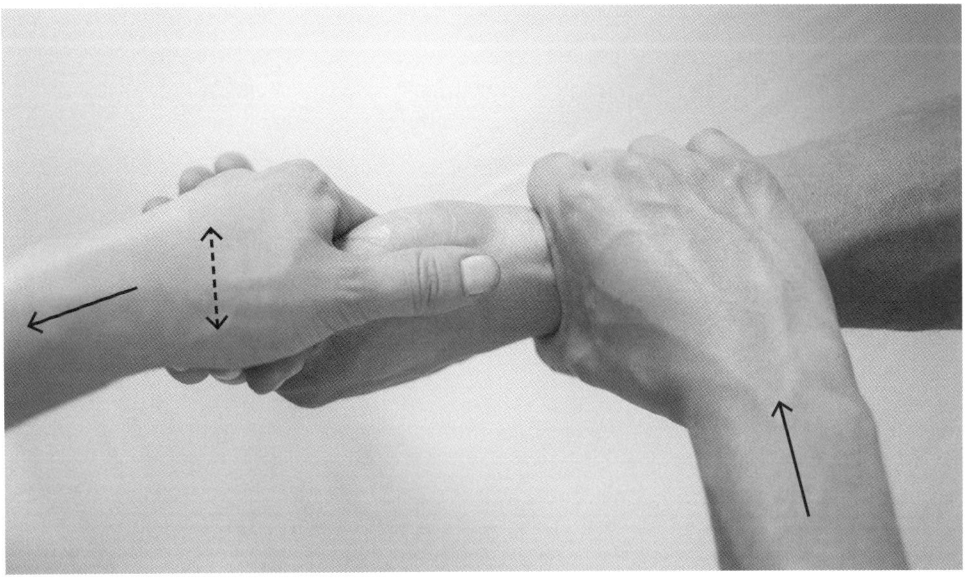

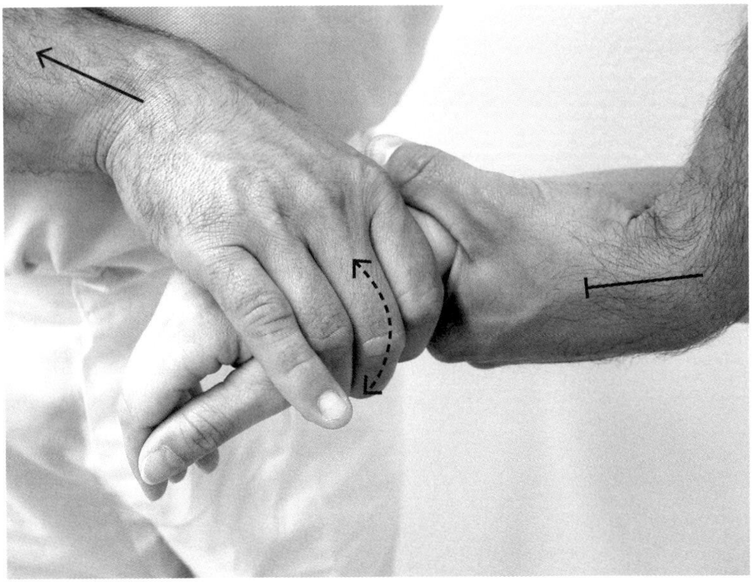

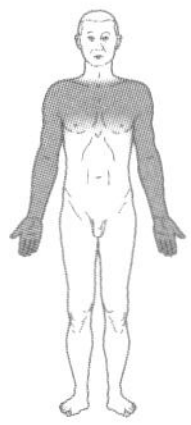

Beschwerdebild 40

Fortsetzung

Das Daumensattelgelenk ist ein dankbares Gelenk in der Mobilisationstherapie der oberen Extremität, da es häufiger Sitz von Arthrosen, der sog. Rhiz-Arthrose, ist. Es ist anatomisch gesehen ein Sattelgelenk, nimmt aber auch die Funktion eines Kugelgelenks bei der Abduktion an.

Ausführung nach Probemobilisation Der Therapeut lagert ulnar die Hand des Patienten vor seinem Oberbauch an, umfasst mit der dem Patienten zugewandten Hohlhand den distalen Unterarm des Patienten unter Einschluss des ulnaren Gelenkanteils des Radiokarpal- und Mediokarpalgelenk, legt dorsal weich die Daumenbeere und das Grundglied des Daumens der Arbeitshand auf den ersten Mittelhandknochen. Anschließend wird eine weiche, rhythmisch federnde, translatorische Mobilisation nach volar unter gleichzeitiger Abduktion des Patientendaumens ausgeführt.

Die Fingergelenke, insbesondere bei Heberden- und Bouchard-Arthrose von Bedeutung, sind ebenfalls in die Mobilisation der Hand des Patienten mit einzubeziehen. Sie stellen eine einfache, aber wirkungsvolle Mobilisationsform dar.

Es lässt sich sowohl in dorsovolarer wie auch ulnoradialer Translationsbewegung eine Mobilisation durchführen. Besonders dankbar sind die proximalen Interphalangealgelenke.

Ausführung nach Probemobilisation Über eine weiche Spannungsaufnahme durch einen Kontakt, der sich distal und proximal der Gelenkanteile des Patienten befindet, wird über die Daumenbeeren wie auch die Fingerbeeren der Zeigefinger des Therapeuten ein guter Kontakt aufgebaut. Proximal wird fixiert, distal translatorisch mobilisiert.

Mobilisation des Daumensattelgelenks und der Fingergelenke

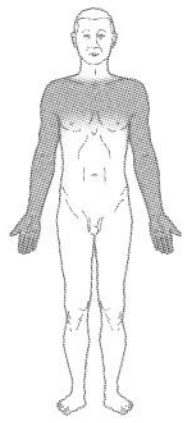

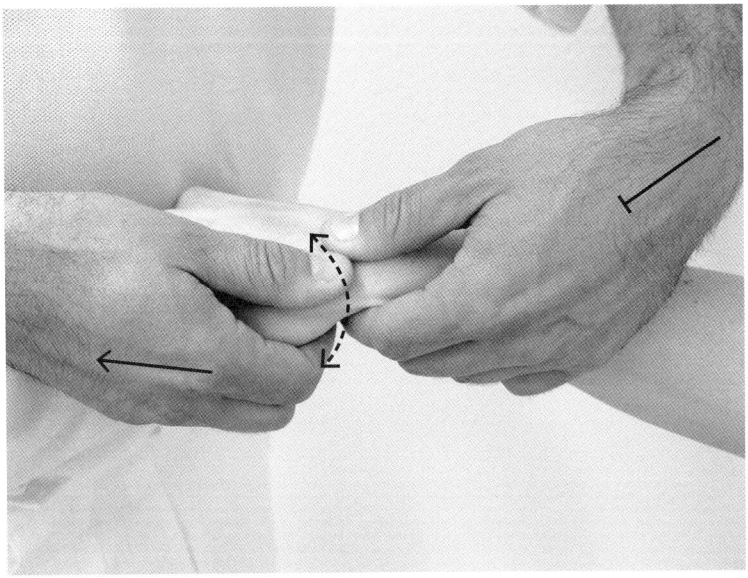

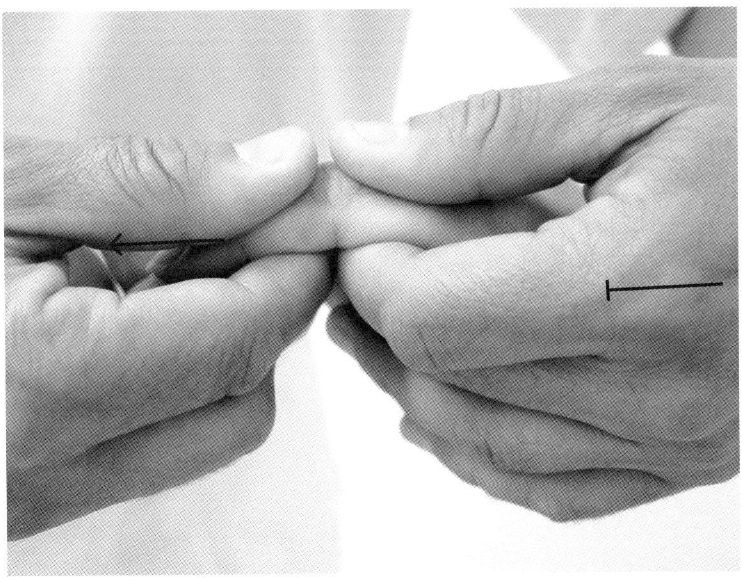

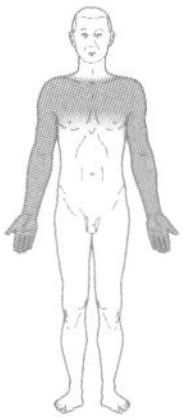

Beschwerdebild 40

Fortsetzung

Mobilisation der Handwurzel mit elliptischer Schwungtraktion (Handwurzelpeitsche)

Lagerung des Patienten und Position des Therapeuten
P ist in sitzender Position | **T** steht vor dem Patienten.
Kontakt und Spannung Der Therapeut umfasst mit den Daumenbeeren dorsal die Handwurzel in Höhe Os scaphoideum, Os lunatum und Os capitatum. Die Fingerbeeren der Langfinger 2 bis 4 stabilisieren volarseitig die Hohlhand am korrespondierenden proximalen Übergang vom Daumen und Kleinfingerballen.
Ausführung nach Probemobilisation Ähnlich einem Golfspieler beim Abschlag geht der Therapeut in eine C-förmige Anspannung des Oberkörpers und der Rumpf-Becken-Muskulatur (▸ A5) und führt die Kniegelenke in eine Beugestellung von 15° über. Bei weich angelegten Händen des Therapeuten an der betroffenen Hand des Patienten erfolgt die Übertragung einer sehr schnellen hochenergetischen Impulsbewegung aus einer elliptischen Schwungtraktion aus dem Becken über den Schultergürtel auf die Arme und Hände des Therapeuten, wobei die Impulszeit unter 0,5 ms liegt und zu einer Lösung von Blockierungen der Handwurzel translatorisch nach volar, radial und ulnar führt.

Es handelt sich hierbei um eine sehr spezielle Grifftechnik, bei der die Hände ausschließlich als Medium der energetischen Körperspannung eingesetzt werden und ist ausschließlich fortgeschrittenen Behandlern mit viel Gewebegefühl zu empfehlen.

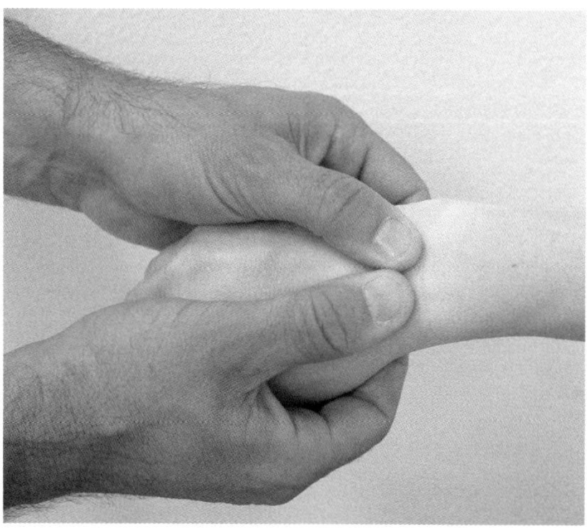

Brustwirbelsäule und Thorax

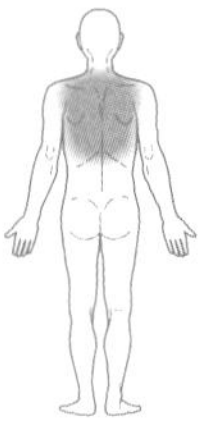

Beschwerdebild 41

Schmerzen mit Blockierungsgefühl in der Brustwirbelsäule

Befund Aufsuchen von segmentalen Irritationspunkten, die sich etwa 1,5 cm seitlich der Dornfortsatzreihe der BWS in der tiefen Rückenmuskulatur befinden und als Verquellungspunkte in den Mm. rotatores breves über den Querfortsätzen tastbar sind.
Anatomische Bezüge und diagnostische Überlegungen Die Irritationspunkte definieren sich über segmentale Spannungssteigerungen in der autochthonen Rückenmuskulatur. Sie lassen sich als schmerzhafte Verquellungspunkte in den Mm. rotatores breves ableiten. Die neurophysiologische Erklärung ergibt sich aus der segmentalen Innervation der autochthonen Muskulatur über die Rami dorsales der Spinalnerven. Sie lassen einen Rückschluss auf die Höhe der segmentalen Störung zu.

Lagerung des Patienten und Position des Therapeuten
P in Bauchlage | **T** steht seitlich zur Liege.
Kontakt und Spannung Der Therapeut streicht mit der Fingerbeere des Mittelfingers seiner tastenden Hand von kaudal nach kranial paraspinal entlang. Dabei sucht er in der Tiefe der autochthonen Rückenmuskulatur in Projektion auf die Mm. rotatores breves nach schmerzhaften Irritationspunkten.
Ausführung nach Probemobilisation Nach dem Auffinden eines segmentalen Irritationspunkts prüft der Therapeut diesen auf seine freie und gesperrte Richtung. Die Richtung der Schmerzzunahme entspricht der gesperrten Richtung, die Richtung der Schmerzabnahme der freien Richtung. Indem der Therapeut den um 90° abduzierten linken Arm des Patienten anhebt, bewirkt er eine Rotation im Oberkörper und testet damit die Linksrotationsempfindlichkeit. Das Anheben des um 90° abduzierten rechten Arms prüft analog die Rechtsrotationsempfindlichkeit. Durch Inspiration des Patienten kann die Kyphosierungsempfindlichkeit beurteilt werden und durch Exspiration die Lordosierungsempfindlichkeit.

Erwartete Wirkung Identifikation von segmentalen Irritationspunkten und Prüfung auf Richtung der Schmerzzunahme (gesperrte Richtung) und Schmerzabnahme (freie Richtung) durch Rotation im Oberkörper über den um 90° abduzierten Arm sowie Kyphosierung bei Inspiration und Lordosierung bei Exspiration. Damit Spezifizierung des Befundes und Festlegung der Behandlungsrichtung.
Differenzialdiagnostische Überlegungen bei Beschwerdepersistenz Strukturpathologie, wenn keine Abnahme der Nozireaktion (freie Richtung) ableitbar. Er-

Aufsuchen der Irritationspunkte der BWS (nach Sell) in Bauchlage und Behandlung

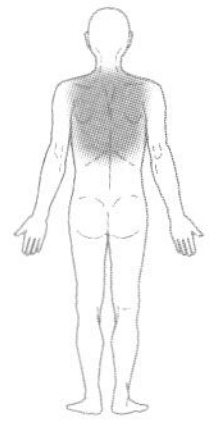

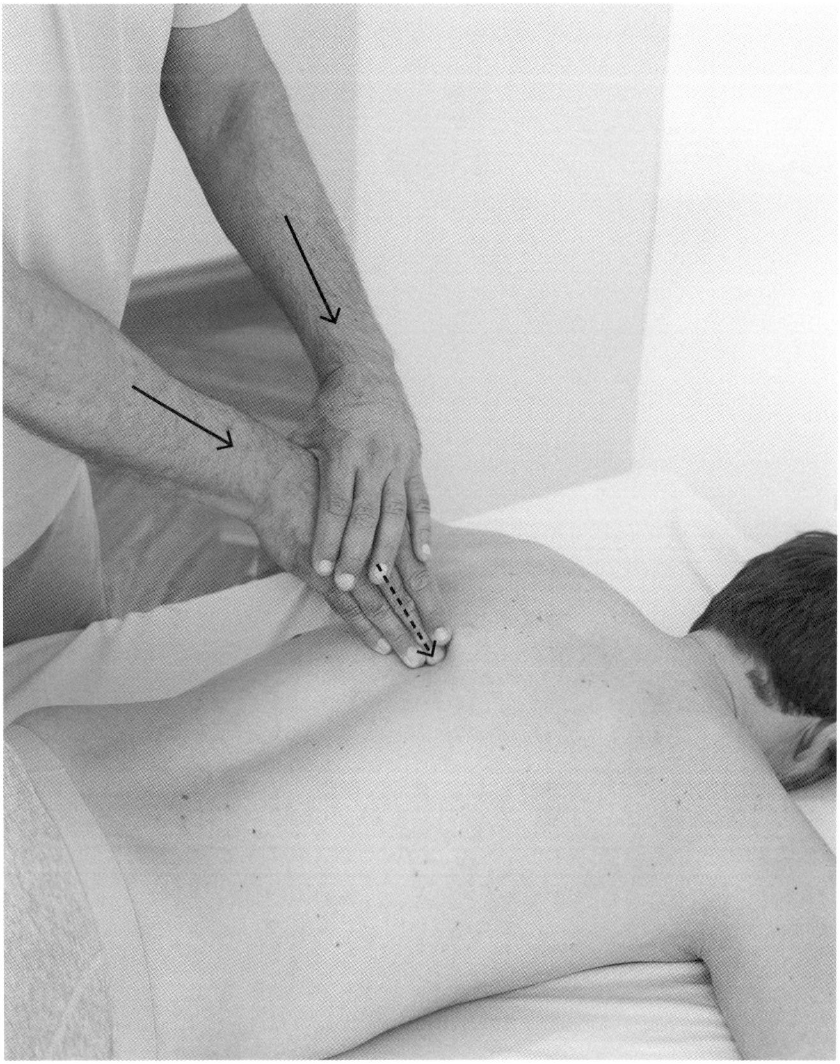

krankung des blutbildenden Knochenmarks, strukturelle Störungen von Muskulatur, Sehnen und Knochen, viszerovertebrale Wechselbeziehungen.

In Zusammenhängen denken Die segmentalen Irritationspunkte nach Sell an der BWS (und LWS) entsprechen in der TCM dem Verlauf des Blasen-Meridians.

C Rückblick Anatomie › 15 16 17

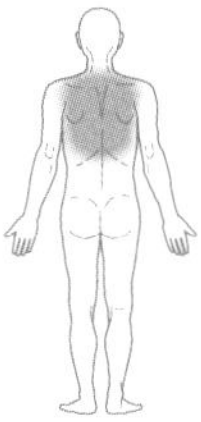

Beschwerdebild 42

Schmerzen mit Blockierungsgefühl in den mittleren Anteilen der Brustwirbelsäule

Befund Schmerzhafte Irritationspunkte an der BWS im Bereich Th10 bis Th3, häufig empfindlich bei Inspiration.

Anatomische Bezüge und diagnostische Überlegungen Wahrnehmbare Irritationspunkte an der BWS, häufig empfindlich bei Inspiration.

Lagerung des Patienten und Position des Therapeuten
P in Bauchlage | **T** steht seitlich zur Liege.

Kontakt und Spannung Segmentale Innervation über die Rami dorsales der thorakalen Spinalnerven.

Ausführung nach Probemobilisation Der Therapeut nimmt ähnlich dem Anschiebevorgang beim Zweierbob Körperspannung auf, aktiviert beidseits seine Mm. latissimus dorsi und M. pectoralis major bei gleichzeitiger Ausformung eines Rundrückens und Entlordosierung im Becken, so dass sich eine stabile Haltung mit C-förmigem Spannungsbogen ergibt. In der aufgebauten Körperspannung führt der Therapeut über seinen Druck aus den Fußballen einen Schub mit Übertragung auf die angelegten Hände nach kranial und lateral aus.

Erwartete Wirkung Unspezifische Lösung von hauptsächlich inspirationsempfindlichen Blockierungen der Kostotransversalgelenke (KTG) mit Beeinflussung der Intervertebralgelenke.

Differenzialdiagnostische Überlegungen bei Beschwerdepersistenz Strukturelle Störung, wenn keine Abnahme der Nozireaktion (freie Richtung) ableitbar. Erkrankung des blutbildenden Knochenmarks, strukturelle Störungen von Muskulatur, Sehnen und Knochen, viszerovertebrale Wechselbeziehungen.

Mobilisation der Intervertebralgelenke nach kranial und lateral (»Schneefräse«)

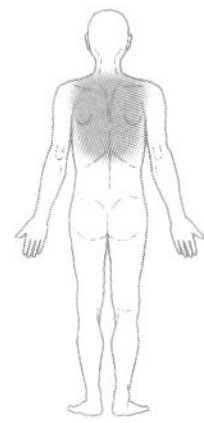

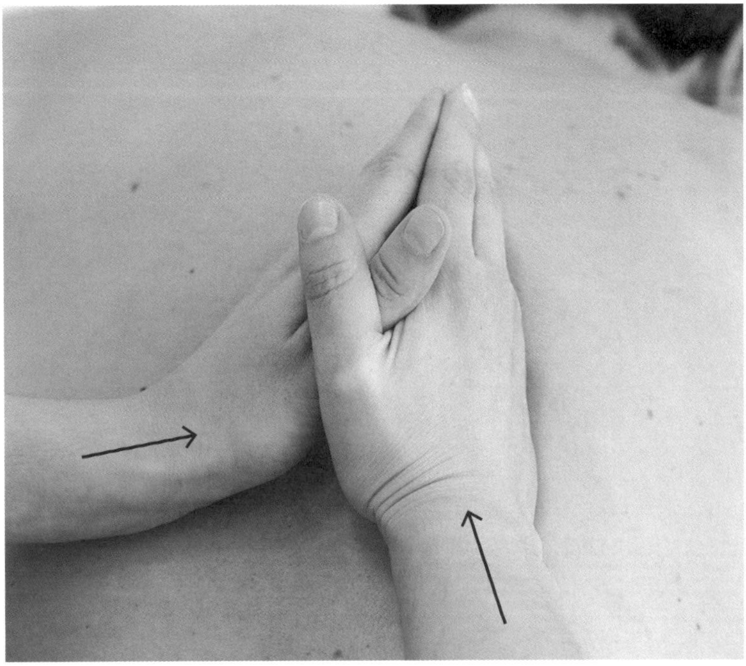

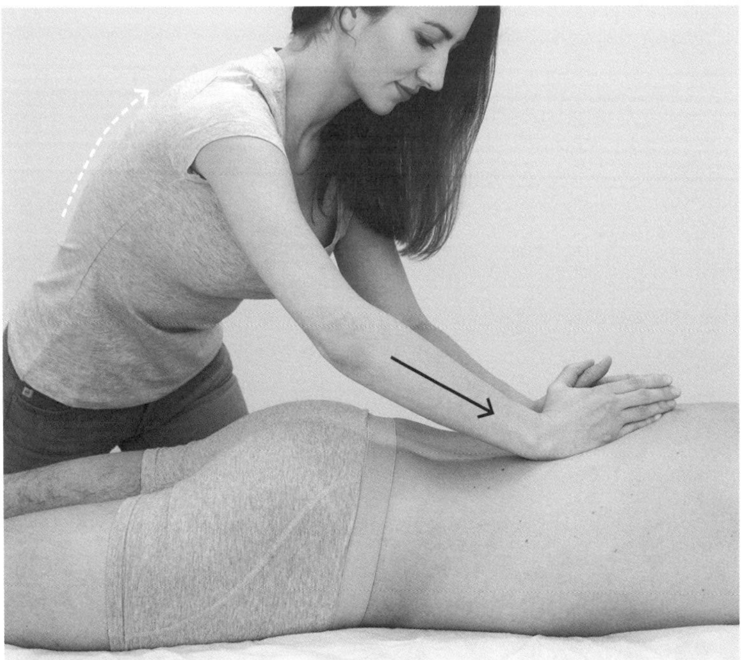

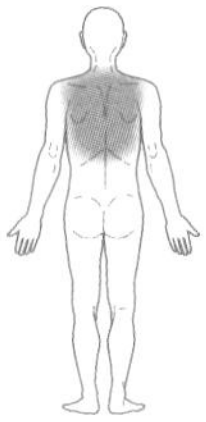

Beschwerdebild 43

Schmerzen mit Blockierungsgefühl in der unteren und mittleren Brustwirbelsäule

Befund Wahrnehmbare Irritationspunkte Th12 bis Th7.

Anatomische Bezüge und diagnostische Überlegungen Die Irritationspunkte definieren sich über segmentale Spannungssteigerungen in der autochthonen Rückenmuskulatur. Sie lassen sich als schmerzhafte Verquellungspunkte in den Mm. rotatores breves ableiten. Die neurophysiologische Erklärung ergibt sich aus der segmentalen Innervation der autochthonen Muskulatur über die Rami dorsales der Spinalnerven. Sie lassen einen Rückschluss auf die Höhe der segmentalen Störung zu.

Lagerung des Patienten und Position des Therapeuten
P in Bauchlage | **T** steht seitlich zur Liege.

Kontakt und Spannung Der Therapeut modelliert die Unterränder seiner Kniescheiben am Liegenrand ein. Er legt beide Hände im 90° Winkel gekreuzt auf die Höhe der rotationsempfindlichen segmentalen Irritation. Dabei zeigen seine Langfinger der Arbeitshand nach unten (deshalb absteigende Technik) und liegen paraspinal auf der ihm zugewandten Patientenseite. Die Haltehand des Therapeuten liegt auf der Gegenseite der BWS und stabilisiert den Wirbel darunter.

Ausführung nach Probemobilisation Der Therapeut steigt aus der kontrollierten Körperspannung in C-förmiger Stabilisierung des Oberkörpers durch Druck aus den Fußballen geringgradig in die Höhe. Über die Anspannung des M. latissimus dorsi und des M. pectoralis major beidseits führt er eine mobilisierende Druckverstärkung auf seine Hände nach ventral aus.
Der Therapeut nimmt über seinen proximalen Kleinfingerballen der Arbeitshand eine Druckverstärkung im Verhältnis 4:1 in Bezug auf die querverlaufende Haltehand auf der Gegenseite der Dornfortsatzreihe vor.
Der Druck auf den Querfortsatz der rotationsempfindlichen Seite soll den Wirbel zur Rotation in Richtung der Schmerzabnahme bringen.

Erwartete Wirkung Weiche, rhythmische und federnde Mobilisation von Blockierungen der BWS.

Differenzialdiagnostische Überlegungen bei Beschwerdepersistenz Strukturelle Störung, wenn keine Abnahme der Nozireaktion (freie Richtung) ableitbar. Erkrankung des blutbildenden Knochenmarks, strukturelle Störungen von Muskulatur, Sehnen und Knochen, viszerovertebrale Wechselbeziehungen.

Mobilisation der BWS nach ventral in absteigender Kreuzhandgrifftechnik (Th12–Th7)

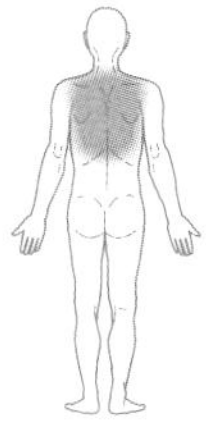

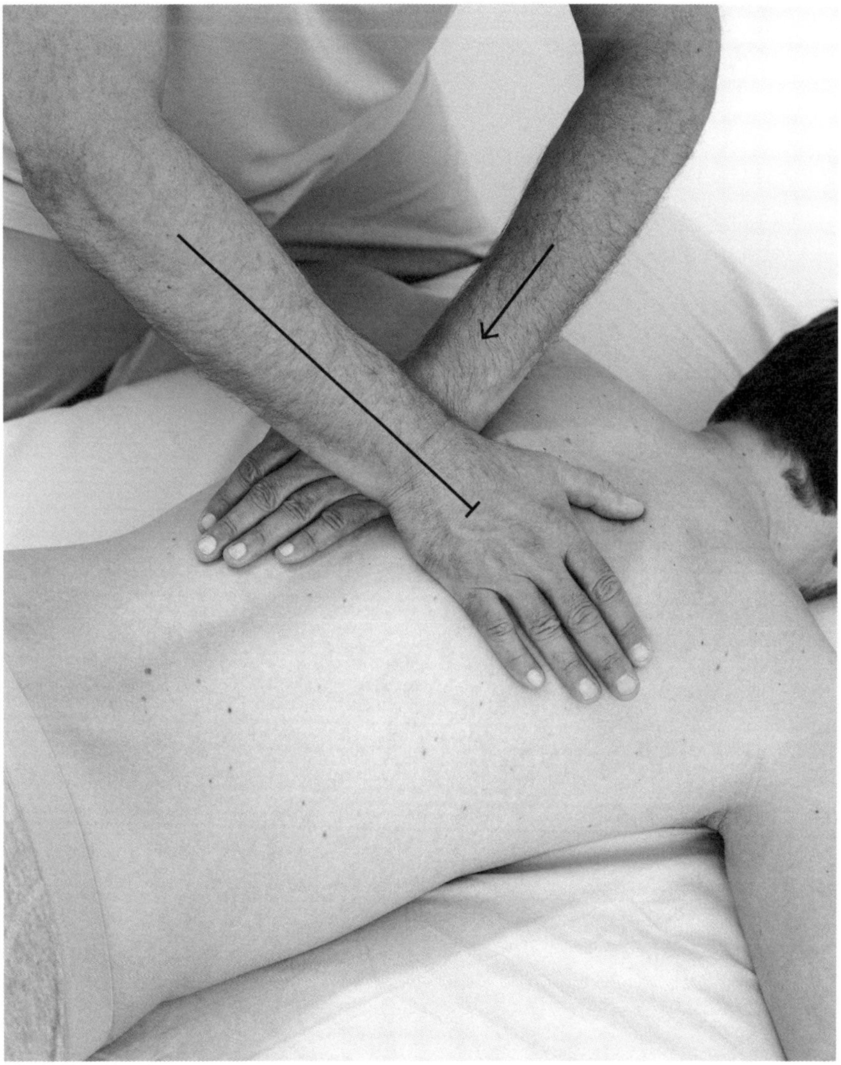

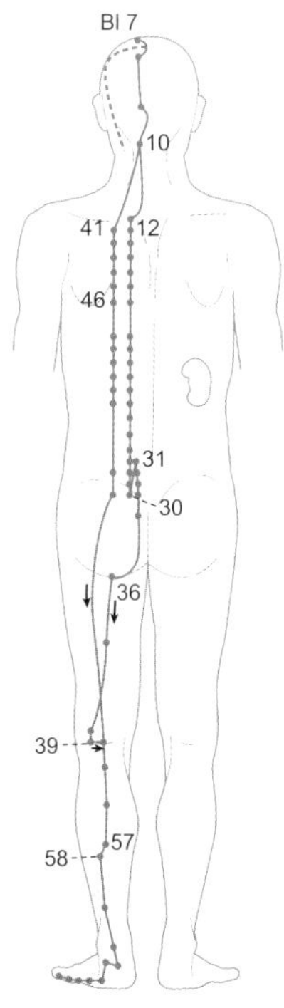

In Zusammenhängen denken Die segmentalen Irritationspunkte nach Sell an der BWS (und LWS) entsprechen in der TCM dem Verlauf des Blasen-Meridians.

C Rückblick Anatomie › 15 16 17

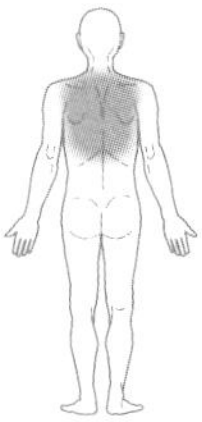

Beschwerdebild 44

(Stechende) Schmerzen mit Blockierungsgefühl in der mittleren und oberen Brustwirbelsäule oft mit Ausstrahlung bei Rotation und Inspiration

Befund Wahrnehmbare Irritationspunkte von Th7 bis Th1.

Anatomische Bezüge und diagnostische Überlegungen Die Irritationspunkte definieren sich über segmentale Spannungssteigerungen in der autochthonen Rückenmuskulatur. Sie lassen sich als schmerzhafte Verquellungspunkte in den Mm. rotatores breves ableiten. Die neurophysiologische Erklärung ergibt sich aus der segmentalen Innervation der autochthonen Muskulatur über die Rami dorsales der Spinalnerven. Sie lassen einen Rückschluss auf die Höhe der segmentalen Störung zu.

Lagerung des Patienten und Position des Therapeuten

P in Bauchlage **|** **T** steht seitlich zur Liege.

Kontakt und Spannung Der Therapeut modelliert die Unterränder seiner Kniescheiben am Liegenrand ein. Er legt beide Hände im 90° Winkel gekreuzt auf die Höhe der rotationsempfindlichen segmentalen Irritation. Dabei zeigen seine Langfinger der Arbeitshand nach oben (deshalb aufsteigende Technik) und liegen paraspinal auf der ihm zugewandten Patientenseite. Die Haltehand des Therapeuten liegt auf der Gegenseite der BWS und stabilisiert den Querfortsatz des darüber liegenden Wirbels.

Ausführung nach Probemobilisation Der Therapeut bildet in seinem Oberkörper eine C–förmige Körperspannung, spannt beidseits seinen M. latissimus dorsi und M. pectoralis major an und steigt durch eine minimale Druckverstärkung über seine Fußballen in die Höhe. Dadurch kann er kontrolliert sein Körpergewicht als Druckfaktor über seine Hände auf die segmentale Irritation im Verhältnis 4:1 einwirken lassen.

Erwartete Wirkung Lösen von Blockierungen in den thorakalen Segmenten Th7 bis Th1.

Differenzialdiagnostische Überlegungen bei Beschwerdepersistenz Strukturelle Störung, wenn keine Abnahme der Nozireaktion (freie Richtung) ableitbar. Erkrankung des blutbildenden Knochenmarks, strukturelle Störungen von Muskulatur, Sehnen und Knochen, viszerovertebrale Wechselbeziehungen.

Mobilisation der BWS nach ventral in aufsteigender Kreuzhandgrifftechnik (Th7–Th1)

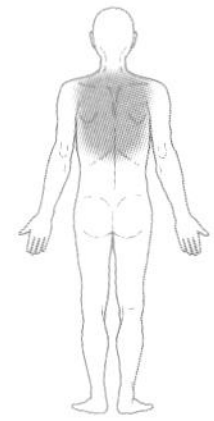

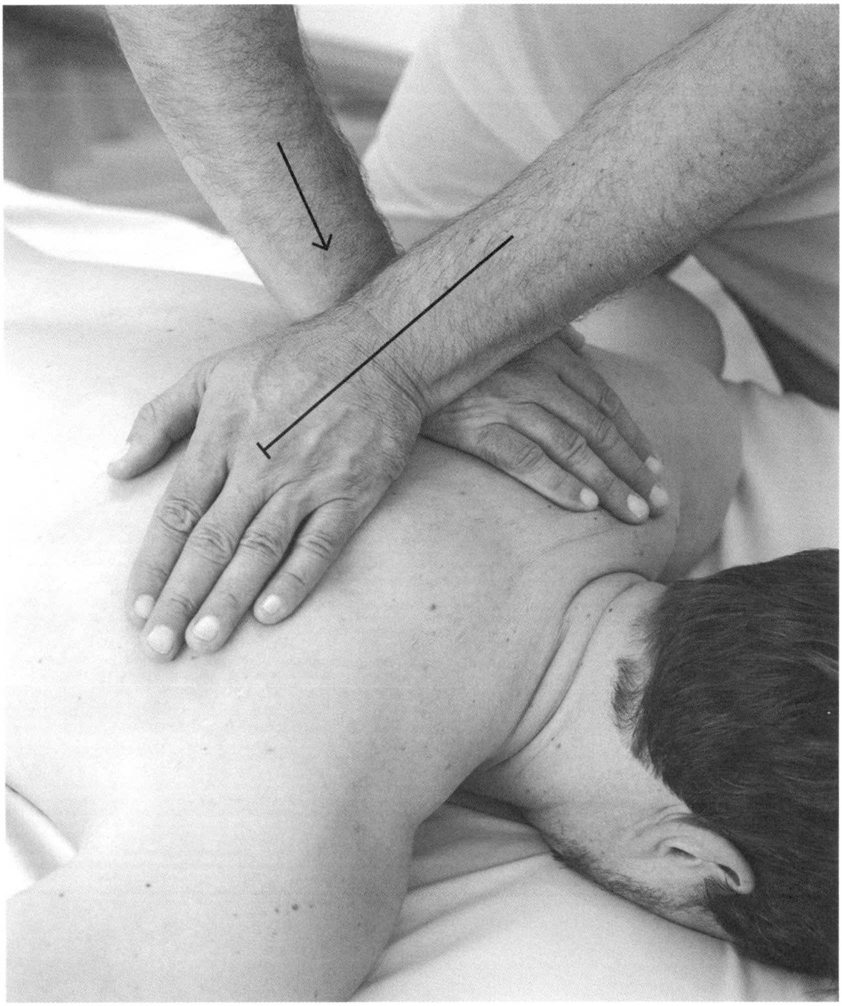

In Zusammenhängen denken Als Erklärung habe ich mit Prof. Dr. Wolfgang Beyer 2016 im Rahmen eines kollegialen Fachgesprächs bei der Bayerischen Landesärztekammer folgende Erklärung erarbeitet: Von KTG 12 bis KTG 7 verläuft der tangenziale translatorische Gleitwinkel in Bezug auf die Procc. transversi der Wirbelkörper für die KTG absteigend, bei KTG 7 neutral und ab KTG 6 bis KTG 2 aufsteigend. Somit macht es Sinn, von Th12 bis Th8 den kontralateralen Wirbel der kaudal liegenden Seite zu stabilisieren, ab Th7 bis Th1 den kontralateralen Wirbel der kranial liegenden Seite.

C Rückblick Anatomie › 17

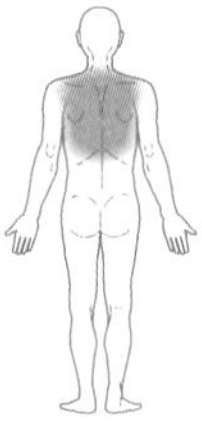

Beschwerdebild 45

Schmerzen mit rotationsbetontem Blockierungsgefühl in der Brustwirbelsäule und Ausstrahlung, ggf. empfindlich bei Rotation und Inspiration

Befund Wahrnehmbare Irritationspunkte an der BWS Th12 bis Th1 mit Empfindlichkeit bei Rotation und Inspiration.

Anatomische Bezüge und diagnostische Überlegungen Die Irritationspunkte definieren sich über segmentale Spannungssteigerungen in der autochthonen Rückenmuskulatur. Sie lassen sich als schmerzhafte Verquellungspunkte in den Mm. rotatores breves ableiten. Die neurophysiologische Erklärung ergibt sich aus der segmentalen Innervation der autochthonen Muskulatur über die Rami dorsales der Spinalnerven. Sie lassen einen Rückschluss auf die Höhe der segmentalen Störung zu. Auch aus Sicht der TCM wurde dieses neurophysiologische Phänomen erkannt und dem Blasen-Meridian zugeordnet.

Lagerung des Patienten und Position des Therapeuten
P in Bauchlage | **T** steht seitlich zur Liege

Kontakt und Spannung Der Therapeut legt seine kopfnahe Hand mit dem Daumenballen seitlich der BWS auf der Gegenseite in Höhe der Rotationsempfindlichkeit an, die kopfferne umfasst mit der Hohlhand von ventral kommend die Crista iliaca in Höhe der Spina iliaca anterior superior (SIAS) der Gegenseite.

Ausführung nach Probemobilisation Der Therapeut entwickelt aus der Körperspannung einen Druck nach ventral auf die angelegte Arbeitshand bei gleichzeitigem Gegenzug an der Crista iliaca, so dass eine rotierende Mobilisation nach ventral in Höhe der Rotationsempfindlichkeit entsteht.

Erwartete Wirkung Weiche mobilisierende Lösung von rotationsempfindlichen Blockierungen an der BWS.

Differenzialdiagnostische Überlegungen bei Beschwerdepersistenz Strukturelle Störung, wenn keine Abnahme der Nozireaktion (freie Richtung) ableitbar. Erkrankung des blutbildenden Knochenmarks, strukturelle Störungen von Muskulatur, Sehnen und Knochen, viszerovertebrale Wechselbeziehungen.

Mobilisation der BWS mit Rotation und gleichzeitigem Gegenzug über das Os ilium

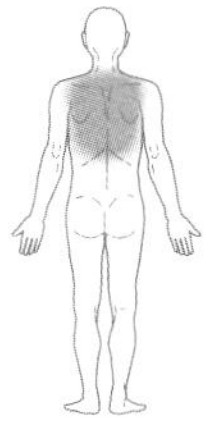

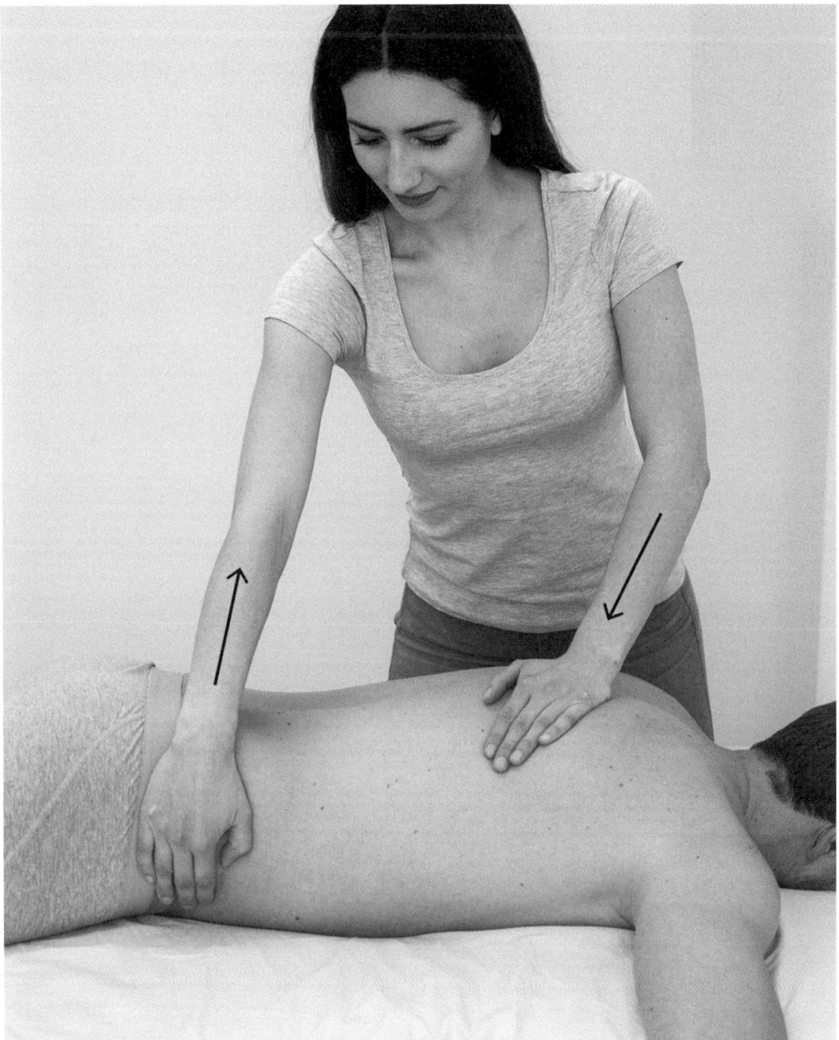

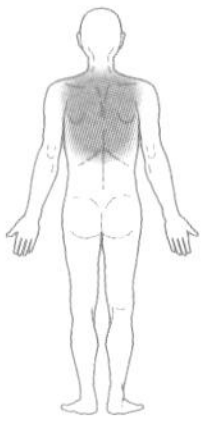

Beschwerdebild 46

Schmerzen mit Ausstrahlung in die vordere obere Brustkorböffnung mit Taubheitsgefühl im Bereich der Schulter

Befund Wahrnehmbare Punkte am M. subclavius und M. scalenus anterior, M. scalenus medius oftmals Schmerzverstärkung bei Inspiration.

Anatomische Bezüge und diagnostische Überlegungen Einengung des Plexus cervicobrachialis in der Skalenuslücke (thoracic Outlet) durch übermäßigen Gebrauch von Smartphones und Tablets und falscher Sitzhaltung am Arbeitsplatz, die sich in einer permanenten Tonisierung der ventralen Kette äußert.

Lagerung des Patienten und Position des Therapeuten
P in Rückenlage | **T** sitzt am Kopfende der Liege.

Kontakt und Spannung Der Therapeut streicht sich mit seiner kopfnahen Hohlhand in der Weise ein, dass der abgespreizte Daumen mit Daumenballen oberhalb der Klavikula lateral des Ansatzes des M. scalenus anterior zu liegen kommt, die kopfferne Hand wird mit Druck auf dem proximalen Daumenballen unterhalb der Klavikula angelegt.

Ausführung nach Probemobilisation Der Therapeut führt über seine Körperspannung einen Schub mit der kopffernen Hand nach ventral und kaudal aus und hält mit seiner supraklavikulären Hand gegen. Dabei kann zusätzlich eine ausstreichende Friktion auf den M. scalenus anterior erfolgen.

Erwartete Wirkung Lösung von Spannungen der vorderen oberen Thoraxapertur (ventrale Kette).

Differenzialdiagnostische Überlegungen bei Beschwerdepersistenz Strukturelle Störungen der Muskulatur, der Sehnen, der Nerven und der knöchernen Strukturen.

Mobilisation des M. subclavius und des M. scalenus anterior (»Thoracic outlet«)

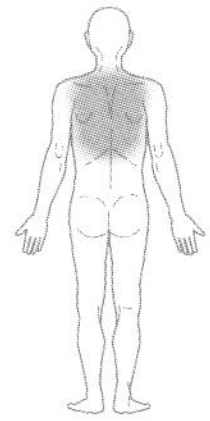

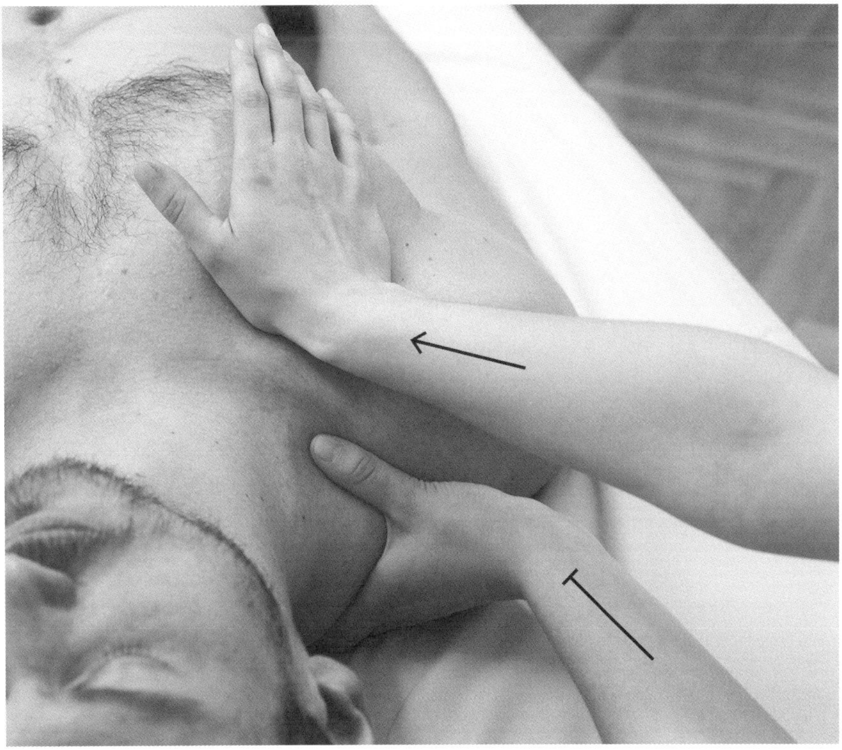

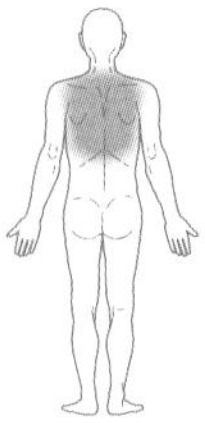

Beschwerdebild 47

Schmerzen mit Spannungsgefühl an der seitlichen Brustkorböffnung mit stumpfer Ausstrahlung bis zum Gesäß

Befund Druckschmerzhafte muskuläre Spannungen in der Interkostalmuskulatur mit segmentalen Irritationspunkten C6 bis C7 und Th11 bis Th12.

Anatomische Bezüge und diagnostische Überlegungen Segmentale Innervation über die Nerven aus den Wurzelsegmenten Th1 bis Th12, Beachtung der Myotome des M. latissimus dorsi und Beteiligung der Fascia thoracolumbalis.

Lagerung des Patienten und Position des Therapeuten
P in Seitenlage | **T** steht am Kopfende der Liege.

Kontakt und Spannung Der Therapeut greift mit der kopfnahen Hand beugeseitig den Oberarm von distal nach proximal. Die kopfferne Hand streicht sich seitlich weich mit der Schwimmhaut zwischen Daumen und Zeigefinger im Sinne eines Gabelgriffs am Oberrand der betroffenen Rippe ein.

Ausführung nach Probemobilisation Der Therapeut entwickelt aus seiner Körperspannung mit der kopfnahen Hand einen Zug nach kranial und kann gleichzeitig einen mobilisierenden Schub mit der rippenseitigen Hand auf die betroffene Interkostalregion und den M. latissimus dorsi ausüben.

Erwartete Wirkung Weiche mobilisierende Lösung der Interkostalmuskulatur und des M. latissimus dorsi.

Differenzialdiagnostische Überlegungen bei Beschwerdepersistenz Thorakale, kardiopulmonale Funktionsstörungen und entzündliche Geschehen (z. B. Varicella-zoster-Infektionen, Lyme-Borreliose).

Mobilisation der Interkostalmuskulatur nach lateral mit Traktion (»Interkostal-Slinger«)

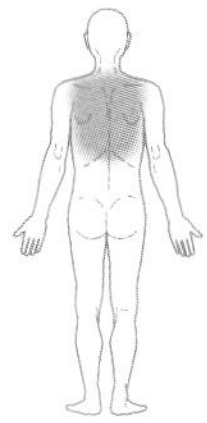

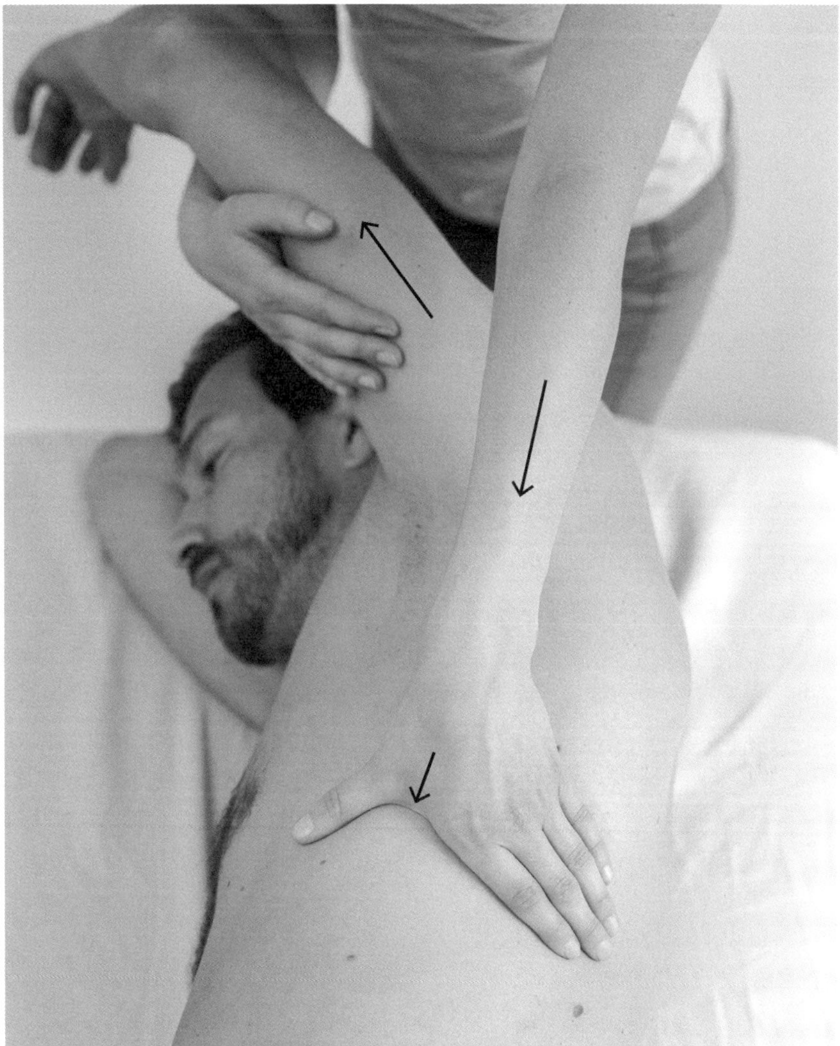

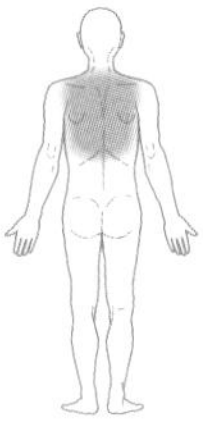

Beschwerdebild 48

Schmerzen und Blockierungsgefühl in den Wirbel-Rippen-Gelenken seitlich der Brustwirbelsäule mit Schmerzverstärkung bei Inspiration

Befund Wahrnehmbare Irritationspunkte über den Kostotransversalgelenken (KTG) 12 bis 7 in Höhe der entsprechenden BWK 12 bis 7 mit Verstärkung der stechenden Schmerzen bei Inspiration, Schmerzabnahme bei Exspiration.

Anatomische Bezüge und diagnostische Überlegungen Durch die Innervation über die Rami dorsales der Spinalnerven ertastbare Spannungszunahme der M. levator costae in Abgrenzung vom M. iliocostalis mit Rückschluss auf Störungen des entsprechenden Segments und viszerovertebrale Wechselbeziehung.

Lagerung des Patienten und Position des Therapeuten

P in Bauchlage | **T** steht neben der Liege auf der betroffenen Seite.

Kontakt und Spannung Der Therapeut streicht sich von seitlich kommend mit der Handfläche mit Betonung des Daumenballens seiner Hand am Unterrand der inspirationsempfindlichen Rippe ein, seine andere Hand stützt sich auf der Gegenseite der Liege ab.

Ausführung nach Probemobilisation Der Therapeut entwickelt aus seiner Körperspannung einen Schub nach kranial in Exspirationsrichtung über den Unterrand der empfindlichen Rippe, wobei unter Berücksichtigung der Ruhestellung des Gelenks der Schub in der Phase der Endexspiration erfolgen sollte.

Erwartete Wirkung Lösende Mobilisation von inspirationsempfindlichen Blockierungen der KTG 12 bis 7.

Differenzialdiagnostische Überlegungen bei Beschwerdepersistenz Thorakale, kardiopulmonale Funktionsstörungen und entzündliche Geschehen (z. B. Varicella-zoster-Infektionen, Lyme-Borreliose).

Mobilisation der Kostotransversalgelenke mit Translation über den Daumenballenschub

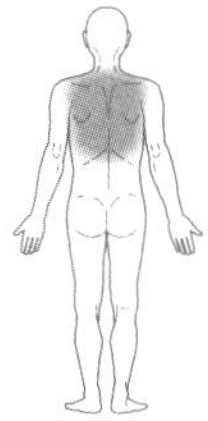

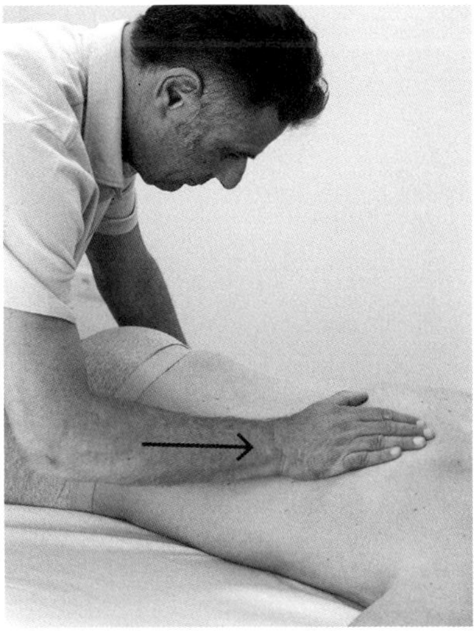

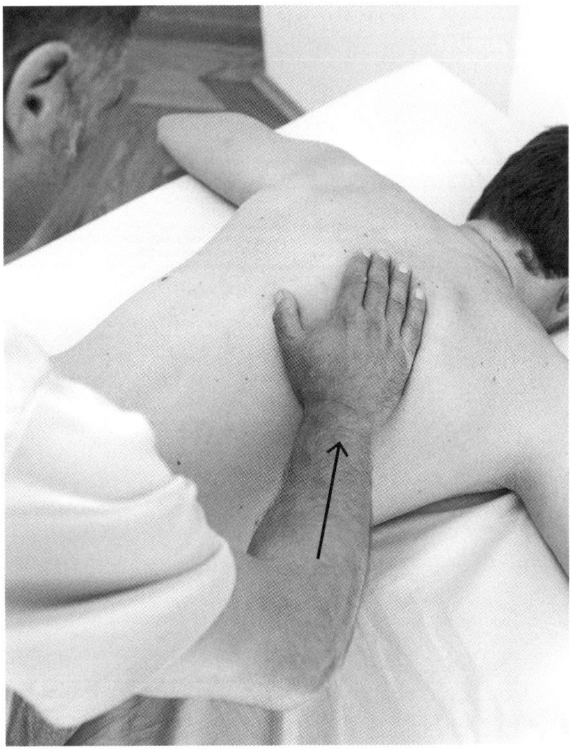

C Rückblick Anatomie › 17

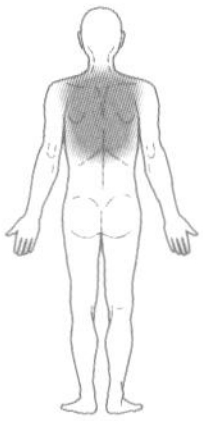

Beschwerdebild 49

Schmerzen und Blockierungsgefühl symmetrisch seitlich der Wirbelsäule mit Schmerzverstärkung in den Wirbel-Rippen-Gelenken bei Inspiration

Befund Wahrnehmbare Irritationspunkte im Verlauf der Hautspaltlinien von unten nach oben, in den Kostotransversalgelenken (KTG) 7 bis 2, Schmerzzunahme bei Inspiration.

Anatomische Bezüge und diagnostische Überlegungen Durch die Innervation über die Rami dorsales der Spinalnerven ertastbare Spannungszunahme der M. levator costae in Abgrenzung vom M. iliocostalis mit Rückschluss auf Störungen des entsprechenden Segments und viszerovertebrale Wechselbeziehung.

Lagerung des Patienten und Position des Therapeuten

P in Bauchlage | **T** befindet seitlich der Liege.

Kontakt und Spannung Der Therapeut streicht sich mit der liegenfernen Hand mit dem Kleinfingerballen ulnarseitig am Unterrand der inspirationsempfindlichen Rippe ein. Er legt die Haltehand mit der Schwimmhaut stabilisierend auf den 2. und 3. Mittelhandknochen der Arbeitshand auf.

Ausführung nach Probemobilisation Der Therapeut entwickelt aus seiner Körperspannung nach Probemobilisation einen Schub nach kranial in Richtung der Exspirationsstellung der KTG, wobei der Schub in der Ruhestellung des Gelenks in Endexspiration erfolgen sollte.

Erwartete Wirkung Weiche mobilisierende Lösung von inspirationsempfindlichen Blockierungen der KTG 2 bis 7.

Differenzialdiagnostische Überlegungen bei Beschwerdepersistenz Thorakale, kardiopulmonale Strukturstörungen und entzündliche Geschehen (z. B. Varicella-zoster-Infektionen, Lyme-Borelliose).

In Zusammenhängen denken Der Tastbefund erfolgt entlang Hautspaltlinien an der BWS von unten nach oben und an der LWS von oben nach unten. Die Hautspaltlinien beim Menschen entsprechen – rudimentär – dem Fellverlauf eines Pferdes; die Streichbewegung bei der Diagnostik und Therapie entspricht der Richtung beim Striegeln des Pferdes „entlang des Striches“.

Translationsmobilisation der Kostotransversalgelenke mit Kleinfingerballenschub

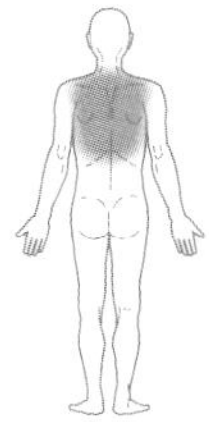

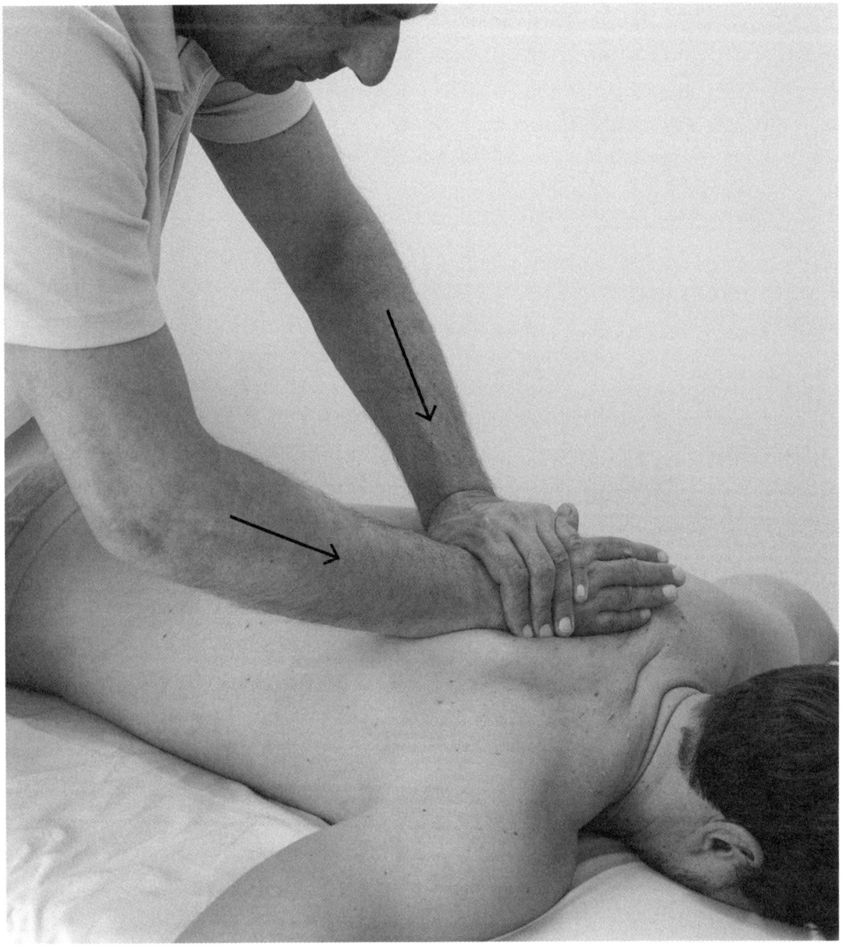

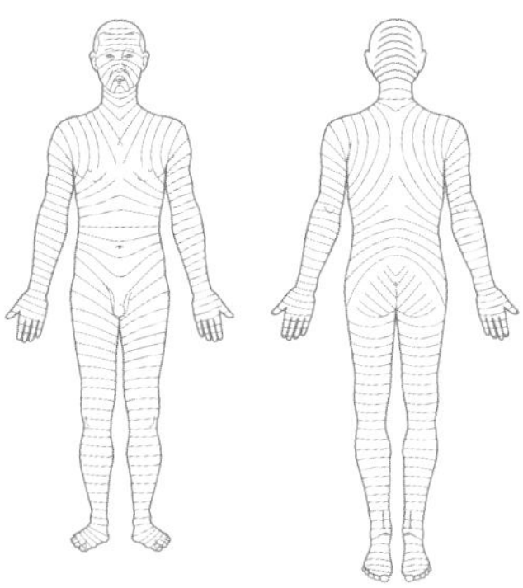

C Rückblick Anatomie › 9 17

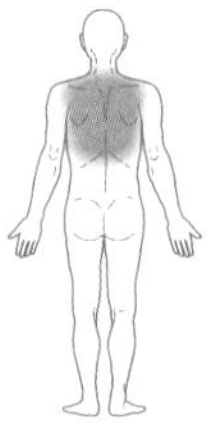

Beschwerdebild 50

Schmerzen und Blockierungsgefühl symmetrisch seitlich paraspinal mit Schmerzverstärkung in den Wirbel-Rippen-Gelenken bei Inspiration

Befund Wahrnehmbare Irritationspunkte über den Intervertebralgelenken und Kostotransversalgelenken (KTG) 12 bis 8, Schmerzverstärkung bei Inspiration.

Anatomische Bezüge und diagnostische Überlegungen Durch die Innervation über die Rami dorsales der Spinalnerven ertastbare Spannungszunahme der M. levator costae in Abgrenzung vom M. iliocostalis mit Rückschluss auf Störungen des entsprechenden Segments und viszerovertebrale Wechselbeziehung.

Lagerung des Patienten und Position des Therapeuten
P in Bauchlage | **T** steht seitlich der Liege.

Kontakt und Spannung Der Therapeut streicht sich seitengleich mit seinen weich angelegten Daumenballen am Unterrand der schmerzempfindlichen Rippen ein.

Ausführung nach Probemobilisation Der Therapeut entwickelt aus seiner Körperspannung einen Schub nach kranial in Richtung der Exspirationsstellung der KTG. Der Schub sollte in der Ruhestellung des Gelenks in Endexspiration erfolgen.

Erwartete Wirkung Unspezifische weiche mobilisierende Lösung von Blockierungen der Intervertebral- und KTG mit erhöhter Empfindlichkeit bei Inspiration, bei geriatrischen Patienten und COPD-Patienten Verbesserung des Atem-Minuten-Volumens um bis zu 200 ml möglich.

Differenzialdiagnostische Überlegungen bei Beschwerdepersistenz Thorakale, kardiopulmonale Strukturstörungen und entzündliche Geschehen (z. B. Varicella-zoster-Infektionen, Lyme-Borreliose).

Mobilisation der interkostalen Muskulatur nach kranial und lateral (»Tannenbaum«)

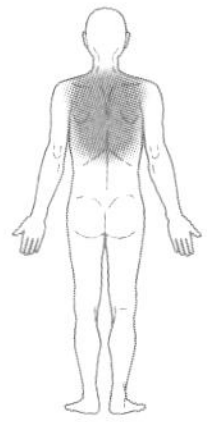

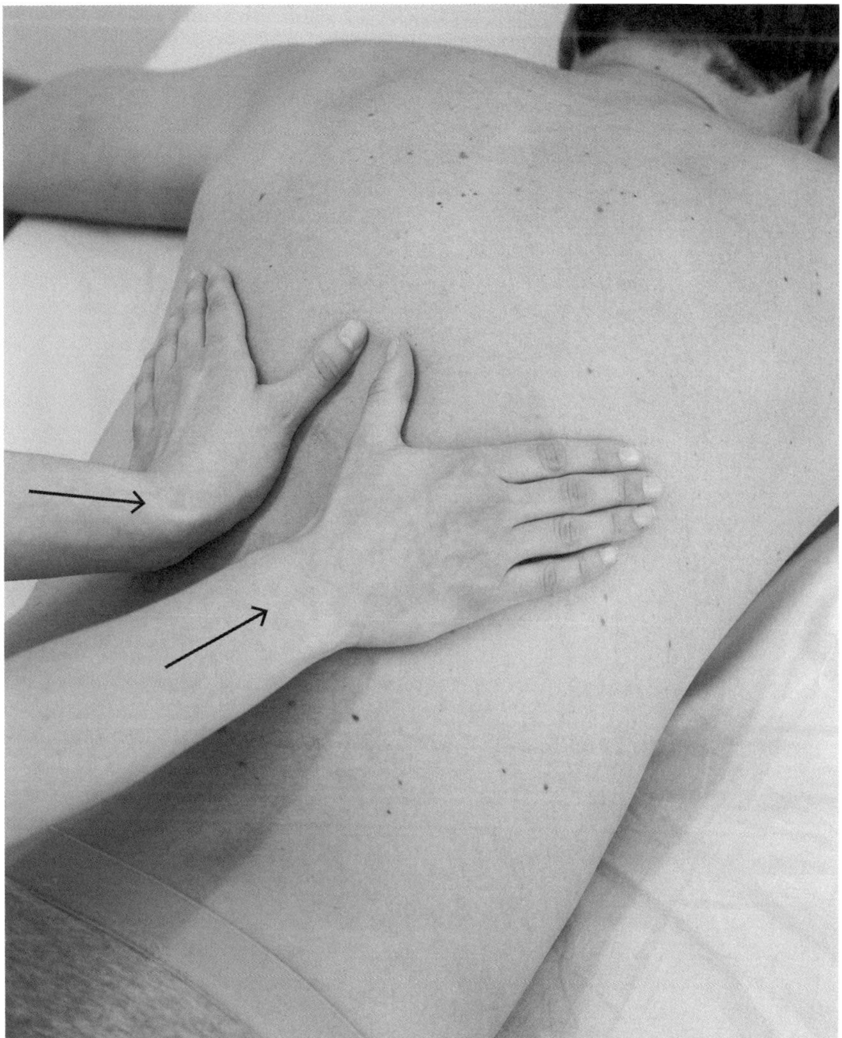

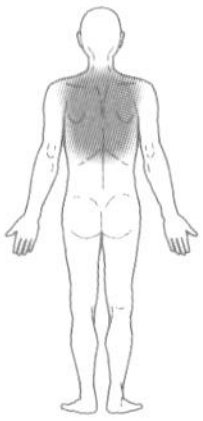

Beschwerdebild 51

Schmerzen in der oberen Brustwirbelsäule mit Blockierungsgefühl und Nackensteife bei endgradiger Rotation in der unteren Halswirbelsäule, z. B. durch falsche Körperhaltung am Arbeitsplatz

Befund Wahrnehmbare Irritationspunkte Th1 bis Th3 mit eingeschränkter Beweglichkeit in der unteren HWS und oberen BWS sowie Ausstrahlung in die vordere Thoraxapertur.

Anatomische Bezüge und diagnostische Überlegungen Segmentale Innervation über die Rami dorsales der Spinalnerven, enge Verbindung zur HWS über den M. erector spinae, Blockierung häufig Ursache von Störungen der oberen Extremitäten (Verkettung).

Lagerung des Patienten und Position des Therapeuten
P in halbsitzender Position | **T** steht hinter dem Patienten.

Kontakt und Spannung Der Therapeut modelliert sich mit seinem Kontaktpunkt zum Patienten – gebildet durch die 2. und 3. Rippe am sternokostalen Übergang, überdeckt durch den oberen Quadranten des M. pectoralis major paraspinal – auf der rotationsempfindlichen Seite des Patienten ein. Die Hände des Patienten liegen auf dem Schädeldach auf. Der Therapeut umfasst mit seinen beiden Unterarmen in Pronationsstellung unter der Achselhöhle eintauchend mit dem radialen Unterarm weich das mittlere und laterale Schlüsselbein, die Hände greifen gefaltet in den Nacken des Patienten.

Ausführung nach Probemobilisation Der Therapeut führt eine weiche mobilisierende Spannungsverstärkung auf Höhe der Blockierung durch. Dabei spannt er den M. latissimus dorsi und den M. pectoralis major an und führt gleichzeitig eine Pronation in beiden Unterarmen aus. Dabei wird der Oberkörper des Patienten auf den Kontaktpunkt des Therapeuten herangezogen und gleichzeitig mit den M. pectoralis major einen Gegenschub leicht aufsteigend nach kranial und ventral (in Achse der Wirbelgelenke) durchgeführt.

Erwartete Wirkung Weiche mobilisierende Lösung von Blockierungen der oberen BWS, die oft einen Schlüssel für obere Verkettungssyndrome einschließlich der Schulter-Arm-Ellbogensyndrome darstellen.

Differenzialdiagnostische Überlegungen bei Beschwerdepersistenz Thorakale, kardiopulmonale Strukturstörung und entzündliche Geschehen (z. B. Varicella-zoster-Infektionen, Lyme-Borreliose), knöcherne Veränderungen.

Mobilisation der oberen BWS (BWK1–3) in Hangtraktion (modifizierter Doppel-Nelson nach Josef Brand [1920–1985])

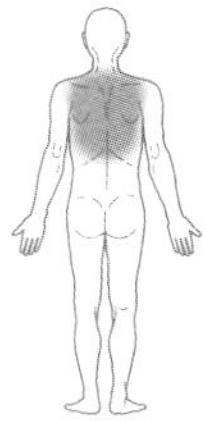

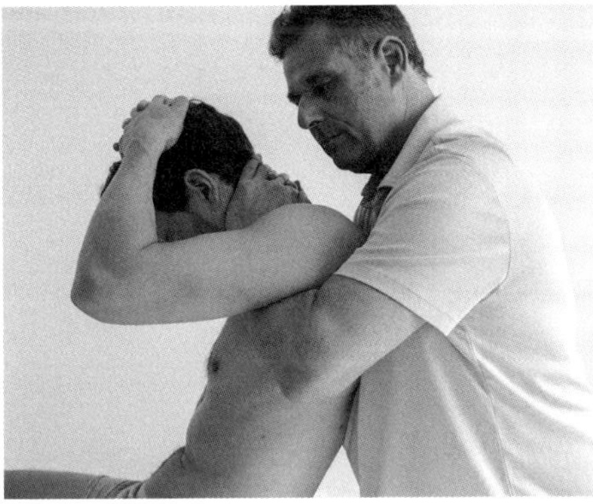

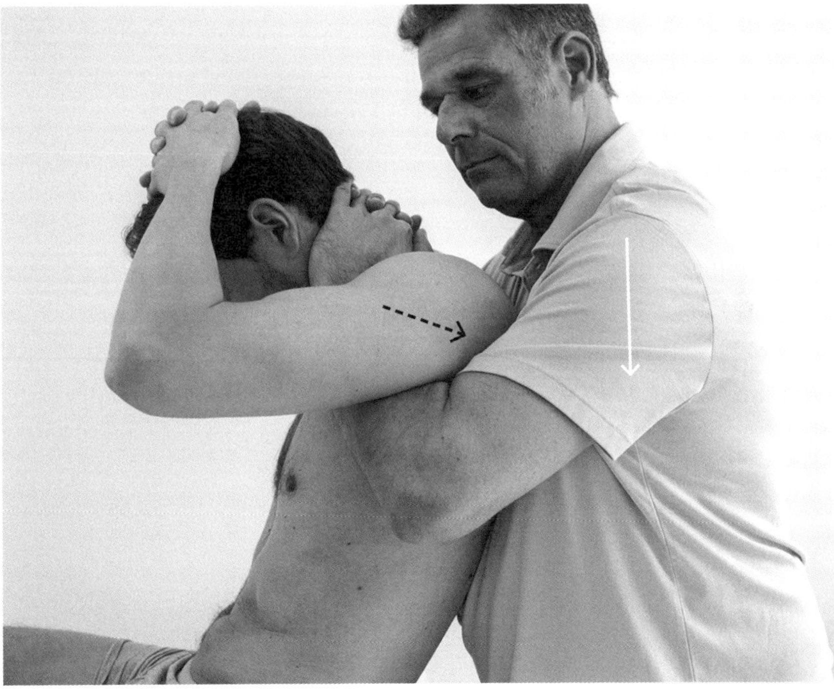

In Zusammenhängen denken Ein wichtiges Kennzeichen für die korrekte Ausführung des Handgriffs ist, dass der Druck der Hände des Therapeuten im Nacken des Patienten abnimmt.

C Rückblick Anatomie › 15 17

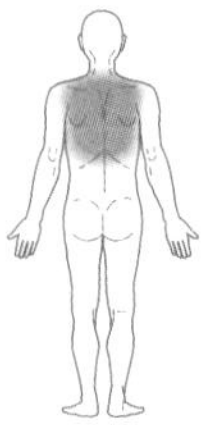

Beschwerdebild 52

Schmerzen und Blockierungsgefühl in den mittleren und unteren Anteilen der Brustwirbelsäule, z. B. durch falsche Körperhaltung am Arbeitsplatz

Befund Wahrnehmbare Irritationspunkte Th4 bis Th10 und inspirationsabhängig schmerzhafte Kostotransversalgelenke (KTG) 4 bis 10 mit Schmerzverstärkung und Ausstrahlung bei Rotations- und Inspirationsbewegung des Brustkorbs.

Anatomische Bezüge und diagnostische Überlegungen Die Irritationspunkte definieren sich über segmentale Spannungssteigerungen in der tiefen Rückenmuskulatur und lassen sich als schmerzhafte Verquellungspunkte in den Mm. rotatores breves ableiten.

Lagerung des Patienten und Position des Therapeuten
P in halb sitzender Position | **T** steht hinter dem Patienten.

Kontakt und Spannung Der Therapeut steht hinter dem Patienten und modelliert sich paraspinal auf der rotationsempfindlichen Seite am Patienten an. Der Kontaktpunkt des Therapeuten ist seine 2. und 3. Rippe am sternokostalen Übergang, überdeckt durch den oberen Quadranten des M. pectoralis major. Die Hände des Patienten liegen verschränkt im Nacken. Der Therapeut taucht mit seinen Unterarmen in Pronationsstellung unter der Achselhöhle des Patienten durch und umfasst mit seinen Händen handgelenksnah das distale Unterarmdrittel des Patienten.

Ausführung nach Probemobilisation Der Therapeut zieht den Oberkörper des Patienten auf seinen Kontaktpunkt in translatorischer Achse der Wirbelgelenke heran. Über die Anspannung in seinem M. pectoralis major nimmt er gleichzeitig eine Gegenspannung vor. Dies bewirkt, dass die betroffenen Segmente in der Hangtraktion eine translatorische Gleitmobilisation nach kranial und ventral bei gleichzeitigem Rotationsstress zur Gegenseite erfahren.

Erwartete Wirkung Weiche mobilisierende Lösung von Blockierungen der mittleren und unteren BWS.

Differenzialdiagnostische Überlegungen bei Beschwerdepersistenz Thorakale, kardiopulmonale Strukturstörungen und entzündliche Geschehen (z. B. Varicella-zoster-Infektionen), knöcherne Veränderungen, viszerovertebrale Wechselbeziehungen wie z. B. Gallensteinleiden, Zwölffingerdarmgeschwür oder Nierensteine.

Mobilisation der mittleren und unteren BWS (BWK 4–10) in Hangtraktion (Doppel-Nelson nach Karl Sell [1907–1982] aus der Sprache der Ringer)

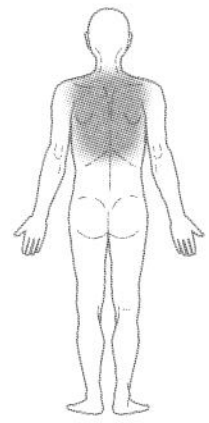

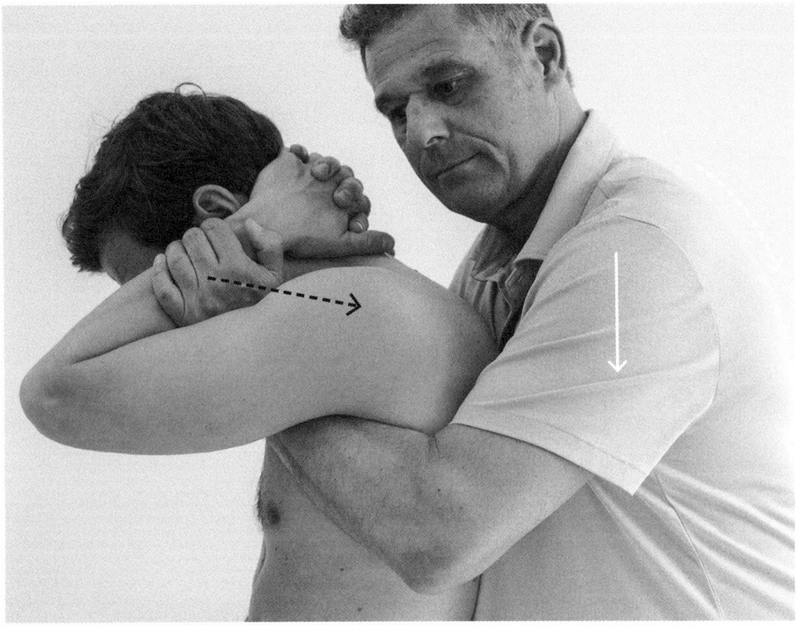

In Zusammenhängen denken Die neurophysiologische Erklärung der schmerzhaft tonisierten Punkte ergibt sich aus der segmentalen Innervation der tiefen Rückenmuskulatur über die Rami dorsales der Spinalnerven. Dies lässt einen Rückschluss auf die Höhe der segmentalen Störung zu.

Auch in der TCM wurde dieses neurophysiologische Phänomen erkannt und dem Blasen-Meridian zugeordnet.

In diesem Zusammenhang ist die segmentale Versorgung der inneren Organe im Sinne der viszerovertebralen Wechselbeziehung und ihre Projektion auf die Körperoberfläche zu berücksichtigen!

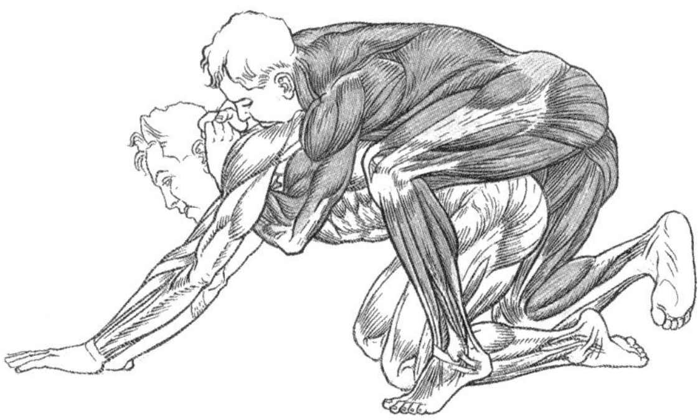

C Rückblick Anatomie › 15 17

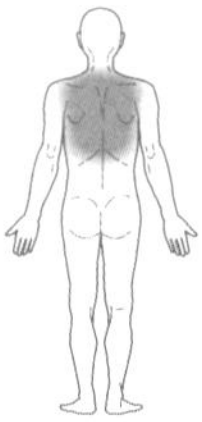

Beschwerdebild 53

Schmerzen in der Brustwirbelsäule mit Blockierungsgefühl vornehmlich bei vermehrter Rundrückenbildung mit Rotationsbeteiligung, z. B. durch falsche Körperhaltung am Arbeitsplatz

Befund Irritationspunkte an der BWS im Bereich Th3 bis Th10 mit gesteigerter Empfindlichkeit bei Rotation und Kyphosierung.

Anatomische Bezüge und diagnostische Überlegungen Segmentale Innervation über die Rami dorsales der Spinalnerven, enge Verbindung zur BWS über den M. erector spinae, Blockierung häufig Ursache von viszerovertebralen Wechselbeziehungen.

Lagerung des Patienten und Position des Therapeuten
P in Rückenlage | **T** steht am Kopfende der Liege.

Kontakt und Spannung Der Therapeut legt seinen mittleren Oberschenkel paraspinal an die BWS in Höhe der Rotationsempfindlichkeit an. Der Patient faltet die Hände im Nacken. Der Therapeut umfasst den oberen seitlichen Thorax des Patienten knapp unterhalb des lateralen Skapularands.

Ausführung nach Probemobilisation Der Therapeut führt über seine Körperspannung eine moderate Rückverlagerung seines Körperlots aus. Daraus resultiert zum einen eine mobilisierende Traktion in Richtung Extension der BWS. Zum anderen erfolgt durch die Anlage des Oberschenkels eine Rotationsbewegung der betroffenen BWK zur Gegenseite in die freie Richtung.

Erwartete Wirkung Weiche mobilisierende Extensionstraktion der BWS.

Differenzialdiagnostische Überlegungen bei Beschwerdepersistenz Thorakale, kardiopulmonale Sturkturstörungen und entzündliche Geschehen (z. B. Varicella-zoster-Infektionen), knöcherne Veränderungen, viszerovertebrale Wechselbeziehungen wie z. B. Gallensteinleiden, Zwölffingerdarmgeschwür oder Nierensteine.

Traktion der BWS in Rückenlage mit Extensionswirkung (»Lady Nelson«)

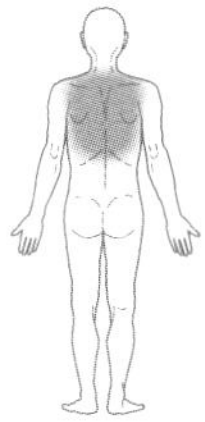

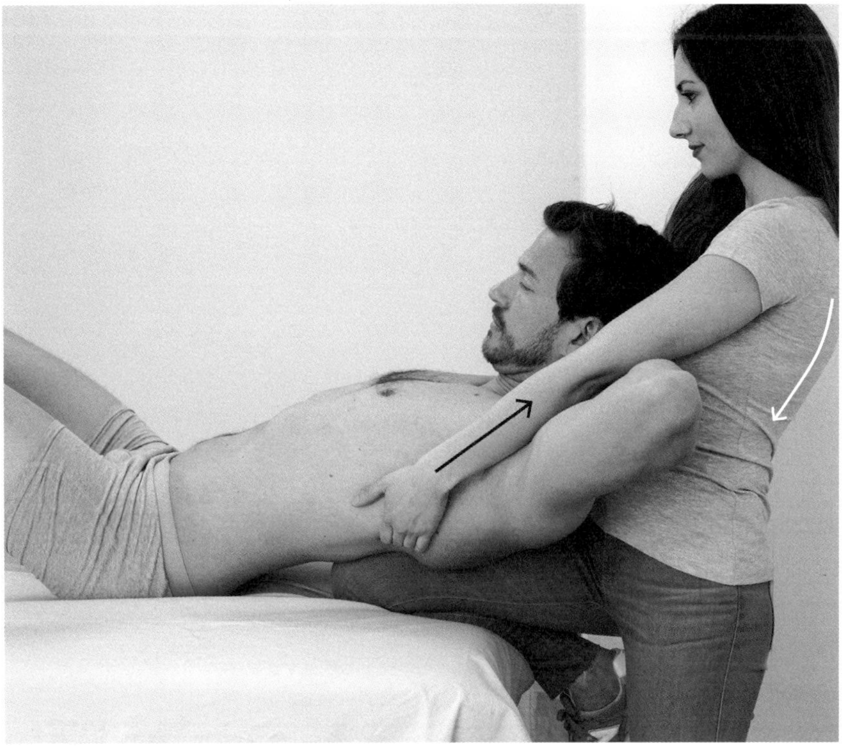

B5

Lendenwirbelsäule und Sakroiliakalgelenk

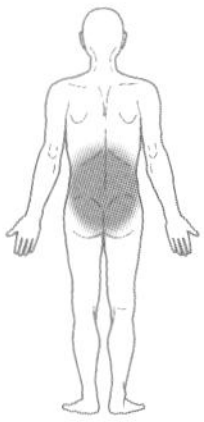

Beschwerdebild 54

Schmerzen in der Lendenwirbelsäule mit Blockierungsgefühl, insbesondere bei Rotation und Hohlkreuzbildung

Befund Wahrnehmbare Irritationspunkte paraspinal der LWS.

Anatomische Bezüge und diagnostische Überlegungen Im LWS-Bereich Überlagerung von Strukturstörungen wie Bandscheibenvorfall, Fraktur, Entzündung, Reizung des muskulären und ligamentären Gewebes, reflektorische Verhärtungen der tiefen Rückenmuskulatur (Mm. iliocostalis, longissimus und multifidus).

Lagerung des Patienten und Position des Therapeuten
P in Bauchlage **|** **T** steht an der Seite der Liege.

Kontakt und Spannung Der Therapeut steht seitlich der Liege und streicht sich mit der Fingerbeere seines Mittelfingers paraspinal der LWS in die autochthone Rückenmuskulatur ein. Sein Mittelfinger wird dorsal durch seinen Zeigefinger stabilisiert.

Ausführung nach Probemobilisation Durch weiche Druckverstärkung mit der angelegten Fingerbeere des Mittelfingers lassen sich in der Tiefe der autochthonen Rückenmuskulatur schmerzhafte Indurationen tasten, die auf eine reflektorische Tonisierung hinweisen.

Erwartete Wirkung Über die wahrgenommenen Irritationspunkte funktionell segmentale Prüfung auf Schmerzzunahme bei Rotation sowie Lordosierung und Kyphosierung besteht die Möglichkeit der Positionierungsbehandlung durch Einstellung in Richtung einer wahrnehmbaren Indurationsabnahme und Belassen des Drucks auf den Irritationspunkt für etwa 90 Sekunden.

Differenzialdiagnostische Überlegungen bei Beschwerdepersistenz Falls sich keine Richtung einer tastbaren Schmerzabnahme nachvollziehen lässt, Hinweis auf eine strukturelle Überlagerung, häufig Irritation durch Bandscheibenvorfall und entzündliche Reizungen der Wirbelgelenke (Spondylarthritis).

In Zusammenhängen denken Nach Buchmann lässt sich die Zeit der Positionierungstechnik durch einen intensivierten Kompressionsdruck auf 8–12 Sekunden verkürzen.

Irritationspunkte der LWS nach Sell in Bauchlage – Diagnostik und Behandlung

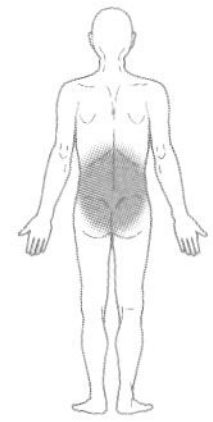

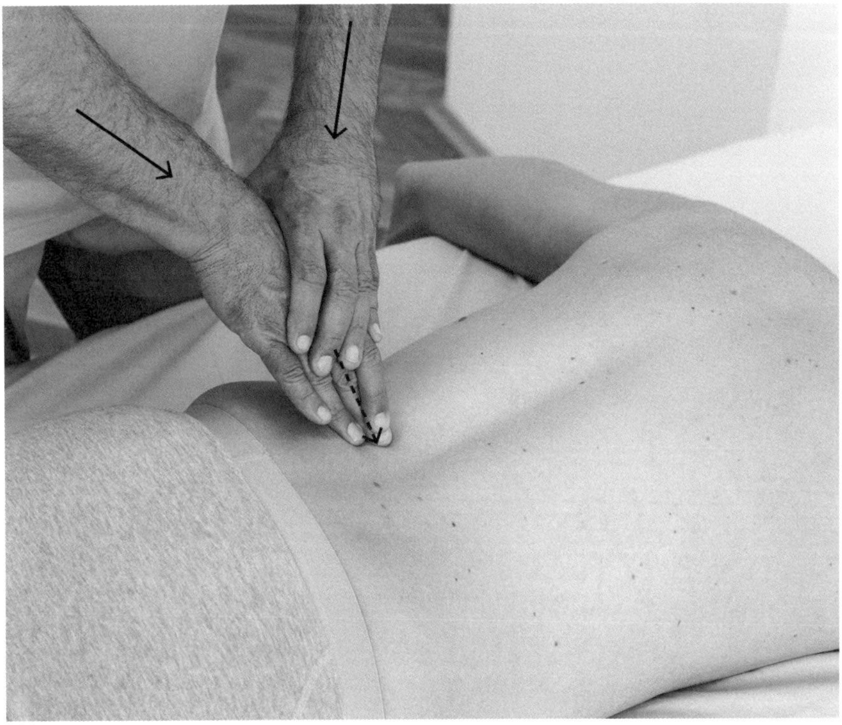

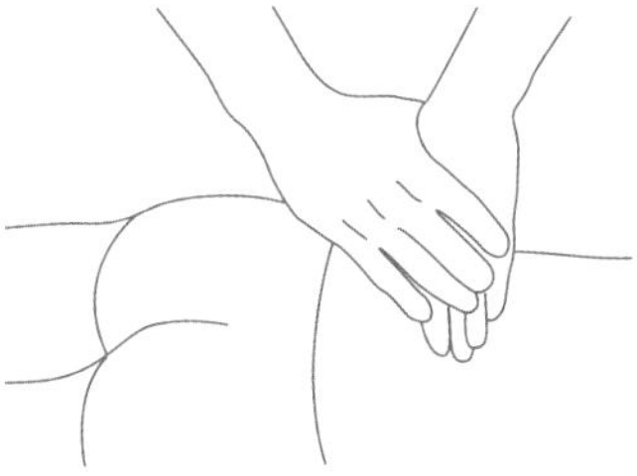

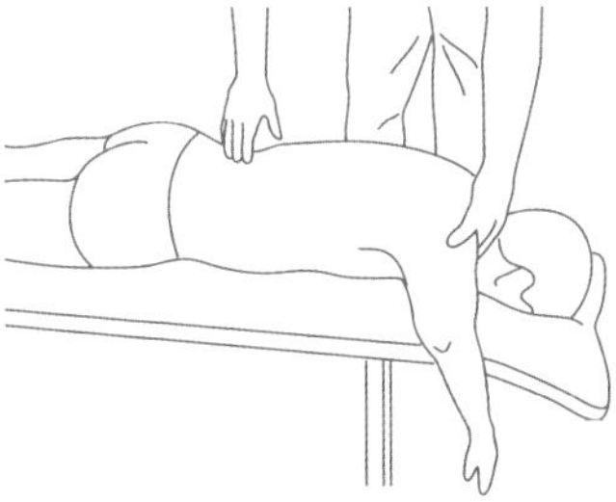

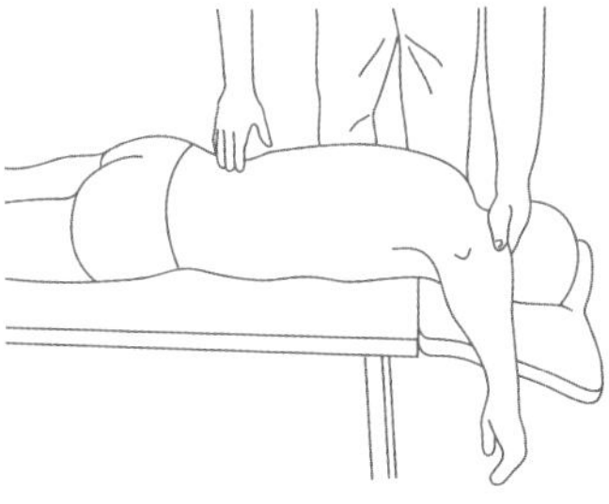

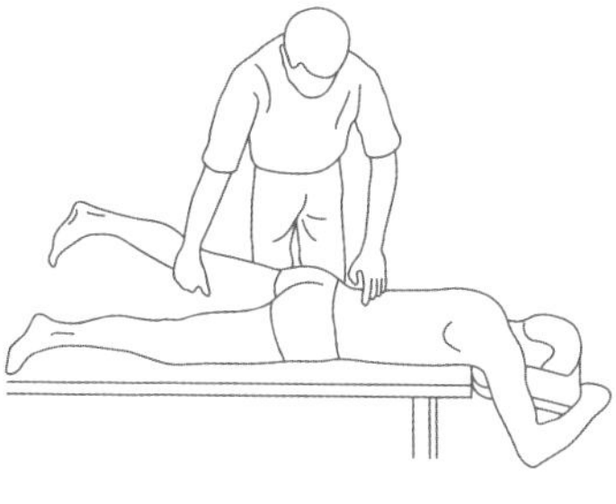

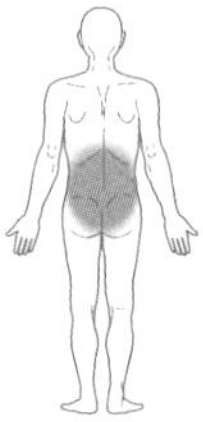

Beschwerdebild 55

Schmerzen in der Lendenwirbelsäule mit Blockierungsgefühl hauptsächlich in der Rotation und bei Hohlkreuzbildung

Befund Wahrnehmbare Irritationspunkte in der LWS mit Empfindlichkeit bei Rotation und Lordosierung.

Anatomische Bezüge und diagnostische Überlegungen Im LWS-Bereich Überlagerung von Strukturstörungen wie Bandscheibenvorfall, Fraktur, Entzündung, Reizung des muskulären und ligamentären Gewebes, reflektorische Verhärtungen der tiefen Rückenmuskulatur (Mm. iliocostalis, longissimus und multifidus).

Lagerung des Patienten und Position des Therapeuten

P liegt auf seiner freien Seite, die auf Rotation empfindliche Region des Patienten ist dem Therapeuten zugewandt | **T** steht in seiner Längsachse senkrecht zur Längsachse des Patienten.

Kontakt und Spannung Der Therapeut stabilisiert mit dem Daumenballen seiner kopfnahen Haltehand den ihm zugewandten Dornfortsatz des darüberliegenden Wirbels. Mit der gedoppelten Fingerbeere seiner kopffernen Arbeitshand modelliert sich der Therapeut auf der schmerzfreien, liegennahen Gegenseite am Dornfortsatz ein. Die gedoppelte Fingerbeere seines Mittelfingers findet bei maximaler Beugung im Handgelenk und Beugung um 90° in den Fingergrundgelenken in Hakel-Zug-Technik am Dornfortsatz einen weichen Gegenhalt.

Ausführung nach Probemobilisation Der Therapeut führt eine „Absitzbewegung" (nach F. Th. Becker) durch. Dabei entlordosiert er mittels Körperspannung seine LWS. Mit seiner patientenfernen Arbeitshand übt er einen Zug auf den Dornfortsatz aus. Seine darüberliegende patientennahe Haltehand übt einen Gegenhalt aus. So kann er einen kontrollierten mobilisierenden Rotationsstress auf den betroffenen Wirbel zur liegennahen Seite erreichen.

Erwartete Wirkung Weiche mobilisierende Lösung von Blockierungen der LWS.

Differenzialdiagnostische Überlegungen bei Beschwerdepersistenz Strukturelle Überlagerung, häufig Irritation durch Bandscheibenvorfall und entzündliche Reizungen der Wirbelgelenke (Spondylarthritis).

Mobilisation der LWS in Hakel-Zug-Technik mit Verriegelung des benachbarten Segments

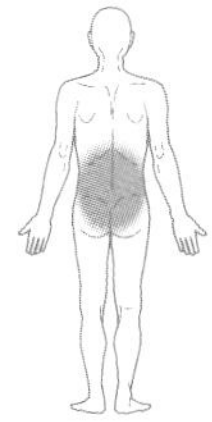

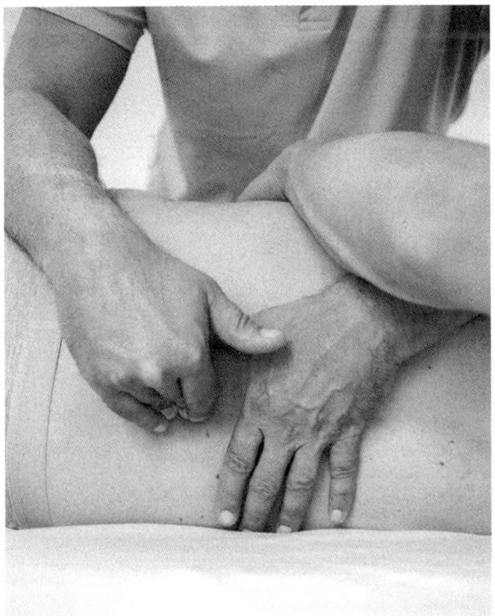

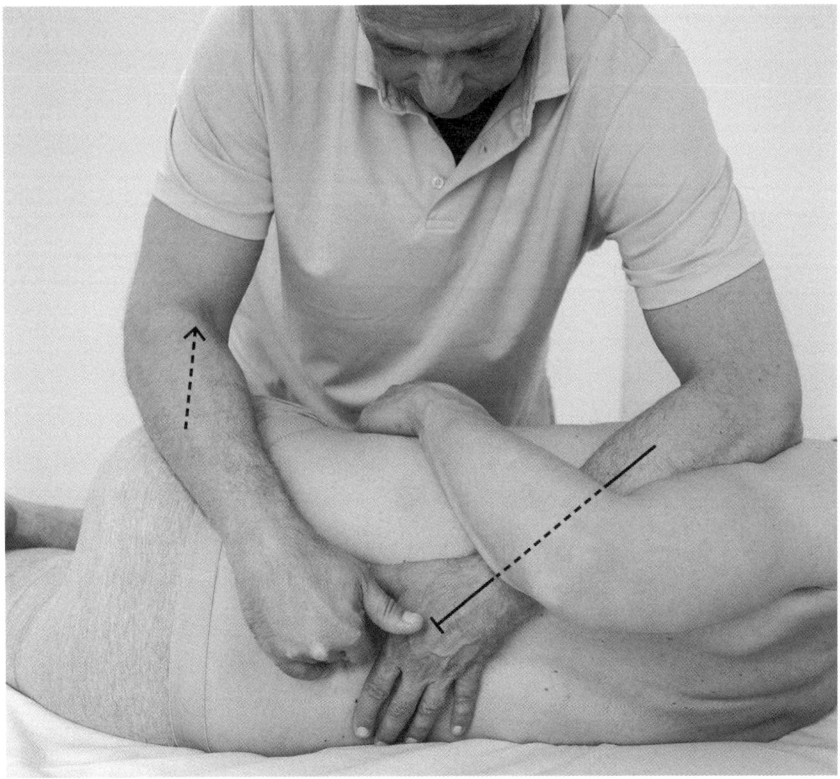

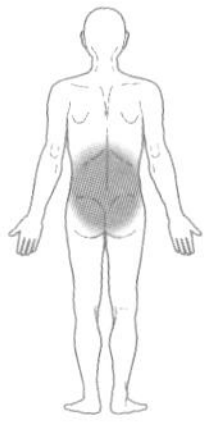

Beschwerdebild 55

Fortsetzung

Hakel-Zug-Technik nach Becker und Absitzbewegung

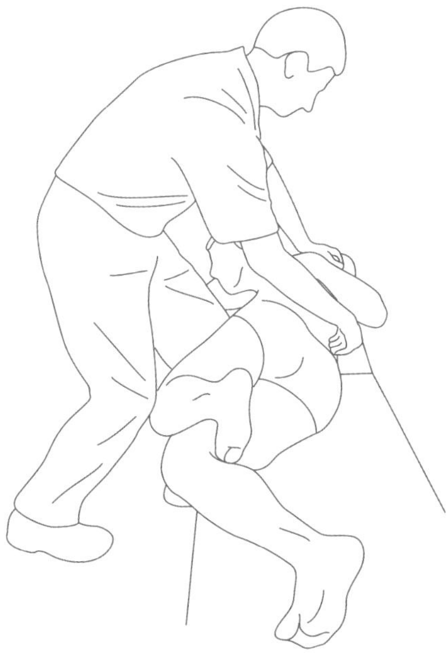

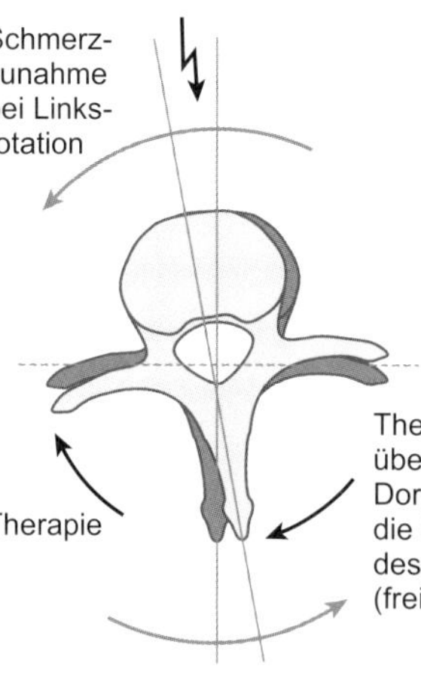

Hakel-Zug-Technik

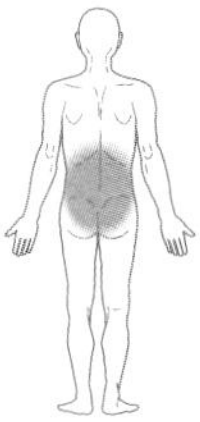

Lagerung

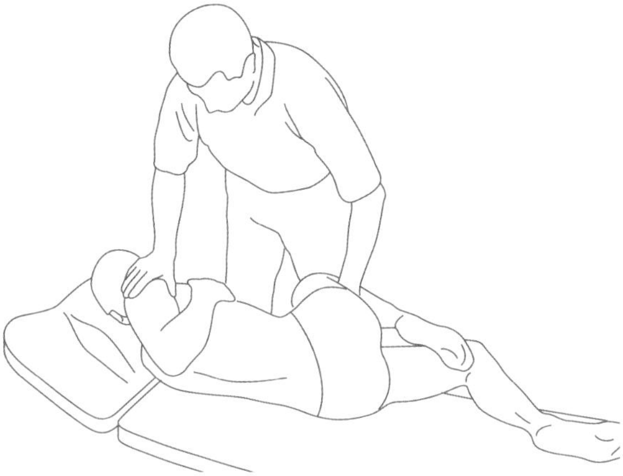

Kontakt

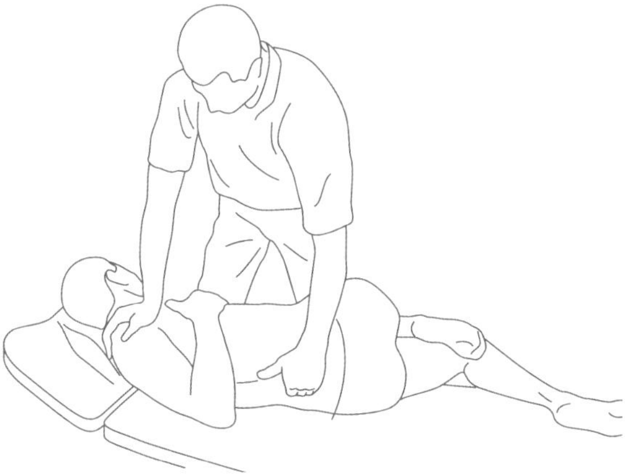

Spannung

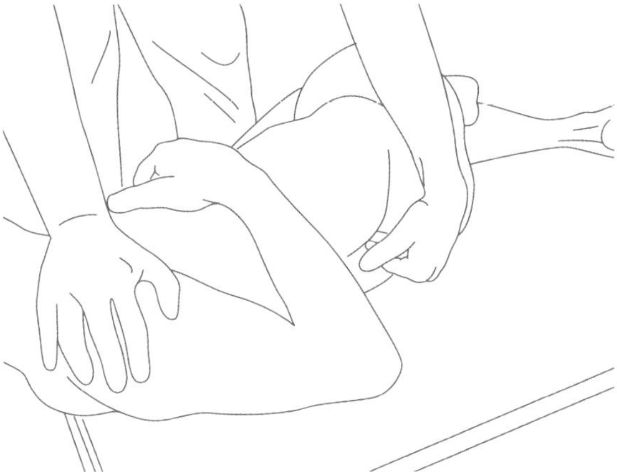

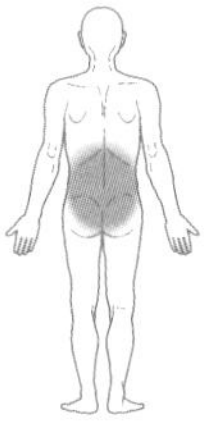

Beschwerdebild 56

Schmerzen in der Lendenwirbelsäule mit Blockierungs- und Verkürzungsgefühl

Befund Wahrnehmbare Irritationspunkte an der LWS und Druckschmerz mit Verkürzungssymptomatik des M. piriformis.

Anatomische Bezüge und diagnostische Überlegungen Bei Strukturstörungen des lumbosakralen Übergangs (LWK5 und SWK1) über die segmentale Innervation über L5 und S1 Tonisierung mit Verkürzung des M. piriformis.

Lagerung des Patienten

P in Rückenlage.

Ausführung Der Patient umfasst auf der betroffenen Seite mit beiden Händen vor dem Schienbeinkopf den Unterschenkel und lässt das andere Bein in Beugestellung von der Liege nach unten in der natürlichen Beugestellung abhängen. Er zieht auf der betroffenen Seite über seinen Unterschenkel das Kniegelenk in Richtung Brustbein bis ein spürbares, aber nicht schmerzhaftes Spannungsgefühl entsteht.

Erwartete Wirkung Dehnung der thorakolumbalen Faszie und des M. piriformis.

Differenzialdiagnostische Überlegungen bei Beschwerdepersistenz Strukturpathologie im lumbosakralen Übergang (Bandscheibenvorfall oder einer Gleitwirbelbildung LWK5/SWK1 [Spondylolisthese]), mögliche Beteiligung des Hüftgelenks bei Engpassymptomatik im vorderen Pfannendach (anteriores femoroazebatuläres Impingementsyndrom [FAI]) oder Arthrose.

Anleitung zur Eigenübung: Dehnung der LWS und des M. piriformis

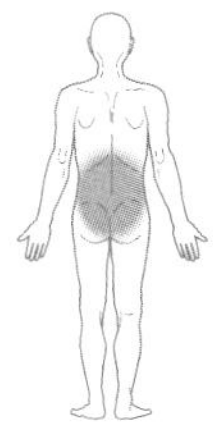

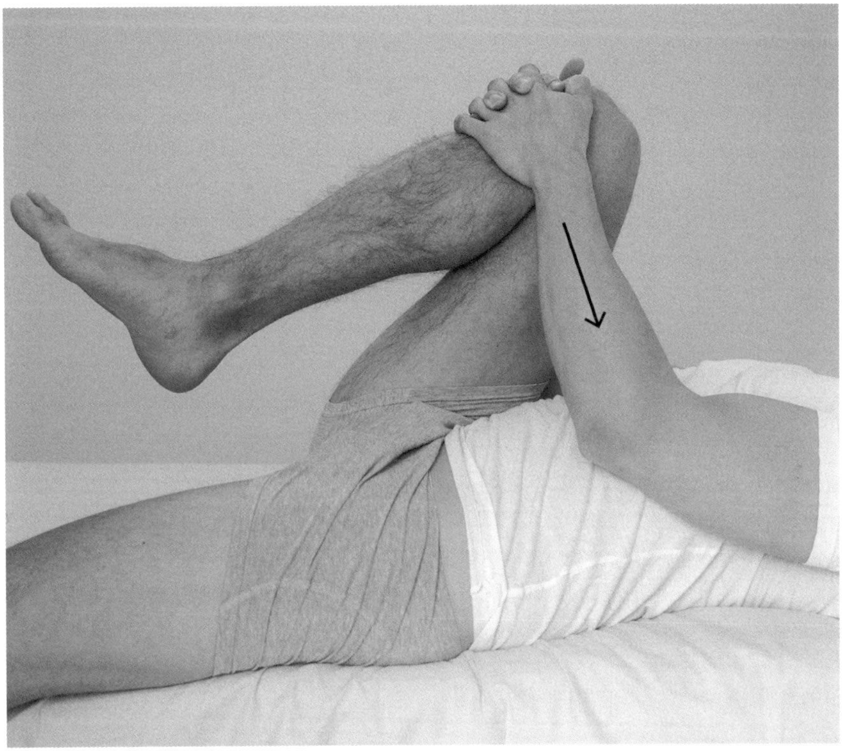

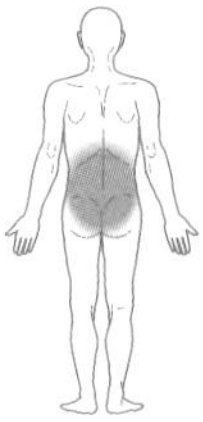

Beschwerdebild 57

Schmerzen am Übergang von der Lendenwirbelsäule zum Kreuzbein mit Blockierungsgefühl im Kreuzbein-Darmbein-Gelenk

Befund Druckschmerz am oberen Pol des Sakroiliakalgelenks (SIG) mit Bewegungseinschränkung, ziehende Schmerzen, die in die Oberschenkelhinterseite ausstrahlen.
Anatomische Bezüge und diagnostische Überlegungen Strukturelle oder funktionelle Bewegungseinschränkung des SIG zeigt sich auf der Seite, auf der die Spina iliaca posterior superior (SIPS) mit nach oben wandert. Dies erklärt sich durch die reflektorische muskuläre Spannungszunahme, die sich aus der segmentale Innervation und Steuerung über den N. ischiadicus (L5 und S1) und damit Tonisierung und Verkürzung der pelvitrochantären und ischiokruralen Kette ergibt.

Lagerung des Patienten und Position des Therapeuten
P stehend | **T** steht hinter dem Patienten.
Kontakt Der Therapeut legt symmetrisch seine Daumenbeeren auf die beiden SIPS.
Ausführung Prüfung auf seitenunterschiedliche Beweglichkeit der Darmbeinschaufeln zum Kreuzbein.

Indikation Die Prüfung des Phänomens ist im Rahmen der Verlaufsbeurteilung der Behandlung einer LWS-SIG-Blockierung vor und nach jeder Behandlung sinnvoll.
Differenzialdiagnostische Überlegungen bei Beschwerdepersistenz Störungen des SIG und Abgrenzung zu radikulären Phänomenen mit Wurzelreizsymptomatik.

In Zusammenhängen denken Alternativ können die variable Beinlängendifferenz nach Derbolowsky über das Aufsetzenlassen des Patienten aus der Rückenlagerung oder das Vierer-Zeichen (Patrick–Kubis Test) durch Einstellen einer Außenrotations-/Abduktionsbewegung im Hüftgelenk mit Prüfung der Seitendifferenz angewandt werden.

Prüfung des Vorlaufphänomens am Sakroiliakalgelenk (Position der Hände)

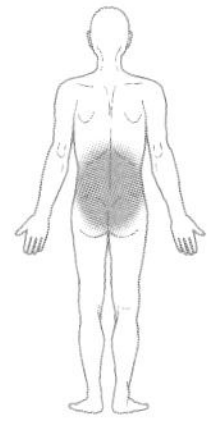

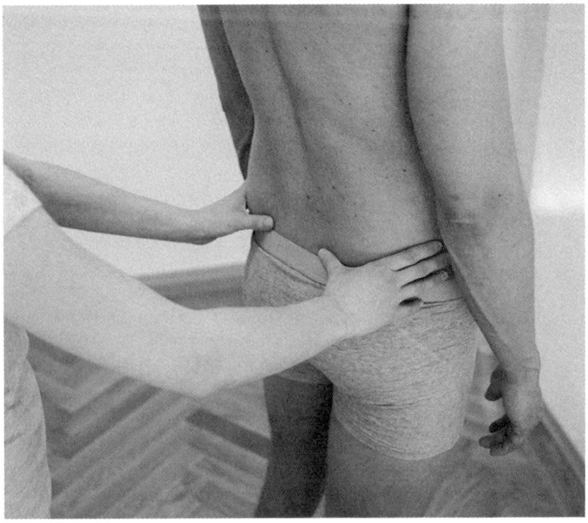

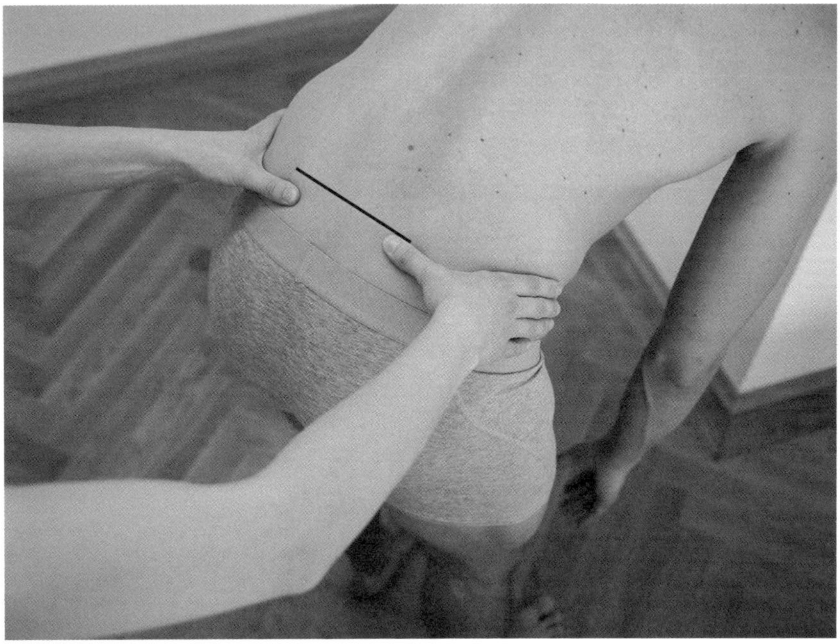

C Rückblick Anatomie › 20 26

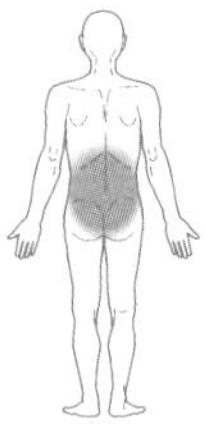

Beschwerdebild 58

Schmerzen am Übergang von der Lendenwirbelsäule zum Kreuzbein mit Blockierungsgefühl im Kreuz-Darmbein-Gelenk und Schmerz in Gesäß und Oberschenkel

Befund Schmerz im M. piriformis und M. gluteus medius (Piriformis-Syndrom). Wahrnehmbarer Sell-Irritationspunkt am Durchtritt des N. gluteus superior in Projektion auf den Unterrand des M. gluteus medius.
Anatomische Bezüge und diagnostische Überlegungen Selektive Innervation des Unterrands des M. gluteus medius über den N. gluteus superior aus S1.

Lagerung des Patienten
P in Bauchlage | **T** steht seitlich an der Liege, wechselt später seine Position.
Position des Therapeuten und Griffvorbereitung Der Sell-Irritationspunkt am Unterrand des M. gluteus medius liegt vier (Patienten-)Querfinger unterhalb der Crista iliaca und drei Querfinger neben dem Gelenkspalt des Sakroiliakalgelenk (SIG). Dies entspricht einer gedachten Verbindungslinie zwischen der Spina iliaca posterior superior (SIPS) und dem Trochanter major am Übergang vom ersten zum zweiten Drittel Der Therapeut steht seitlich an der Liege, um die Empfindlichkeit des Sakrum bei Druck nach ventral zu testen. Er wechselt seine Position und blickt in Fußrichtung des Patienten, wenn er die Empfindlichkeit beim Schub auf das Sakrum nach kaudal prüft.

Erwartete Wirkung Funktionelle Prüfung von Blockierungen des SIG auf Empfindlichkeit bei Ventralisierung oder Kaudalisierung.
Differenzialdiagnostische Überlegungen bei Beschwerdepersistenz Bandscheibenvorfall, Sakroiliitis, Spondylolisthesis, Osteochondrose, Enge des Neuroforamens.

In Zusammenhängen denken Während Karl Sell seine chirotherapeutischen Techniken entwickelte, machte er die Erfahrung, dass bei Störungen im SIG in Höhe S1 ein schmerzhafter Punkt am Unterrand des M. gluteus medius aufzufinden war. Dieser entsprach dem Durchtrittspunkt des N. gluteus superior. Nach Ausschluss von Kontraindikationen wie radikulärer oder entzündlicher Prozesse war es ihm möglich, eine funktionelle Zuordnung von Empfindlichkeiten am SIG abzuleiten. Sein Nachfolger, Hans-Peter Bischoff, arbeitete diese akribisch wissenschaftlich auf und präzisierte sie.

Aufsuchen des Sell-Irritationspunkts S1 und Prüfung auf ventrale und kaudale Empfindlichkeit

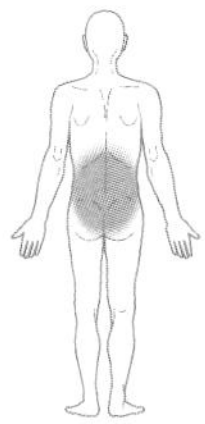

Ausführung ventral Bei schmerzhafter Induration des Sell-Irritationspunkts prüft der Therapeut diesen auf Ventralisierungsempfindlichkeit. Dies erreicht er, indem er auf das Sakrum in Höhe S1 der ihm zugewandten Seite einen Druck liegenwärts ausübt. Durch Druck auf das Sakrum in Höhe S3 auf der patientenfernen Seite prüft der Therapeut die Dorsalisierungsempfindlichkeit des Sakrum. Dabei nutzt er mit dem gegenläufigen Kippeffekts des Sakrum den Nutationseffekt aus.

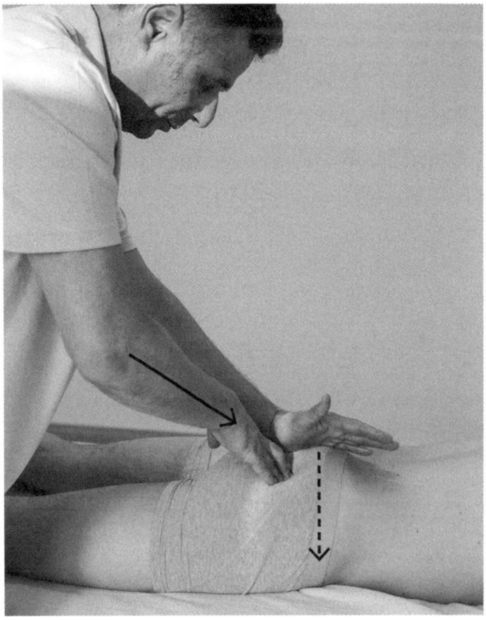

Ausführung kaudal Der Therapeut sucht mit seiner patientennahen Hand den Sell-Irritationspunkt auf. Der distale Kleinfingerballen seiner patientenfernen Hand übt einen kaudalisierenden Schub auf den oberen Pol des ihm zugewandten Teils des Sakrum aus. Hiermit prüft er die **Kaudalisierungsempfindlichkeit**.

Zur Prüfung der **Kranialisierungsempfindlichkeit** zieht der Therapeut das Bein des Patienten nach distal. Dadurch erfährt das Ilium einen Zug nach kaudal und das Sakrum wandert relativ gesehen nach kranial.

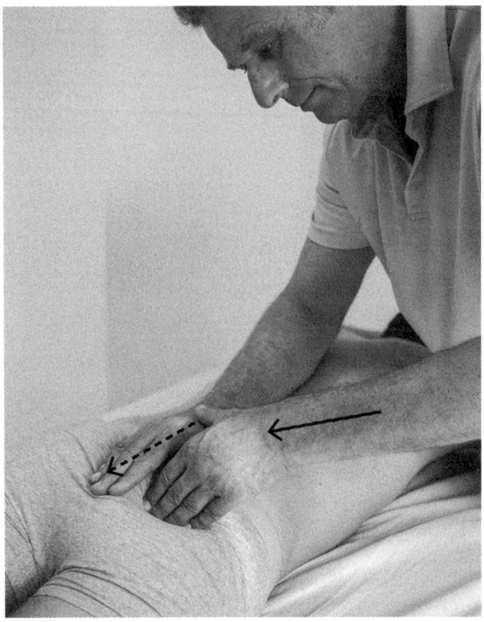

C Rückblick Anatomie › 20 22

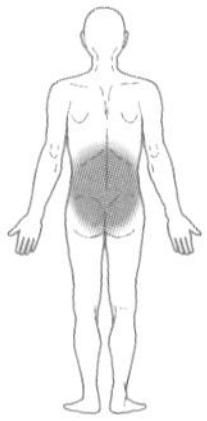

Beschwerdebild 59

Schmerzen am Übergang von der Lendenwirbelsäule zum Kreuzbein mit Blockierungsgefühl im Kreuzbein-Darmbein-Gelenk

Befund Positives Vorlaufphänomen, Sell-Irritationspunkt hauptsächlich Empfindlichkeit bei Ventralisierung und Kaudalisierung.

Anatomische Bezüge und diagnostische Überlegungen Aufgrund der segmentalen Innervation von M. pirformis (L5/S1) und M. gluteus medius (S1) Rückschluss auf Strukturstörungen des lumbosakralen Übergangs möglich.

Lagerung des Patienten und Position des Therapeuten **P** in Seitenlage, die betroffene Seite ist dem Therapeuten zugewandt **| T** befindet sich seitlich des Patienten.

Kontakt und Spannung Der Therapeut legt sein kopfnahes Bein in der Weise auf, dass das Patientenbein in Beugestellung auf seinem proximalen Oberschenkel ruht. Dabei entlordosiert sich der lumbosakrale Übergang des Patienten. Beide Hände und Unterarme des Therapeuten umfassen verschränkt in Köcherstellung die Zirkumferenz der Crista iliaca.

Ausführung nach Probemobilisation Aus der gegebenen Köchergriffeinstellung an der Zirkumferenz der Crista iliaca kann der Therapeut bei gleichzeitiger Sicherung vor einer vermehrten Adduktion im Hüftgelenk des Patienten (wichtig z. B. bei Hüftendoprothese) eine weiche Mobilisation der Crista iliaca in der Achse des eingestellten Patientenbeins nach ventral und kaudal bewirken. Damit kann er sowohl einen kranialisierenden als auch einen dorsalisierenden Effekt auf den oberen Pol des Sakrum auf der zugewandten Seite bewirken.

Erwartete Wirkung Weiche mobilisierende Lösung von Blockierungen des SIG bei vorgegebener Empfindlichkeit nach ventral und kaudal.

Differenzialdiagnostische Überlegungen bei Beschwerdepersistenz Irritationen des Plexus lumbosacralis durch Raumforderungen wie Ovarialzysten, Uterusmyome oder Prostatavergrößerung; Bandscheibenvorfall, Sakroiliitis, Spondylolisthesis, Osteochondrose, Enge des Neuroforamens.

Mobilisation des Sakroiliakalgelenks in Seitlagerung mit Traktion – Handhaltung und Körperhaltung (»Köchergriff«)

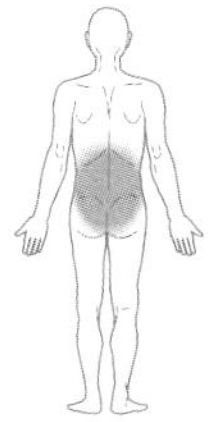

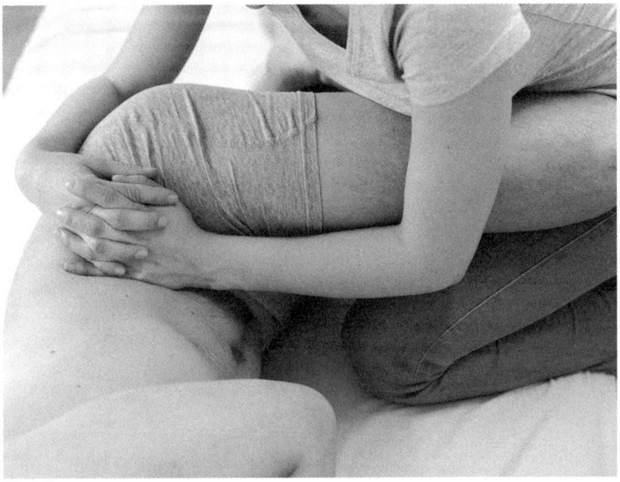

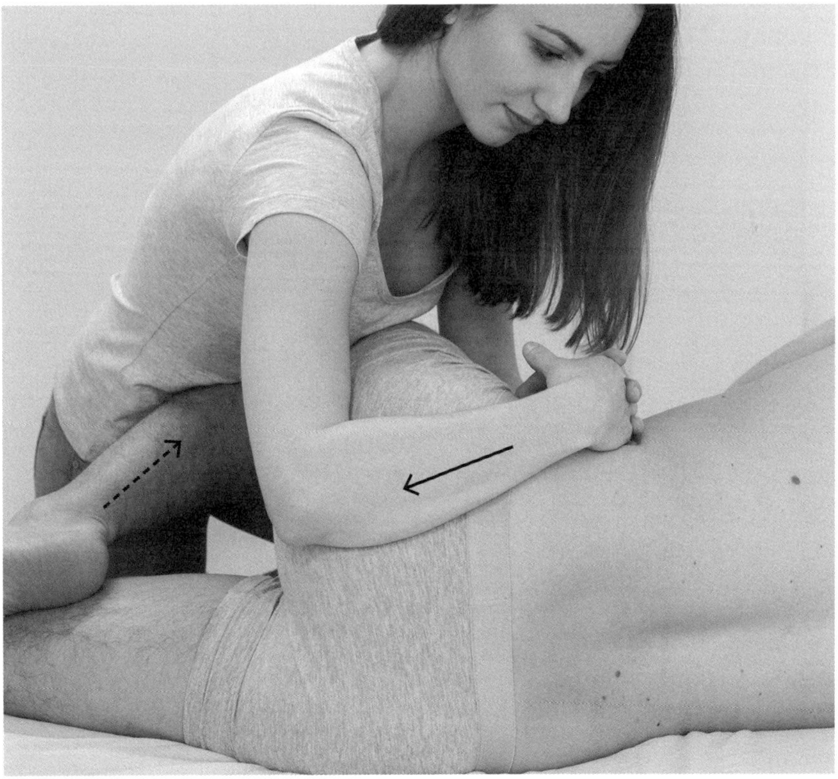

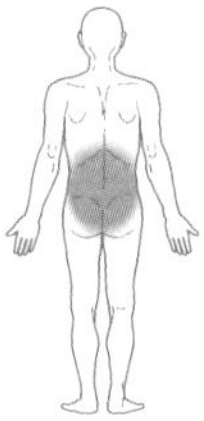

Beschwerdebild 60

Schmerzen am Übergang von der Lendenwirbelsäule zum Kreuzbein mit Blockierungsgefühl im Kreuzbein-Darmbein-Gelenk und Schmerzverstärkung bei Hohlkreuzbildung

Befund Positives Vorlaufphänomen und Irritationspunkt S1, hauptsächlich empfindlich bei Ventralisierung und Kaudalisierung des Sakrum.

Anatomische Bezüge und diagnostische Überlegungen Über die segmentale Innervation der Nervenwurzeln L5 und S1, Rückschluss auf Störungen in Höhe LWK5/SWK1 und der pelvitrochantären Muskelketten.

Lagerung des Patienten und Position des Therapeuten
P in Seitenlage, auf der nicht-betroffenen Seite liegend, die betroffene Region dem Therapeuten zugewandt **| T** steht seitlich zur Liege, dem Rücken des Patienten zugewandt.

Kontakt und Spannung Der Therapeut modelliert sich mit dem Übergang Kleinfinger-Daumenballen der kopffernen Hand an der Spina iliaca posterior superior (SIPS) ein. Die kopfnahe Hand des Therapeuten umfasst den distalen Unterarm des Patienten, die gleiche Hand des Patienten umfasst ihrerseits den distalen Unterarm des Therapeuten („Bergretter-Technik").

Ausführung nach Probemobilisation Bei Aufforderung an den Patienten, am Therapeutenarm einen Zug auszuführen, lässt der Therapeut über seine Hand an der SIPS in Achse des eingestellten Patientenbeins einen mobilisierenden Schub auf die SIPS nach ventral und kaudal einwirken und kann durch die Gegenspannung am Oberkörper des Patienten eine gegenläufige Bewegung am zugewandten Sakrum nach dorsal und kranial bewirken, diese Gegenspannung verhindert eine Lordosierung des Patienten.

Erwartete Wirkung Weiche lösende Mobilisation des Sakroiliakalgelenks.

Differenzialdiagnostische Überlegungen bei Beschwerdepersistenz Bandscheibenvorfall LKW4/5 oder LWK5/SWK1, Sakroiliitis (M. Bechterew, M. Reiter, HLA-B27 assoziiert), Spondylolisthesis, Osteochondrose und Spondylarthrose mit Enge des Neuroforamens.

Mobilisation des Sakroiliakalgelenks in Gegenhaltertechnik (»Lady-Erlöser in Bergretter-Technik«)

(bei hypermobilen Patienten unter Einsatz einer Muskelenergietechnik)

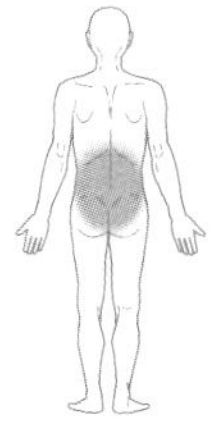

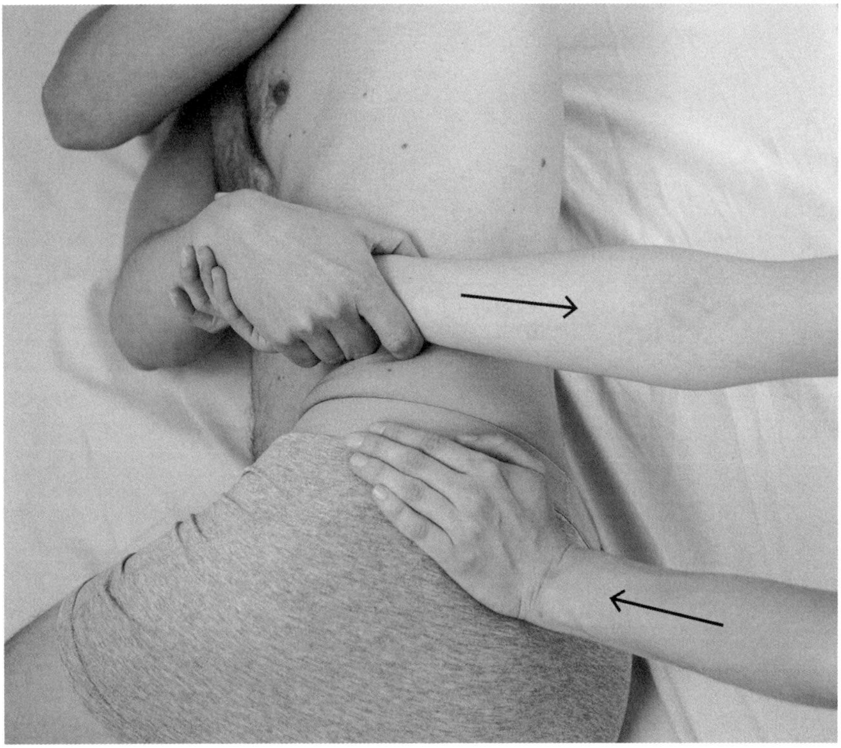

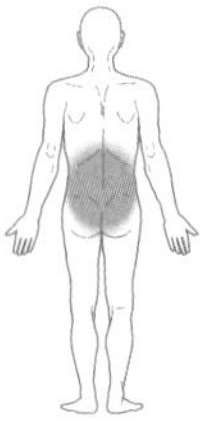

Beschwerdebild 61

Schmerzen am Übergang von der Lendenwirbelsäule zum Kreuzbein mit Blockierungsgefühl im Kreuzbein-Darmbein-Gelenk und Schmerzverstärkung bei Hohlkreuzbildung

Befund Positives Vorlaufphänomen, Irritationspunkt S1 empfindlich bei Ventralisierung und Kaudalisierung des Sakrum.

Anatomische Bezüge und diagnostische Überlegungen Über die segmentale Innervation der Nervenwurzeln L5 und S1, Rückschluss auf Störungen in Höhe LWK5/SWK1 und der pelvitrochantären Muskelketten.

Lagerung des Patienten und Position des Therapeuten **P** in Seitenlage auf der nicht-betroffenen Seite | **T** steht seitlich zur Liege, wobei ihm die betroffene Seite zugewandt ist.

Kontakt und Spannung Der Therapeut stabilisiert mit dem Übergang von proximalen Kleinfinger- und Daumenballen seiner kopfnahen Hand die Spina iliaca posterior superior. Die kopfferne Hand greift das liegennahe Patientenbein in Hüftgelenkbeugestellung am proximalen Unterschenkel und führt dort eine Adduktion aus.

Ausführung nach Probemobilisation Der Therapeut verstärkt aus seiner Körperspannung einen mobilisierenden Schub auf die Spina iliaca posterior superior nach ventral und kaudal bei gleichzeitigem Gegenschub am Becken des Patienten, so dass auf das betroffene Sakroiliakalgelenk ein Adduktionsschereffekt mit Lösung nach kranial und dorsal bewirkt werden kann.

Erwartete Wirkung Weiche mobilisierende Lösung von Blockierungen des Sakroiliakalgelenk.

Differenzialdiagnostische Überlegungen bei Beschwerdepersistenz Bandscheibenvorfall LKW4/5 oder LWK5/SWK1, Sakroiliitis (M. Bechterew, M. Reiter, HLA-B27 assoziiert), Spondylolisthesis, Osteochondrose und Spondylarthrose mit Enge des Neuroforamens.

Mobilisation des Iliosakralgelenks in Seitlagerung mit Adduktions-Schergriff über die Achse des Oberschenkels

(auch bei Kindern und bei Frauen in der Schwangerschaft möglich)

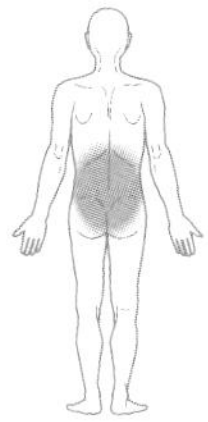

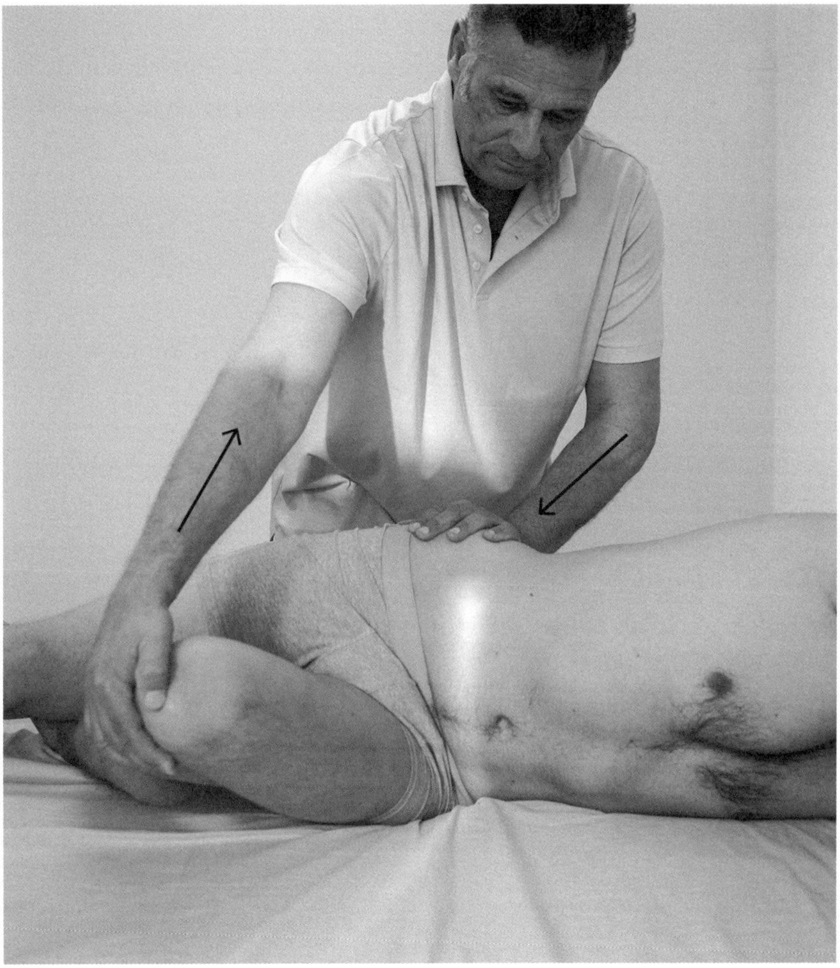

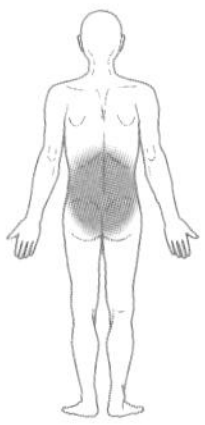

Beschwerdebild 62

Schmerzen am Übergang von der Lendenwirbelsäule zum Kreuzbein mit Blockierungsgefühl im Kreuzbein-Darmbein-Gelenk und Schmerzverstärkung bei Hohlkreuzbildung

Befund Positives Vorlaufphänomen, Irritationspunkt S1 empfindlich bei Ventralisierung und Kaudalisierung des Sakrum.

Anatomische Bezüge und diagnostische Überlegungen Über die segmentale Innervation der Nervenwurzeln L5 und S1 Rückschluss auf Störungen in Höhe LWK5/SWK1 und der pelvitrochantären Muskelketten.

Lagerung des Patienten und Position des Therapeuten **P** in Seitenlage auf der nicht-betroffenen Seite | **T** steht seitlich zur Liege dem Patienten zugewandt.

Kontakt und Spannung Der Therapeut stabilisiert mit seiner kopfnahen Hand den distalen Oberarm des Patienten in leichter Beugestellung. Die kopfferne Hand legt sich mit dem proximalen Kleinfingerballen der Spina iliaca posterior superior der betroffenen Seite an. Dabei führt der Therapeut den Ellbogen weit nach vorne. Durch eine Innenrotation im Schultergelenk bewirkt er über die Spannung der Mm. latissimus und pectoralis beckenwärts eine Verriegelung (Stabilisierung). Der Patient lagert seinen liegenfernen Fußrücken in die Kniekehle des liegennahen Beines. Der Therapeut fixiert nun mit seinem distalen Oberschenkel den liegenfernen Schienbeinkopf des Patienten.

Ausführung nach Probemobilisation Der Therapeut führt über seine eingestellte Position im Rahmen einer akzentuierten Absetzbewegung eine synchrone triangulären Spannungsverstärkung aus. Dabei werden die Spina iliaca posterior superior und der Schienbeinkopf des Patienten nach ventral und kaudal unter Gegenhalt am Oberkörper einem mobilisierenden Stress ausgesetzt.

Erwartete Wirkung Weiche mobilisierende Lösung von Blockierungen des Sakroiliakalgelenks.

Differenzialdiagnostische Überlegungen bei Beschwerdepersistenz Bandscheibenvorfall LKW4/5 oder LWK5/SWK1, Sakroiliitis (M. Bechterew, M. Reiter, HLA-B27 assoziiert), Spondylolisthesis, Osteochondrose und Spondylarthrose mit Enge des Neuroforamens.

In Zusammenhängen denken Die Spina iliaca posterior superior wandert dadurch nach ventral und kaudal. Der dem Therapeuten zugewandte obere Pol des Sakrum erfährt einen Lösung nach kranial und dorsal.

Mobilisation des Sakroiliakalgelenks über die Spina iliaca posterior superior

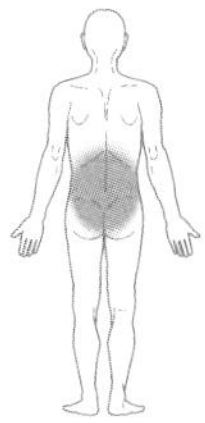

(für sportlich-athletische Patienten »Erlösergriff«)

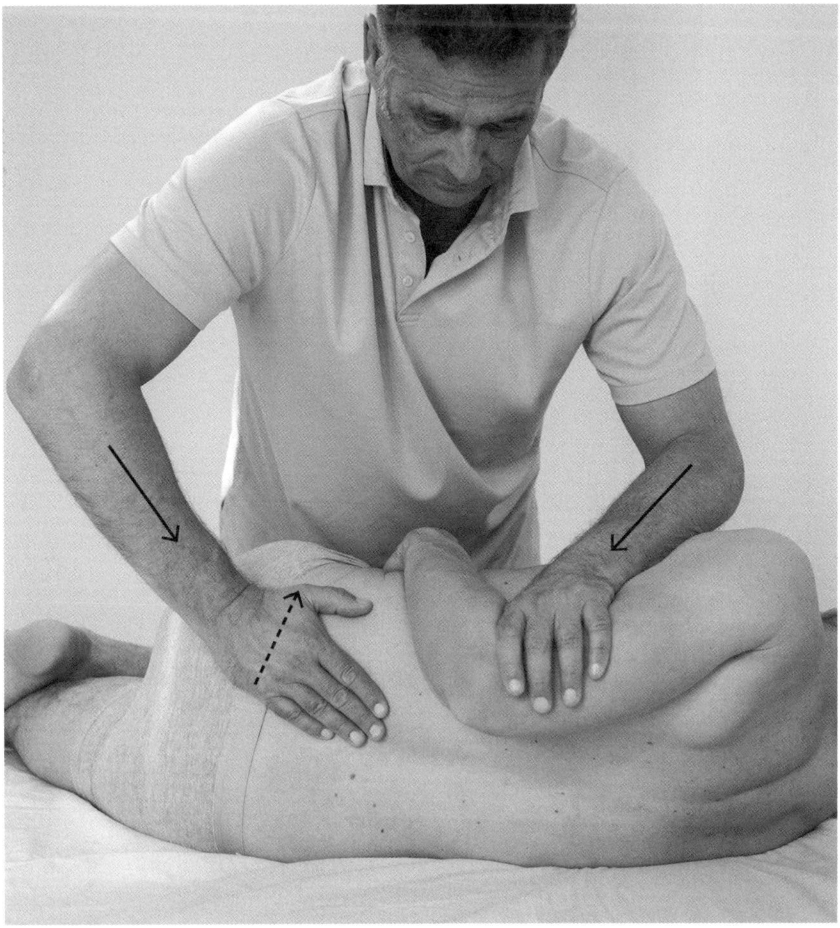

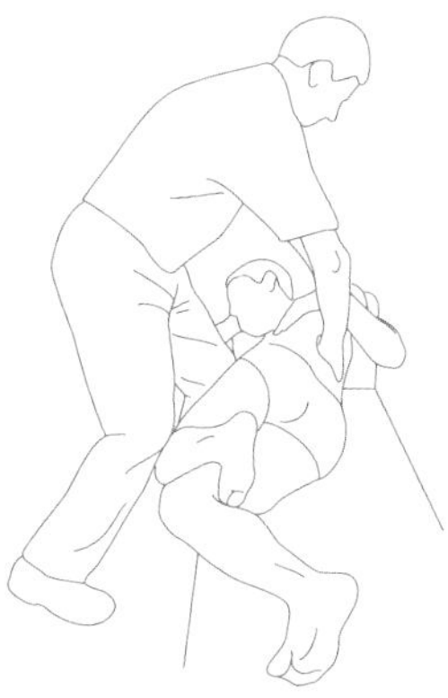

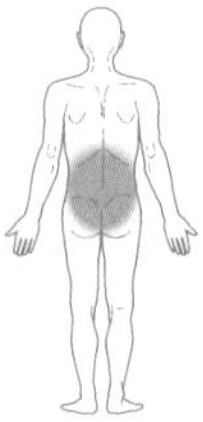

Beschwerdebild 63

Schmerz am Übergang von der Lendenwirbelsäule zum Kreuzbein mit Blockierungsgefühl im Kreuzbein-Darmbein-Gelenk und Schmerzverstärkung bei Hohlkreuzbildung und Gefühl einer nach unten ziehenden Einstauchung

Befund Positives Vorlaufphänomen, Irritationspunkt S1 empfindlich bei Ventralisierung und Kaudalisierung des Sakrum.

Anatomische Bezüge und diagnostische Überlegungen Über die segmentale Innervation der Nervenwurzeln L5 und S1 Rückschluss auf Störungen in Höhe LWK5/SWK1 und der pelvitrochantären Muskelketten.

Lagerung des Patienten und Position des Therapeuten
P in Bauchlage **|** **T** steht seitlich zur Liege.

Kontakt und Spannung Der Therapeut streicht sich weich mit der liegennahen Hand von kaudal kommend auf der ihm zugewandten Seite des Sakrum mit seiner Hohlhand unter Betonung des subkapitalen Kleinfingerballen in Höhe S3 des Sakrum ein. Die Oberschenkel des Therapeuten fixieren den distalen Unterschenkel des Patienten oberhalb der Knöchelgabel (supramalleolär) mit den Oberrändern der distalen Oberschenkelwangen (suprakondylär).

Ausführung nach Probemobilisation Der Therapeut führt über seine Körperspannung – wie ein springender Panther – einen Schub aus den Fußballen aus. Gleichzeitig bewirkt er einen Zug am distalen Unterschenkel über die Streckung seiner leicht gebeugten Kniegelenke bei absolut stabilisiertem Rumpf. Es entsteht dabei ein Schub auf das Sakrum nach kranial und dorsal bei Zug auf das Ilium nach kaudal und ventral.

Erwartete Wirkung Mobilisation auf das Sakrum im Kreuz-Darmbein-Gelenk nach kranial.

Differenzialdiagnostische Überlegungen bei Beschwerdepersistenz Bandscheibenvorfall LKW4/5 oder LWK5/SWK1, Sakroiliitis (M. Bechterew, M. Reiter, HLA-B27 assoziiert), Spondylolisthesis, Osteochondrose und Spondylarthrose mit Enge des Neuroforamens.

Mobilisation des Os sacrum nach kranial bei gleichzeitiger Kaudalisierung des Os ilium (»Panthersprung« nach Sell)

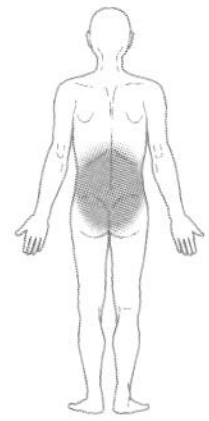

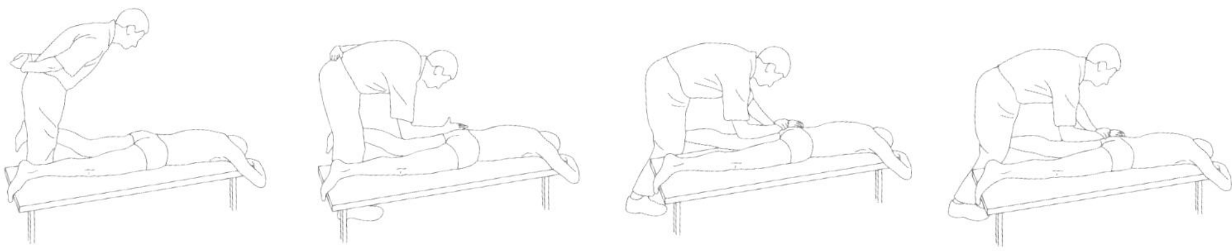

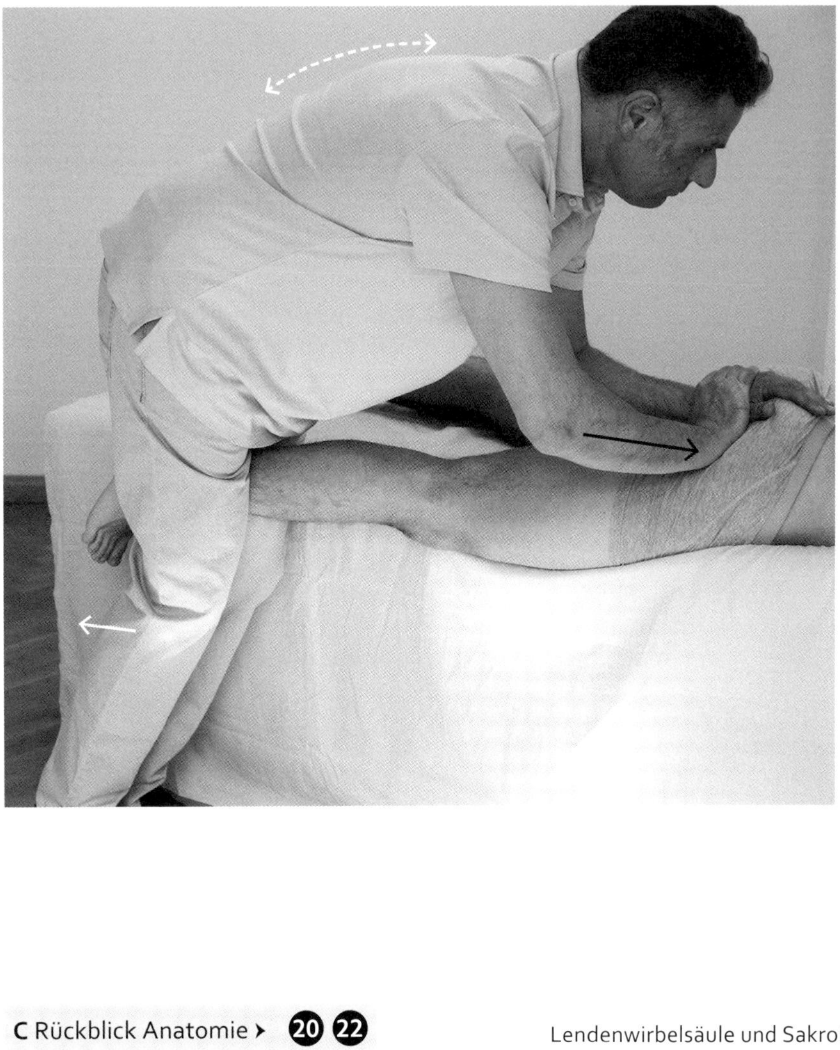

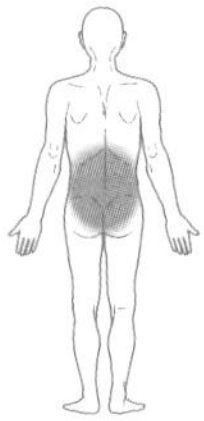

Beschwerdebild 64

Schmerzen im am Übergang von der Lendenwirbelsäule zum Kreuzbein mit Blockierungsgefühl im Kreuz-Darmbein-Gelenk und Schmerzverstärkung bei Hohlkreuzbildung

Befund Positives Vorlaufphänomen, Irritationspunkt S1 empfindlich bei Ventralisierung und Kaudalisierung des Sakrum.

Anatomische Bezüge und diagnostische Überlegungen Über die segmentale Innervation der Nervenwurzeln L5 und S1 Rückschluss auf Störungen in Höhe LWK5/SWK1 und der pelvitrochantären Muskelketten.

Lagerung des Patienten
P in Rückenlage.

Ausführung Der Unterschenkel der betroffenen Seite wird auf den distalen Oberschenkel des anderen Beins gelegt. Der Patient umfasst dann mit den verschränkten Händen den distalen Oberschenkel des um 90° im Hüftgelenk gebeugten Beins der gesunden Seite.

Unter Zug mit beiden Händen am gesunden Bein wird die Beugung im Hüftgelenk verstärkt. Dies bewirkt über die Diagonalebene (Knie nicht-betroffene Seite – Spina iliaca anterior superior betroffene Seite) eine vermehrte Außenrotation mit Abduktion der betroffenen Seite. So kann unter gleichzeitiger Dehnung der pelvitrochantären Ketten und der sakroiliakalen Bänder eine Öffnung der Neuroforamina der betroffenen Seite bewirkt werden.

Erwartete Wirkung Mobilisation der lumbosakralen Region unter Einschluss der ligamentären, muskulären und arthrogenen Komponente.

Differenzialdiagnostische Überlegungen bei Beschwerdepersistenz Bandscheibenvorfall LKW4/5 oder LWK5/SWK1, Sakroiliitis (M. Bechterew, M. Reiter, HLA-B27 assoziiert), Spondylolisthesis, Osteochondrose und Spondylarthrose mit Enge des Neuroforamens.

Eigenübung: Lösung der unteren LWS und des Kreuzbein-Darmbein-Gelenks

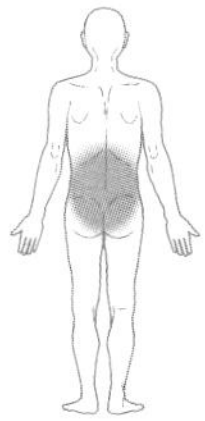

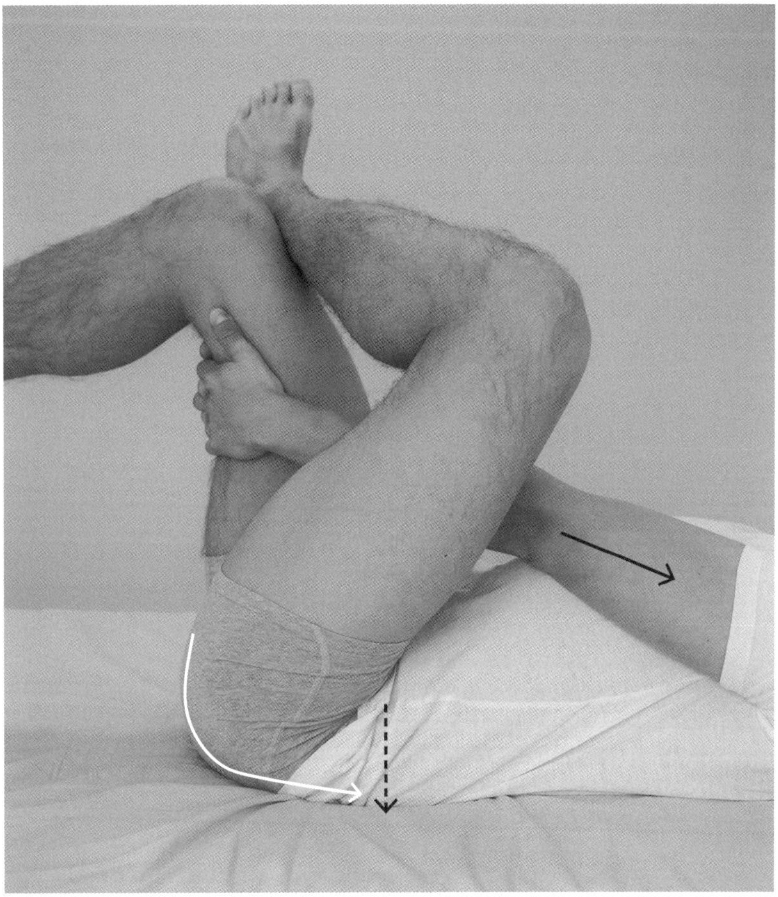

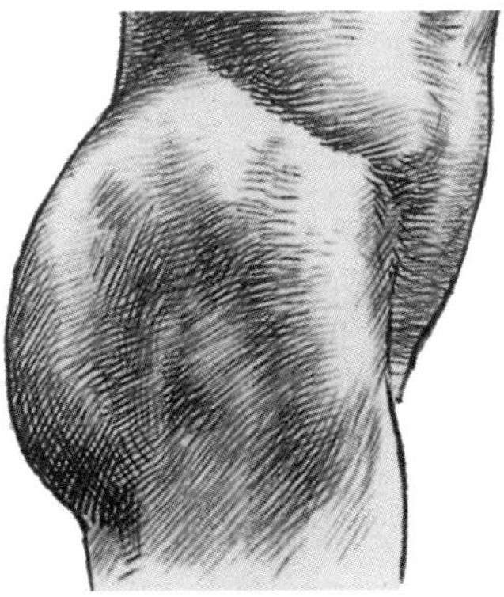

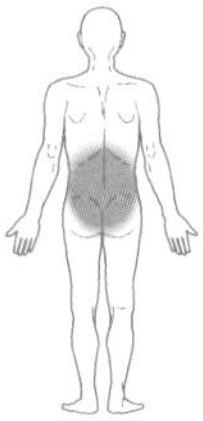

Beschwerdebild 65

Schmerzen im Hüftgelenk und am Übergang von der Lendenwirbelsäule zum Kreuzbein-Darmbein-Gelenk

Befund Positives Vorlaufphänomen, Irritationspunkt S1 empfindlich bei Ventralisierung und Kaudalisierung des Sakrum, Einschränkung des Hüftgelenks in Innenrotation und Adduktion.

Anatomische Bezüge und diagnostische Überlegungen Über die segmentale Innervation der Nervenwurzeln L5 und S1 Rückschluss auf Störungen in Höhe LWK5/SWK1 und der pelvitrochantären Muskelketten.

Lagerung des Patienten und Position des Therapeuten
P in Rückenlage | **T** sitzt seitlich auf der Liege auf der betroffenen Seite des Patienten.

Kontakt und Spannung Der Therapeut streicht sich mit seiner patientenfernen Hand über die Fingerbeeren der Langfinger 2 bis 5 medial der Spina iliaca posterior superior der betroffenen Seite ein. Mit der patientennahen Hand wird das auf der Therapeutenschulter in 90° Beugestellung liegende Bein von medial am distalen Oberschenkel umfasst.

Ausführung nach Probemobilisation Der Therapeut führt über seine Körperspannung eine kontrollierte kreisende, mobilisierende Außenrotations- und Abduktionsbewegung im Hüftgelenk des Patienten aus. Dabei erfolgt gleichzeitig ein lateralisierender Zug auf die Spina iliaca posterior superior.

Erwartete Wirkung Weiche mobilisierende Lösung von Blockierungen des lumbosakralen Übergangs und des Hüftgelenks und Öffnung der Neuroforamina der betroffenen Seite.

Differenzialdiagnostische Überlegungen bei Beschwerdepersistenz Bandscheibenvorfall LKW4/5 oder LWK5/SWK1, Sakroiliitis (M. Bechterew, M. Reiter, HLA-B27 assoziiert), Spondylolisthesis, Osteochondrose und Spondylarthrose mit Enge des Neuroforamens, Coxarthrose, Coxitis und Hüftkopfnekrose.

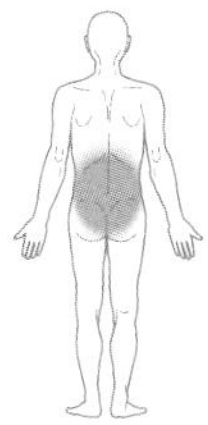

Mobilisation des Hüftgelenks und des Sakroiliakalgelenks unter Traktion nach distal

(bei Kindern, Frauen in der Schwangerschaft und älteren Patienten)

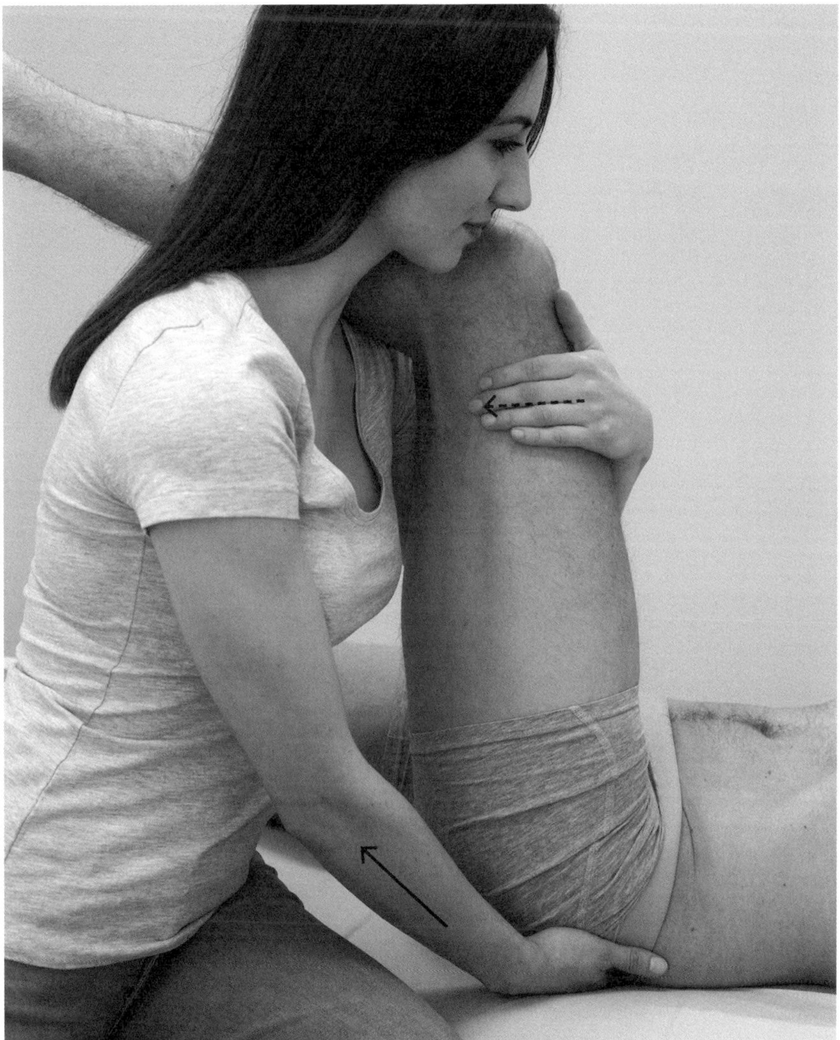

B6 Hüftgelenk und untere Extremität

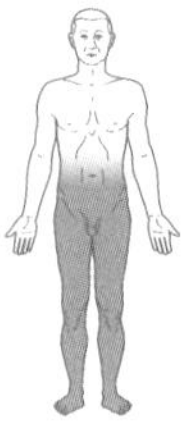

Beschwerdebild 66

Schmerzen im Hüftgelenk und am Übergang von der Lendenwirbelsäule zum Kreuzbein

Befund Einschränkung der Innenrotation und Adduktion im Hüftgelenk mit Ausstrahlung in das Sakroiliakalgelenk.

Anatomische Bezüge und diagnostische Überlegungen Über die segmentale Irritation der Nervenwurzeln L1 bis S1 mit breiter Fächerung über die Adduktorengruppe über den M. iliopsoas bis zum M. piriformis sind Störungen der gesamten LWS einschließlich des Sakroiliakalgelenks möglich.

Lagerung des Patienten und Position des Therapeuten
P in Rückenlage | **T** sitzt seitlich auf der Liege.

Kontakt und Spannung Der Therapeut umfasst mit seinen übereinandergelegten und verschränkten Händen den proximalen Oberschenkel distal des Schenkelhalses und legt das Bein in 90° auf seine patientennahe Schulter auf.

Ausführung nach Probemobilisation Der Therapeut führt über seine Körperspannung einen Zug auf das betroffene Hüftgelenk nach lateral und kaudal aus. Hierdurch kann der Hüftkopf im Pfannenboden unter Dehnung des M. iliopsoas mobilisierend gelöst und gleichzeitig das Sakroiliakalgelenk entlastet werden.

Erwartete Wirkung Mobilisation des Hüftgelenks nach lateral und kaudal unter Beteiligung des Sakroiliakalgelenks.

Differenzialdiagnostische Überlegungen bei Beschwerdepersistenz Bandscheibenvorfall LKW4/5 oder LWK5/SWK1, Sakroiliitis (M. Bechterew, M. Reiter, HLA-B27 assoziiert), Spondylolisthesis, Osteochondrose und Spondylarthrose mit Enge des Neuroforamens, Coxarthrose, Coxitis und Hüftkopfnekrose.

Mobilisation des Hüftgelenks und des Sakroiliakalgelenks nach lateral und kaudal

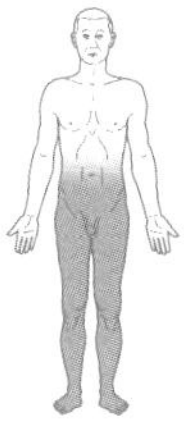

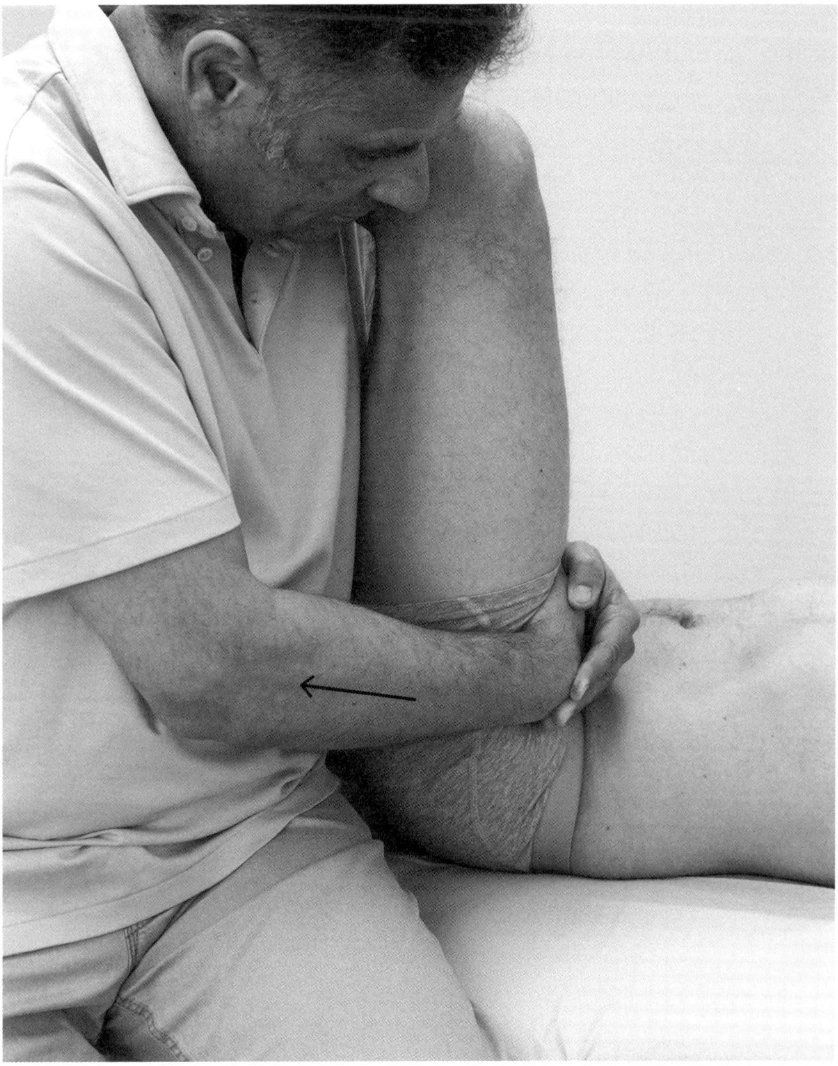

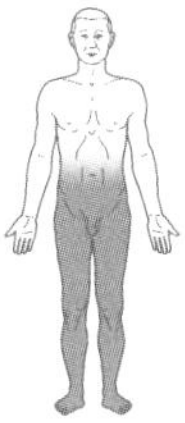

Beschwerdebild 67

Schmerzen im Oberschenkel lateral

Befund Fasziale Druckpunkte im Tractus iliotibialis und M. piriformis.

Anatomische Bezüge und diagnostische Überlegungen Segmentale oberflächliche sensible Innervation über die Nervenwurzeln L3 und L4, die motorische Innervation über Nervenwurzeln L5 und S1 aus dem Plexus lumbosacralis; Rückschluss auf Störungen in Höhe LWK3/4 bis LWK5/SWK1.

Lagerung des Patienten und Position des Therapeuten

P in Seitenlage auf der gesunden Seite mit leicht in Hüfte und Knie gebeugtem Bein

T steht seitlich hinter dem Patienten.

Kontakt und Spannung Der Therapeut legt zur Orientierung die Zeigefinger auf den Trochanter major und bildet im Schluss mit den Daumenbeeren eine Raute. Die Daumenbeeren werden anschließend übereinandergelegt und kommen nach Öffnung der Raute damit an den tendomuskulären Ansatz des M. piriformis am Hinterrand des Trochanter major zu liegen. Der Therapeut stellt dann einen spürbaren, aber nicht schmerzhaften Kontakt in der Tiefe im Verlauf des Tractus iliotibialis her.

Ausführung nach Probemobilisation Der Therapeut führt über seine Körperspannung eine Druckverstärkung auf den eingestellten Druckpunkt aus, die spürbar, aber nicht schmerzhaft sein sollte. Ergänzend kann danach der Tractus iliotibialis von distal nach proximal ausgestrichen werden.

Erwartete Wirkung Nach etwa 90 Sekunden Lösung der vermehrten Spannung am M. piriformis und Tractus iliotibialis.

Differenzialdiagnostische Überlegungen bei Beschwerdepersistenz Bandscheibenvorfall LKW4/5 oder LWK5/SWK1, Sakroiliitis (M. Bechterew, M. Reiter, HLA-B27 assoziiert), Spondylolisthesis, Osteochondrose und Spondylarthrose mit Enge des Neuroforamen, Coxarthrose, Coxitis und Hüftkopfnekrose; irritiertes Tibiofibulargelenk schmerzhaft nach kranial ausstrahlend.

Mobilisation des Tractus iliotibialis und des M. piriformis in Adduktion und Seitlagerung

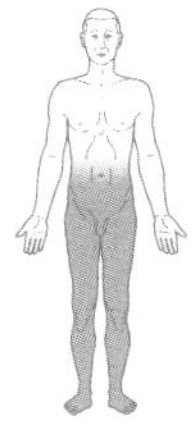

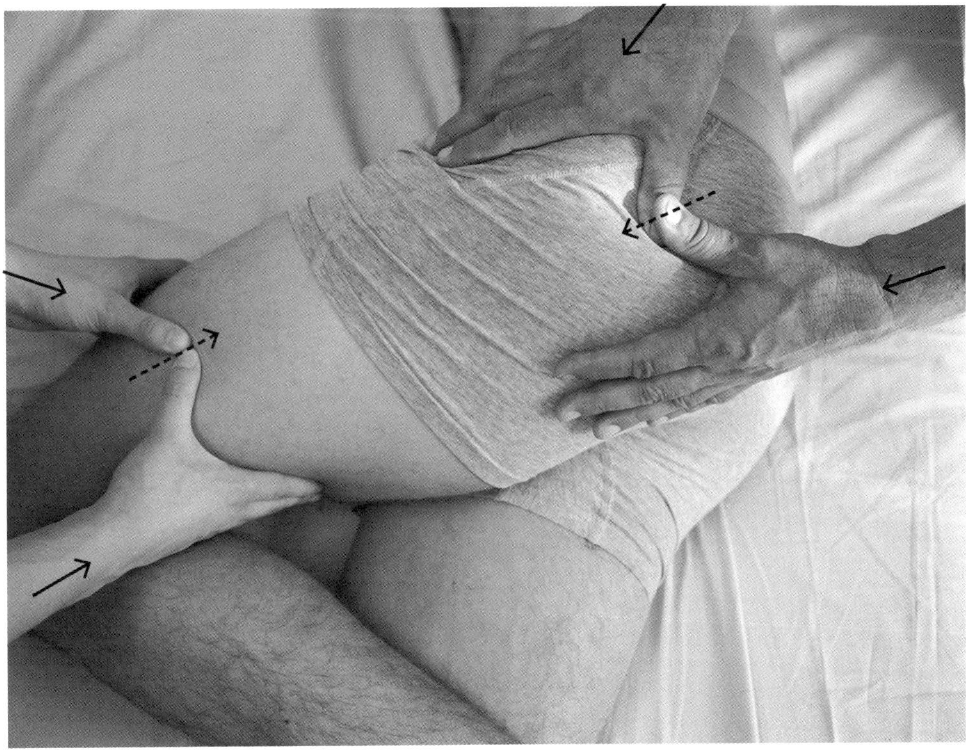

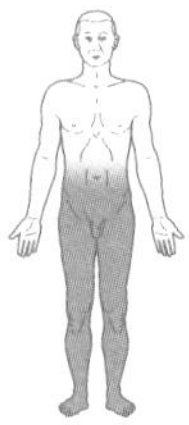

Beschwerdebild 68

Schmerzen mit Ausstrahlung an den Hinterrand des Oberschenkels, Verkürzungssymptomatik

Befund Schmerzhafte Druckpunkte im Verlauf der ischiokruralen Kette und muskuläre Spannung mit eingeschränkter Beweglichkeit bei der Rumpfbeuge oder Pseudo-Lasègue.

Anatomische Bezüge und diagnostische Überlegungen Die ischiokrurale Kette wird innerviert aus den Nervenwurzeln L5 und S1 (N. ischiadicus), Störungen hauptsächlich aus der Höhe LWK5/SWK1.

Lagerung des Patienten und Position des Therapeuten
P in Rückenlage | **T** sitzt seitlich auf der Liege.

Kontakt und Spannung Der Therapeut sitzt seitlich auf der Liege und legt das betroffene Bein des Patienten auf seine ihm zugewandte Schulter auf. Seine Langfinger 2 bis 5 umgreifen zirkulär den Oberschenkel, die Daumenbeeren liegen in der tastbaren Lücke zwischen M. biceps femoris und M. semitendinosus.

Ausführung nach Probemobilisation Der Therapeut überträgt seine Körperspannung auf seine angelegten Hände und übt eine Druckverstärkung auf die schmerzhaften Punkte aus.

Erwartete Wirkung Nach etwa 90 Sekunden Lösung der Indurationen mit Spannungsabnahme in der ischiokruralen Kette und Verbesserung der Beweglichkeit.

Differenzialdiagnostische Überlegungen bei Beschwerdepersistenz Bandscheibenvorfall LKW4/5 oder LWK5/SWK1, Sakroiliitis (M. Bechterew, M. Reiter, HLA-B27 assoziiert), Spondylolisthesis, Osteochondrose und Spondylarthrose mit Enge des Neuroforamens, Coxarthrose, Coxitis und Hüftkopfnekrose; irritiertes Tibiofibular-/Femorotibialgelenk schmerzhaft nach kranial ausstrahlend.

Mobilisation der ischiokruralen Muskelkette (M. biceps femoris zwischen Caput longum und M. semitendinosus)

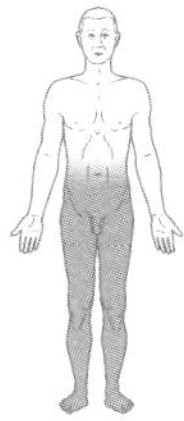

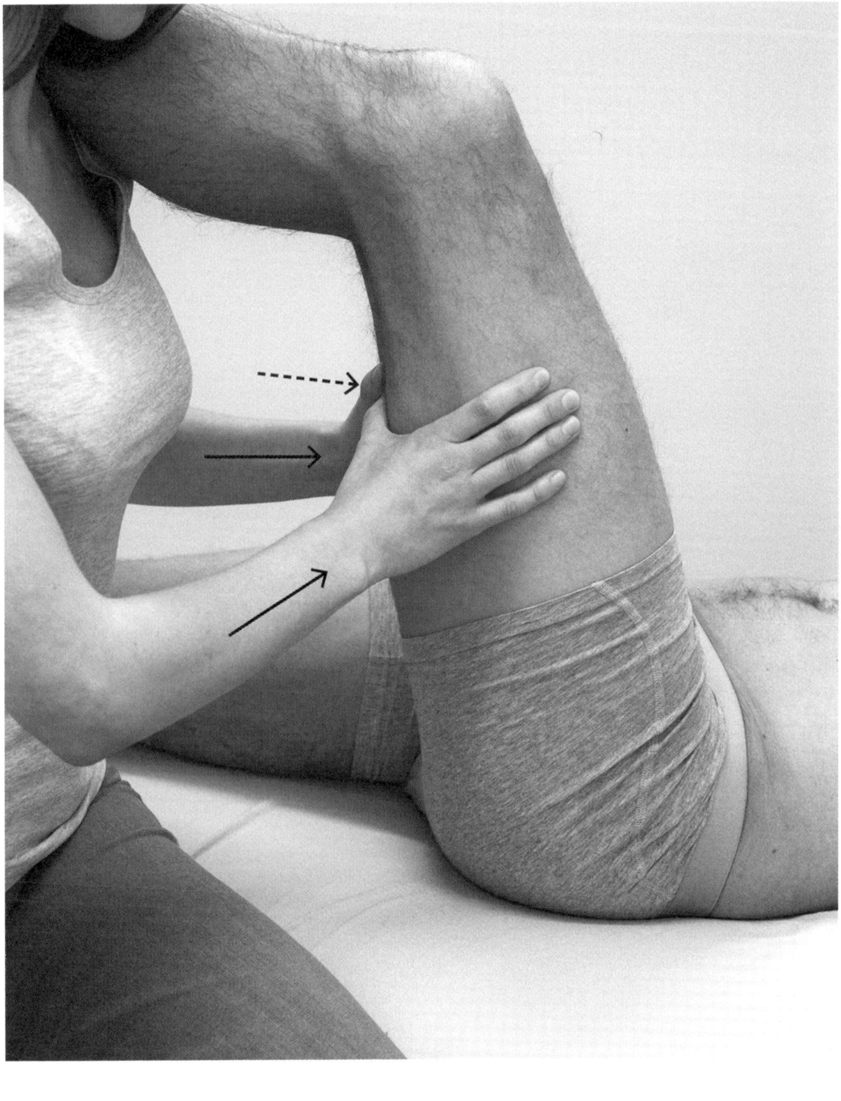

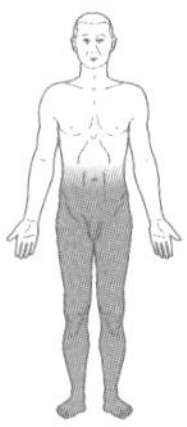

Beschwerdebild 69

Schmerzen im Kniegelenk mit Einschränkung der Streckung

Befund Schmerzhafte Streckung des Kniegelenks mit Steife der dorsomedialen Kapsel ohne erkennbare Strukturschädigung.

Anatomische Bezüge und diagnostische Überlegungen Innervation der Streckerseite durch den N. femoralis (L3/L4) und Rückschluss auf Störungen von LWK2–LWK4.

Lagerung des Patienten und Position des Therapeuten
P in Bauchlage | **T** steht seitlich zur Liege.

Kontakt und Spannung Bei Streckdefizit umfasst der Therapeut mit der patientennahen Hand von dorsal den leicht angehobenen proximalen Unterschenkel in Höhe der Kniekehle und mit der anderen Hand den distalen Unterschenkel oberhalb der Malleolengabel.

Ausführung nach Probemobilisation Bei Streckdefizit erfolgt aus der Körperspannung durch eine liegenseitig abgewandte Rotationsbewegung im Becken eine korkenzieherähnliche Zugbewegung am distalen Unterschenkel, die eine Traktionsbewegung auf das Kniegelenk nach distal und medial bewirkt.

Erwartete Wirkung Weiche mobilisierende Lösung von Blockierungsphänomenen bei Streckeinschränkung.

Differenzialdiagnostische Überlegungen bei Beschwerdepersistenz Strukturelle Schädigung des Kniegelenks, z. B. Meniskusschaden, Osteonekrose (M. Ahlbäck), Kreuzbandruptur, Chondromalazie, Baker-Zyste.

Mobilisation des Kniegelenks mit Traktion nach distal mit medialer Lösung bei eingeschränkter Streckfähigkeit (»Korkenzieher-Technik«)

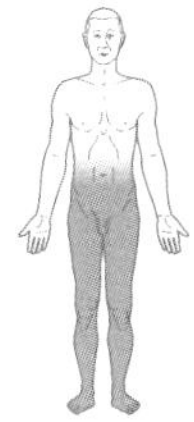

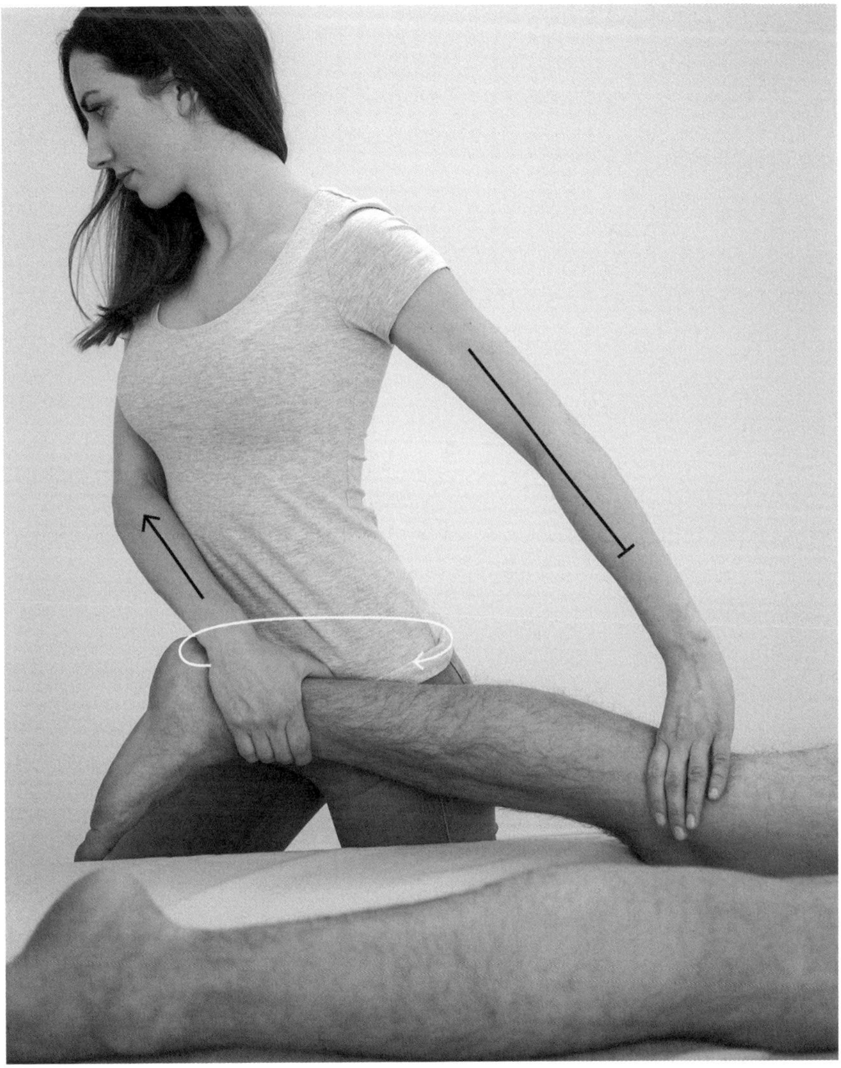

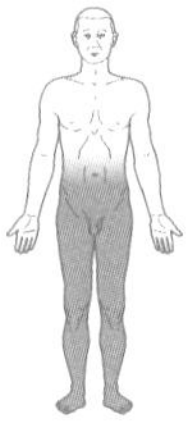

Beschwerdebild 70

Schmerzen im Kniegelenk mit Einschränkung der Beugung

Befund Schmerzhafte Beugung des Kniegelenks mit Steife der ventrolateralen Kapsel ohne Strukturschädigung.

Anatomische Bezüge und diagnostische Überlegungen Innervation der Beugerseite durch N. ischiadicus (L5/S1) und damit Rückschluss auf Störungen im Bereich der der LWK4–SWK1.

Lagerung des Patienten und Position des Therapeuten
P in Bauchlage | **T** steht am Fußende der Liege.

Kontakt und Spannung Bei Beugedefizit umfasst der Therapeut mit der patientennahen Hand den im Kniegelenk um 90° gebeugten proximalen Unterschenkel am Schienbeinkopf und mit der anderen den distalen Unterschenkel von ventral oberhalb der Malleolengabel.

Ausführung nach Probemobilisation Bei Beugedefizit führt der Therapeut aus der Körperspannung einen Schub nach dorsal auf den ventralen Schienbeinkopf aus, der eine Translationsbewegung wie ein Pumpenschwengel im Femorotibialgelenk nach lateral und dorsal bewirkt, wobei der distale Unterschenkel durch die patientenferne Hand fixiert wird.

Erwartete Wirkung Weiche mobilisierende Lösung von Blockierungsphänomenen bei Beugeeinschränkung.

Differenzialdiagnostische Überlegungen bei Beschwerdepersistenz Strukturelle Schädigung des Kniegelenks, z. B. Meniskusschaden, Osteonekrose (M. Ahlbäck), Kreuzbandruptur, Chondromalazie, Baker-Zyste.

Translationsmobilisation des Kniegelenks nach dorsal mit lateraler Lösung bei eingeschränkter Beugefähigkeit (»Pumpenschlegel-Technik«)

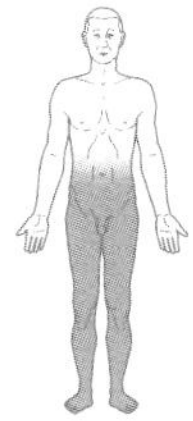

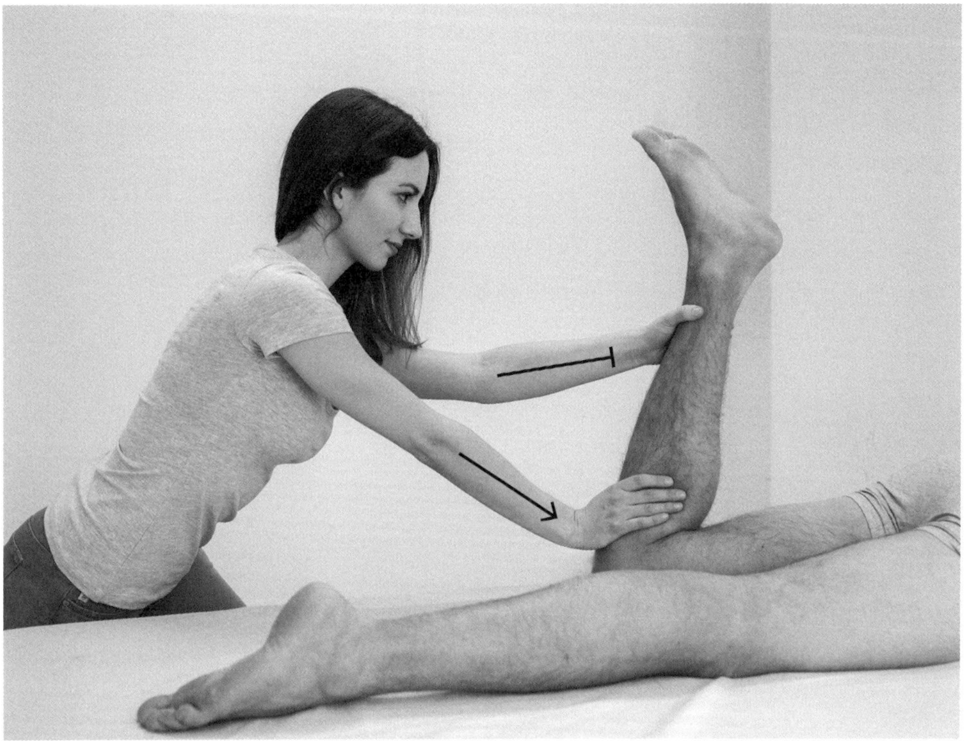

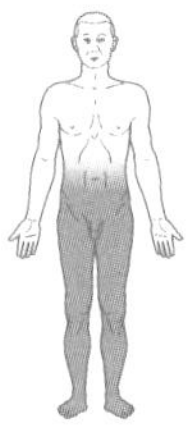

Beschwerdebild 71

Schmerzen im Kniegelenk mit Gefühl der eingeschränkten Beweglichkeit

Befund Passive Bewegungseinschränkung im Kniegelenk in Beugung und Streckung und hart federnder Widerstand der Gelenkkapsel.

Anatomische Bezüge und diagnostische Überlegungen Innervation der Streckerseite durch den N. femoralis (L3/L4) und Rückschluss auf Störungen von LWK2 bis LWK4. Innervation der Beugerseite durch N. ischiadicus (L5/S1) und damit Rückschluss auf Störungen im Bereich der LWK4 bis SWK1.

Lagerung des Patienten und Position des Therapeuten
P in Rückenlage mit angezogenen Beinen mit 90° Beugung im Kniegelenk **|** **T** steht seitlich zur Liege.

Kontakt und Spannung Der Therapeut legt sich das betroffene Bein des Patienten mit dem proximalen Oberschenkel in 90° Beugestellung auf seinen proximalen Unterarm auf. Die Hand dieses Arms liegt dem kontralateral aufgestellten Kniegelenk in Höhe der Kniescheibe an. Die patientenferne Hand umfasst den distalen Unterschenkel von ventral oberhalb der Malleolengabel.

Ausführung nach Probemobilisation Über seine Körperspannung führt der Therapeut eine mühlenartige Bewegung entlang der Achse des Unterschenkels von lateral nach medial aus. Durch diskretes Anheben der patientennahen Schulter übt er über seinen proximalen Unterarm eine Translationsbewegung auf den proximalen Unterschenkel des Patienten nach ventral aus.

Erwartete Wirkung Mobilisation von funktionellen Blockierungen des Kniegelenks bei fehlender Strukturstörung.

Differenzialdiagnostische Überlegungen bei Beschwerdepersistenz Strukturelle Schädigung des Kniegelenks, z. B. Meniskusschaden, Osteonekrose (M. Ahlbäck), Kreuzbandruptur, Chondromalazie, Baker-Zyste.

Mobilisation des Kniegelenks mit Traktion nach distal und ventral (»Kaffeemühle« nach Sell)

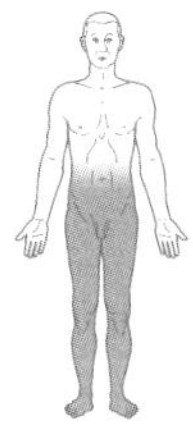

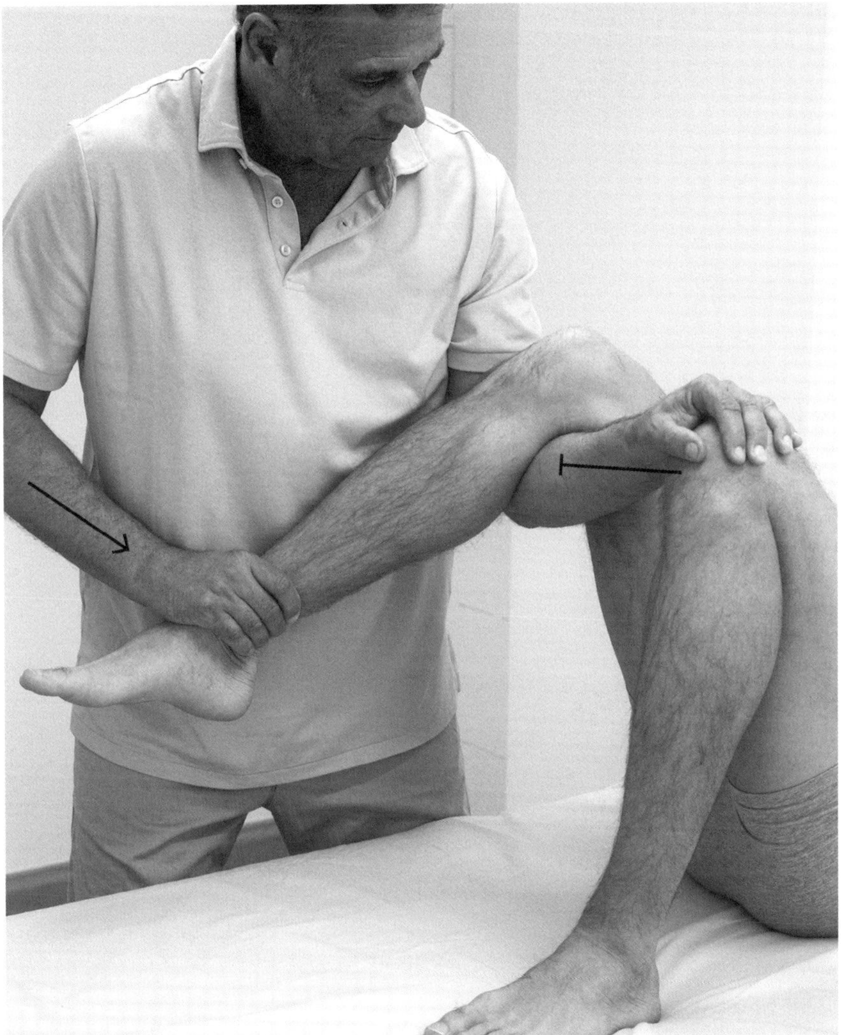

C Rückblick Anatomie › 27 28

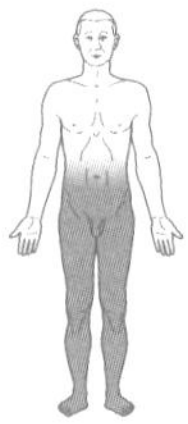

Beschwerdebild 72

Dumpfes Spannungs- und Blockierungsgefühl an der Außenseite des Kniegelenks

Befund Druckschmerzhaftigkeit am Fibulaköpfchen mit Schmerzverstärkung bei Schubladenbewegung nach ventral und/oder dorsal.

Anatomische Bezüge und diagnostische Überlegungen Innervation der Streckerseite durch den N. femoralis (L3/L4) und der Beugerseite durch N. ischiadicus (L5/S1), Rückschluss auf Störung im Bereich der Nervenwurzeln L4 bis S1 des Plexus lumbosacralis.

Lagerung des Patienten und Position des Therapeuten
P in Rückenlage, das betroffene Bein im 90° Winkel im Kniegelenk aufgestellt |
T sitzt seitlich auf der Liege.

Kontakt und Spannung Der Therapeut streicht sich mit den um 90° in den Fingergrundgelenken gebeugten Langfingern 2 bis 5 seiner patientenfernen Hand dorsal der proximalen Fibula flächig ein. Der Daumenballen liegt ventral dem Fibulaköpfchen an, die patientennahe Hand stabilisiert den distalen Oberschenkel am medialen Femurkondylus.

Ausführung nach Probemobilisation Der Therapeut führt aus der Körperspannung heraus in Abhängigkeit von der Schmerzhaftigkeit eine mobilisierende Translationsbewegung in die jeweils freie Richtung, d.h. die der abnehmenden Nozireaktion aus.

Erwartete Wirkung Schmerzabnahme mit Lösung von Blockierungsphänomenen am lateralen Rand des Kniegelenks.

Differenzialdiagnostische Überlegungen bei Beschwerdepersistenz Strukturelle Schädigung des Kniegelenks, insbesondere Schaden des äußeren Meniskus, Kreuzbandruptur, Chondromalazie, Baker-Zyste, Achsenfehlstellung im Kniegelenk (O-/X-Bein), Kapsel-Band-Läsion des oberen Sprunggelenks, Maisonneuve-Fraktur der Fibula unterhalb des Fibulaköpfchens.

Mobilisation des Tibiofibulargelenks nach ventral und dorsal

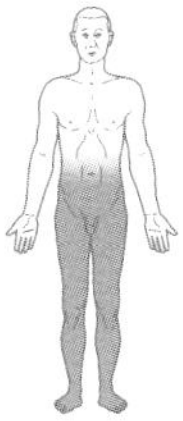

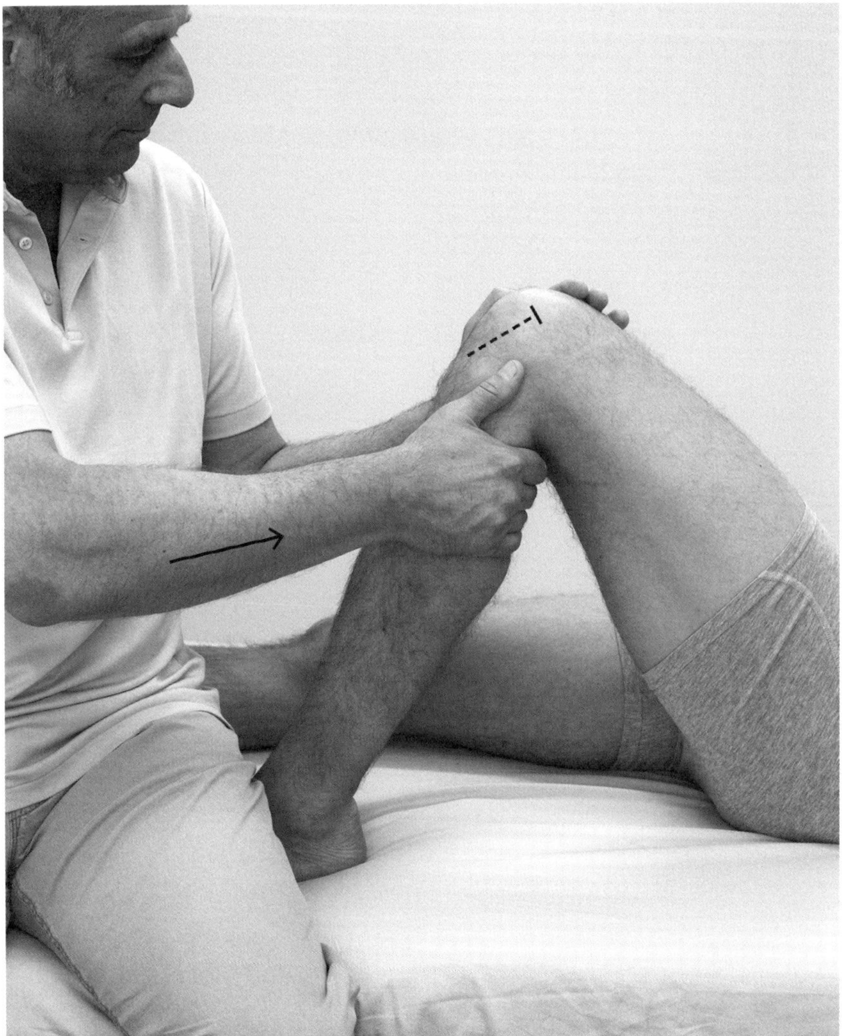

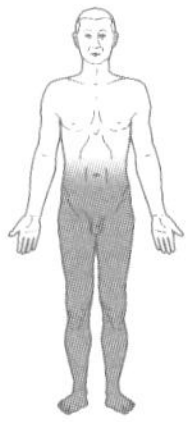

Beschwerdebild 73

Schmerzen mit Blockierungsgefühl auf der Rückseite der Kniescheibe

Befund Druck- und Verschiebeschmerz der Kniescheibe im femoropatellaren Gleitlager und Schmerzverstärkung bei Anspannung des M. quadriceps bei Fixierung der Kniescheibe (Zohlen-Zeichen).

Anatomische Bezüge und diagnostische Überlegungen Segmentale Innervation des M. quadriceps femoris durch den N. femoralis (L3/L4), Rückschluss auf Schädigung in Höhe L3/L4, Verkettungsphänomen über verkürzten M. iliopsoas und M. rectus femoris.

Lagerung des Patienten und Position des Therapeuten
P in Rückenlage | **T** steht seitlich zur Liege.

Kontakt und Spannung Der Therapeut umfasst mit beiden Händen rautenförmig flächig die Zirkumferenz der betroffenen Kniescheibe.

Ausführung nach Probemobilisation Der Therapeut mobilisiert aus der Körperspannung heraus die Kniescheibe in der femoropatellaren Gleitebene in Richtung der Schmerzabnahme.

Erwartete Wirkung Schmerzabnahme und Bewegungsverbesserung der Kniescheibe in der Translationsebene.

Differenzialdiagnostische Überlegungen bei Beschwerdepersistenz Strukturelle Schädigung des Kniegelenks, insbesondere Knorpelschäden der Kniescheibe (Chondropathia patellae), Achsenfehlstellung im Kniegelenk (Lateralisation der Patella bei Genu recurvatum), anlagebedingte oder erworbene Patella(sub)luxation.

Mobilisation der Patella in der Ebene des Gleitens

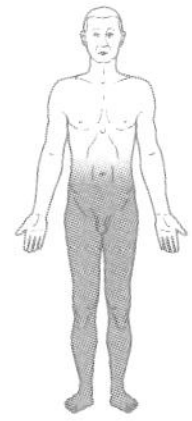

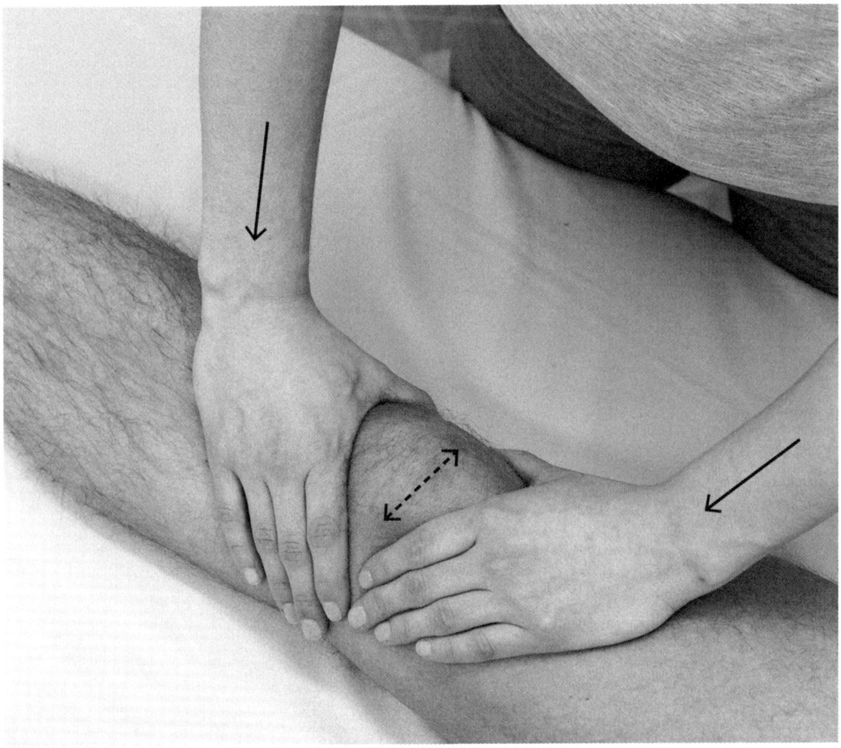

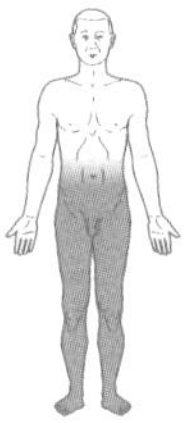

Beschwerdebild 74

Schmerzen im oberen und unteren Sprunggelenk mit Blockierungsgefühl auf der Rückseite

Befund Schmerzhafte Einschränkung bei Schubladenbewegung der dorsalen Gelenk- und Kapselanteile des oberen und unteren Sprunggelenks mit hartem, federnden Anschlag bei kapsulärem Geschehen; bei Störungen der Muskulatur und der Bänder eher weichfedernd.

Anatomische Bezüge und diagnostische Überlegungen Bei gestörter Steigbügelfunktion des M. tibialis anterior/posterior und M. fibularis (peroneus longus) und ihrer Innervation aus der Nervenwurzel L5 Rückschluss auf Störungen im lumbosakralen Übergang; an Kompressionssyndrom oder Druckläsion des N. peroneus denken.

Lagerung des Patienten und Position des Therapeuten
P in Rückenlage, betroffenes Bein um 90° im Kniegelenk aufgestellt | **T** steht am Fußende der Liege.

Kontakt und Spannung Der Therapeut umfasst mit der patientennahen Hohlhand die distale Tibia von ventral, die patientenferne Hand stabilisiert mit der Schwimmhaut die proximale Fußwurzelreihe am Talonavikulargelenk. In diesem Fall ergibt sich die veränderte Vorgehensweise (patientenferne Hand stabilisiert, patientennahe Hand mobilisiert) aus der Position des aufgestellten Fußes heraus, der nur mit der patientennahen Hand mobilisiert werden kann.

Ausführung nach Probemobilisation Der Therapeut steht am Fußende der Liege und bewirkt aus seiner Körperspannung heraus mit der patientennahen Hand von ventral einen translatorischen Stress nach dorsal auf den distalen Unterschenkel. Die patientenferne Hand stabilisiert den Fuß.

Erwartete Wirkung Lösung der dorsalen Gelenk- und Kapselanteile mit Schmerzabnahme und Verbesserung der Beweglichkeit.

Differenzialdiagnostische Überlegungen bei Beschwerdepersistenz Osteochondrosis dissecans, juvenile Knorpel-Knochen-Nekrosen (M. Köhler I am Os naviculare und M. Köhler II am Köpfchen des 2. Mittelfußknochens), alte Fraktur der distalen Fibula (Pseudarthrose), Instabilität der fibulotalaren Bänder einschließlich Syndesmosenverletzung.

Mobilisation des oberen und unteren Sprunggelenks nach dorsal

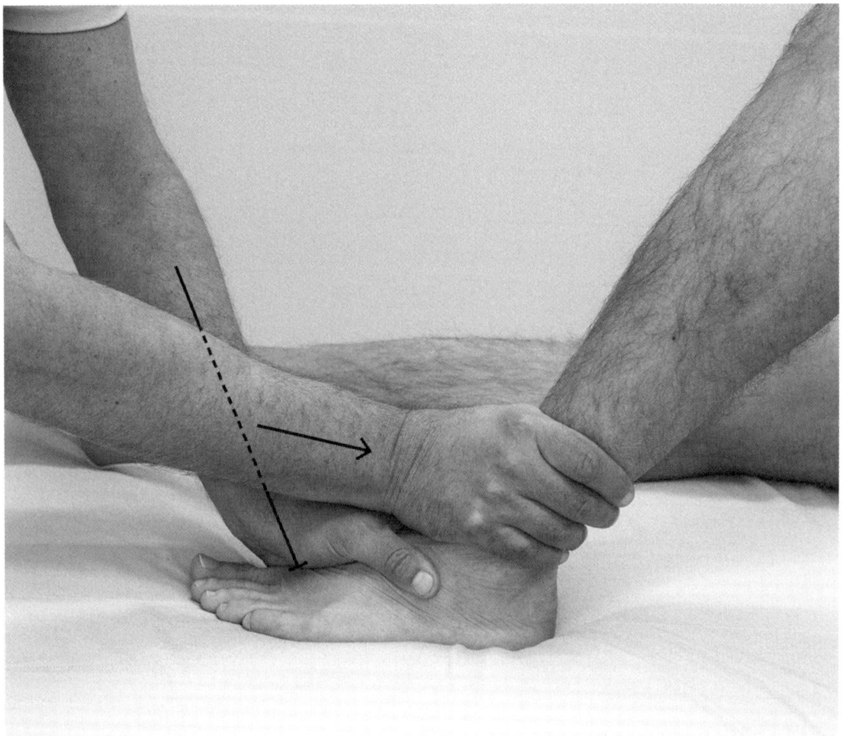

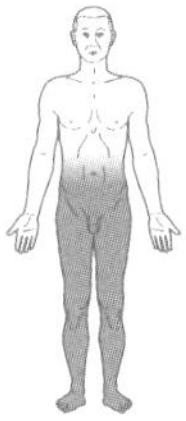

Beschwerdebild 75

Schmerzen im oberen und unteren Sprunggelenk mit Blockierungsgefühl ventral, Engpassgefühl in den vorderen Gelenkanteilen des oberen und unteren Sprunggelenks

Befund Schmerzhafte Einschränkung bei Schubladenbewegung der ventralen Gelenk- und Kapselanteile des oberen und unteren Sprunggelenks mit hartem, federndem Anschlag bei kapsulärem Geschehen; bei Störungen der Muskulatur und der Bänder eher weichfedernd.

Anatomische Bezüge und diagnostische Überlegungen Bei gestörter Steigbügelfunktion des M. tibialis anterior/posterior und M. fibularis (peroneus longus) und ihrer Innervation aus der Nervenwurzel L5 Rückschluss auf Störungen im lumbosakralen Übergang; Kompressionssyndrom oder Druckläsion des N. peroneus.

Lagerung des Patienten und Position des Therapeuten

P in Rückenlage, Beine ausgestreckt | **T** Therapeut steht am Fußende der Liege.

Kontakt und Spannung Der Therapeut streicht sich mit der medialen Hand weich über die Achillessehne am Proc. tali posterior ein. Die laterale Hand umgreift mit der Schwimmhaut die proximale Fußwurzelreihe distal des Talonavikular- und Kalkaneokuboidalgelenks.

Ausführung nach Probemobilisation Der Therapeut führt aus der Körperspannung heraus auf das OSG und USG einen mobilisierenden Zug nach distal aus unter gleichzeitiger Öffnung der Gelenkfläche nach medial und lateral.

Erwartete Wirkung Lösung des Gelenkspalts mit Schmerzabnahme und Verbesserung der Beweglichkeit.

Differenzialdiagnostische Überlegungen bei Beschwerdepersistenz Osteochondrosis dissecans, juvenile Knorpel-Knochen-Nekrosen (M. Köhler I am Os naviculare und M. Köhler II am Köpfchen des 2. Mittelfußknochens), alte Fraktur der distalen Fibula (Pseudarthrose), Instabilität der fibulotalaren Bänder einschließlich Syndesmosenverletzung.

In Zusammenhängen denken Bei der von den Patienten oft geschilderten Ausstrahlung in die Tibiavorderkante (Tibiavorderkantensyndrom) sollte auch an eine Insuffizienz der Vv. perforantes gedacht werden.

Traktion des oberen und unteren Sprunggelenks nach distal

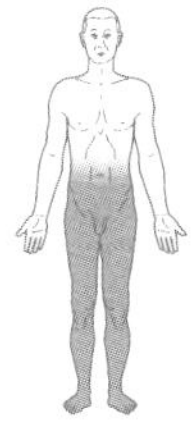

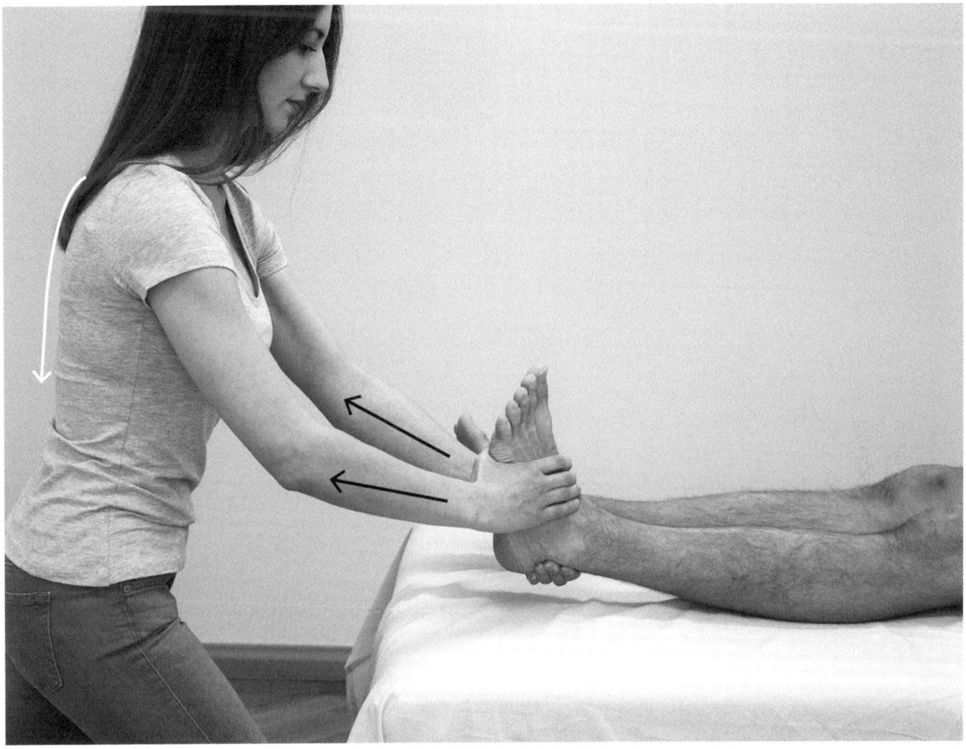

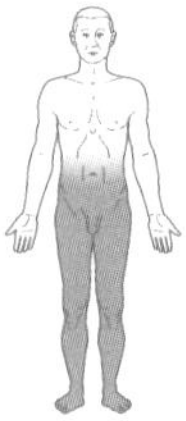

Beschwerdebild 76

Schmerzen im oberen und unteren Sprunggelenk mit Blockierungsgefühl ventral, Engpassgefühl in den vorderen Gelenkanteilen des oberen und unteren Sprunggelenks, Gefühl der Einschränkung in den vorderen Gelenkanteilen

Befund Schmerzhafte eingeschränkte Streckfähigkeit des oberen Sprunggelenks mit Schmerzangabe an der Tibiavorderkante.

Anatomische Bezüge und diagnostische Überlegungen Bei gestörter Steigbügelfunktion des M. tibialis anterior/posterior und M. fibularis (peroneus longus) und ihrer Innervation aus der Nervenwurzel L5 Rückschluss auf Störungen im lumbosakralen Übergang; Kompressionssyndrom oder Druckläsion des N. peroneus.

Lagerung des Patienten und Position des Therapeuten
P in Rückenlage, betroffener Fuß ragt über den Liegenrand hinaus **| T** steht seitlich am Fußende der Liege.

Kontakt und Spannung Der Therapeut umfasst mit der Schwimmhaut der liegenahen Hand den distalen Unterschenkel von ventral und fixiert diesen. Die liegenferne Hand umfasst mit der Schwimmhaut von medial kommend Talus und Os naviculare. Das Tibiotalargelenk liegt zwischen den Händen.

Ausführung nach Probemobilisation Der Therapeut übt aus der Körperspannung mit der liegenfernen Hand unter Traktion nach distal einen weichen Translationsschub nach dorsal und lateral aus, um die ventralen Gelenk- und Kapselanteile mobilisierend zu lösen.

Erwartete Wirkung Lösung des Gelenkspalts mit Schmerzabnahme und Verbesserung der Beweglichkeit.

Differenzialdiagnostische Überlegungen bei Beschwerdepersistenz Osteochondrosis dissecans, juvenile Knorpel-Knochen-Nekrosen (M. Köhler I am Os naviculare und M. Köhler II am Köpfchen des 2. Mittelfußknochens), alte Fraktur der distalen Fibula (Pseudarthrose), Instabilität der fibulotalaren Bänder einschließlich Syndesmosenverletzung.

Mobilisation des oberen und unteren Sprunggelenks nach dorsal, Traktion nach distal und Translation nach lateral mit Öffnung der medialen Kapsel

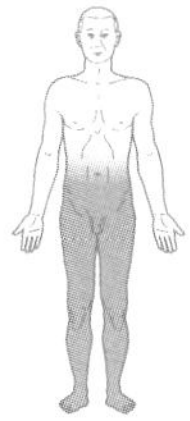

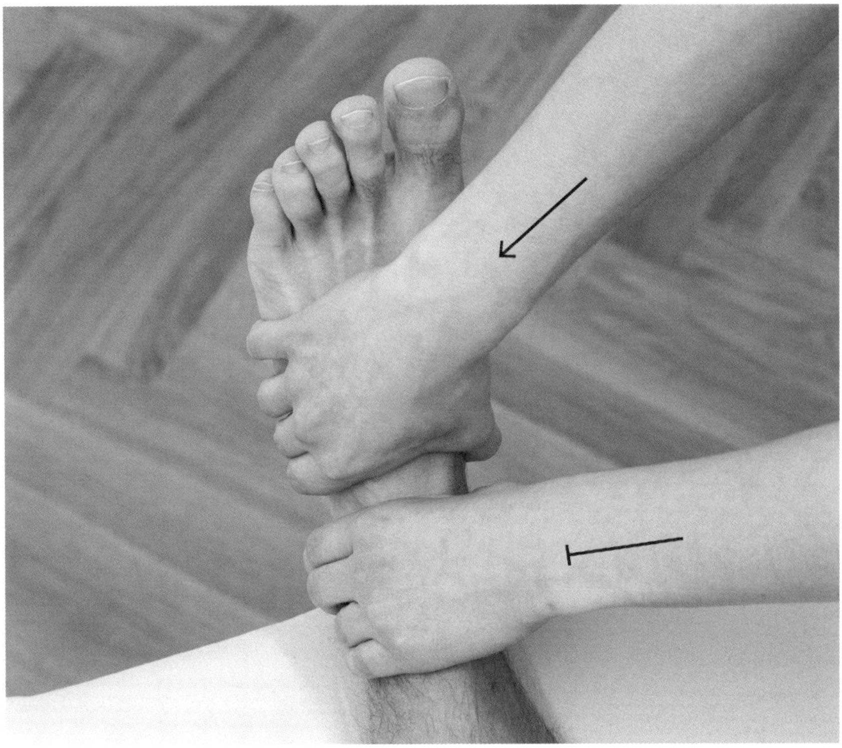

C

Rückblick Anatomie

1

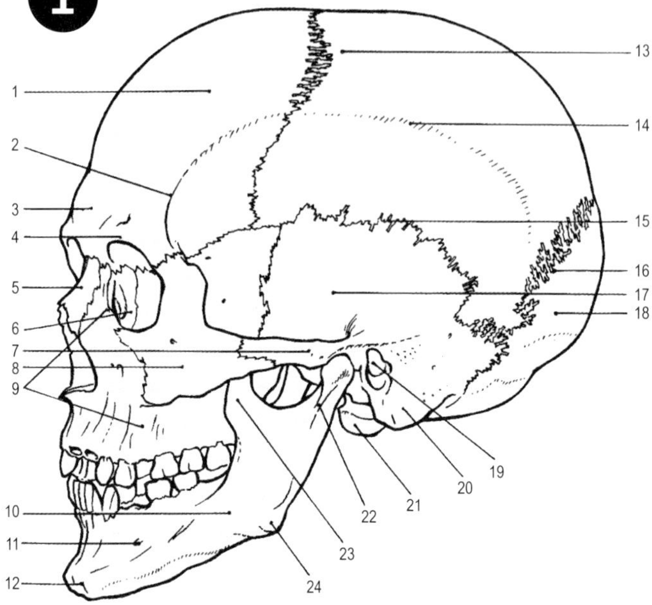

1 Os frontale
2 Fascia temporalis
3 Glabella
4 Margo supraorbitalis
5 Os nasale
6 Orbita
7 Proc. zygomaticus ossis temporalis
8 Os zygomaticum
9 Maxilla
10 Linea obliqua
11 Foramen mentale
12 Protuberantia mentalis
13 Os parietale
14 Linea temporalis superior
15 Sutura squamosa
16 Sutura lambdoidea
17 Os temporale
18 Os occipitale
19 Meatus acusticus externus
20 Proc. mastoideus
21 Condylus occipitalis
22 Proc. condylaris
23 Proc. coronoideus
24 Angulus mandibularis

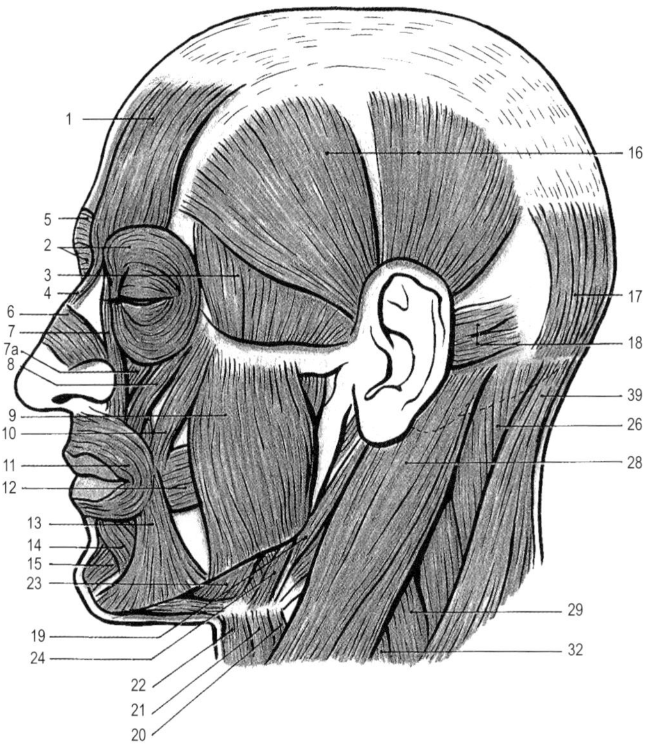

1 Venter frontalis m. occipitofrontalis
2 M. orbicularis oculi
3 M. temporalis
4 M. procerus et M. depressor supercilii
5 M. corrugator supercilii
6 M. nasalis
7 iM. levator nasi et labii superioris med.
7a M. levator nasi et labii superioris lat.
8 M. levator anguli oris
9 M. masseter
10 M. zygomaticus major
11 M. orbicularis oris
12 M. buccinator
13 M. depressor anguli oris
14 M. depressor labii inferioris
15 M. mentalis
16 M. epicranius temporoparietalis
17 Venter occipitalis m. occipitofrontalis
18 M. auricularis posterior
19 M. digastricus
20 M. thyreohyoideus
21 M. omohyoideus
22 M. sternohyoideus
23 M. mylohyoideus
24 M. stylohyoideus
26 M. splenius capitis
28 M. sternocleidomastoideus
29 M. levator scapulae
32 M. scalenus posterior
39 M. trapezius

2

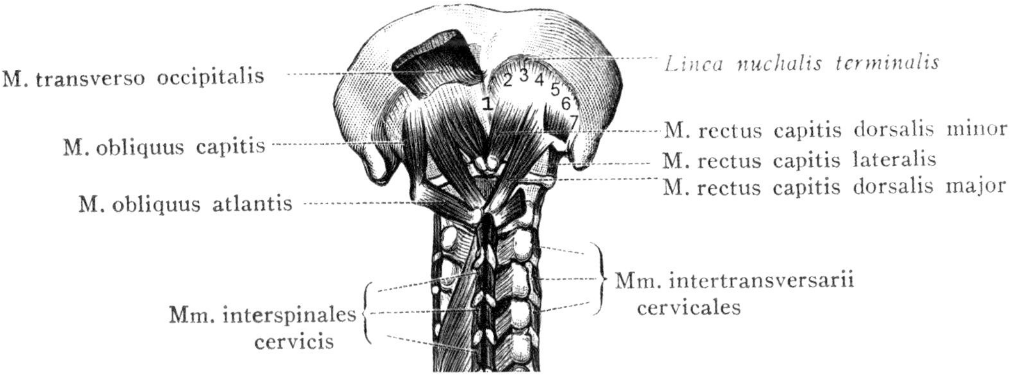

3

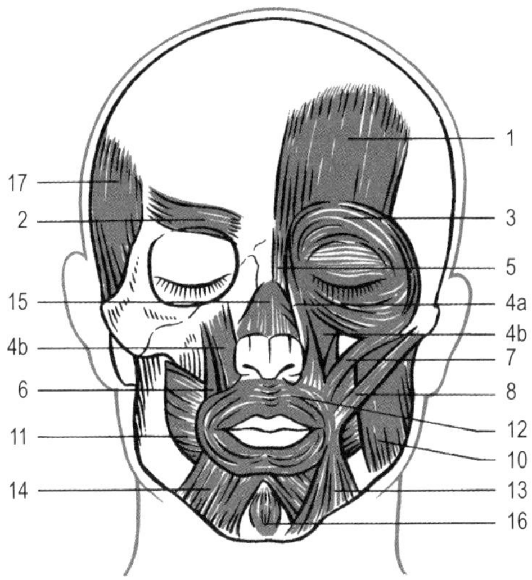

1 Venter frontalis m. occipitofrontalis
2 M. corrugator supercilii
3 M. orbicularis oculi
4a M. levator nasi et labii superioris
4b M. levator nasi et labii superioris
5 M. procerus
6 M. levator anguli oris
7 M. zygomaticus minor
8 M. zygomaticus major
10 M. masseter
11 M. buccinator
12 M. orbicularis oris
13 M. depressor anguli oris
14 M. depressor labii inferioris
15 M. nasalis
16 M. mentalis
17 M. epicranius temporoparietalis

4

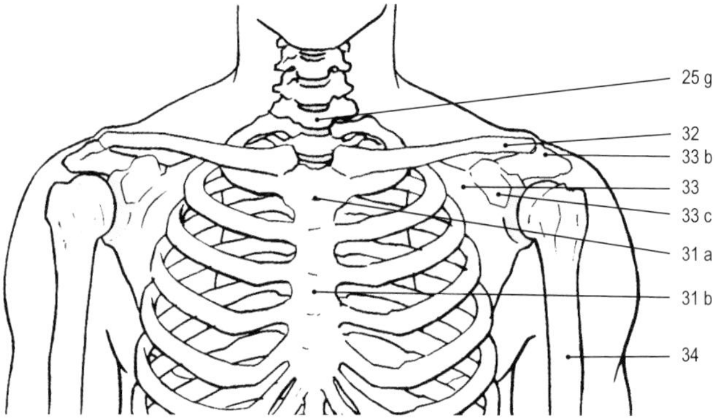

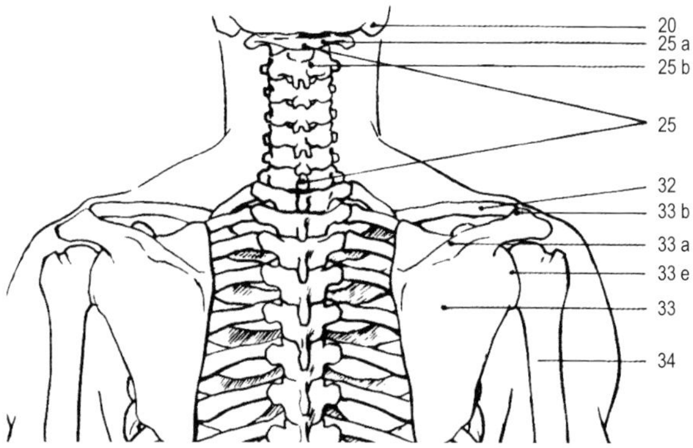

20 Proc. mastoideus sinister
25 Columna vertebralis cervicalis
25a Atlas
25b Axis
25g 7. Halswirbel
31a Manubrium sterni
31b Corpus sterni
32 Clavicula
33 Scapula
33a Spina scapulae
33b Acromion
33c Proc. coracoideus
33e Cavitas glenoidalis
34 Humerus

5

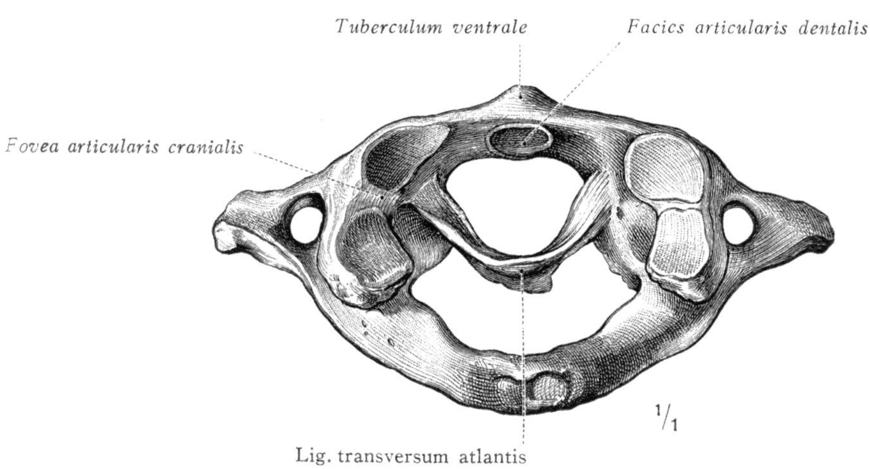

6

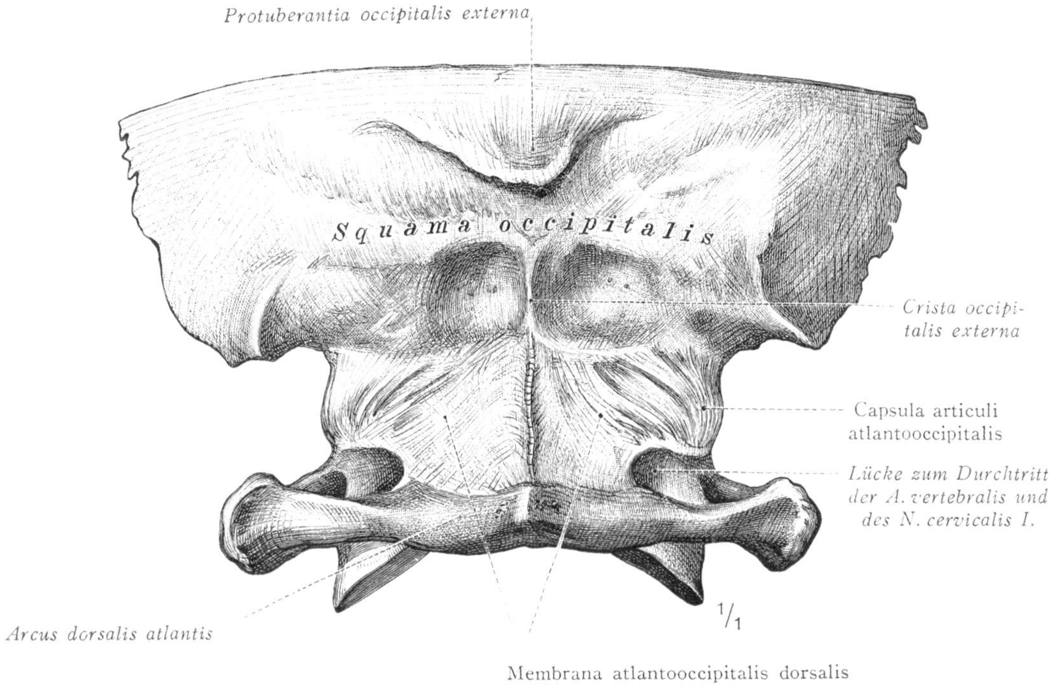

7

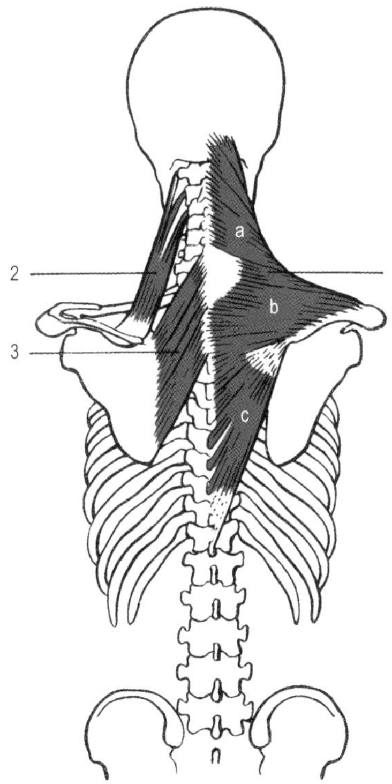

1 M. trapezius (dreiteilig)
a) absteigende Muskelbündel
b) querverlaufende Muskelbündel
c) aufsteigende Muskelbündel
2 M. levator scapulae
3 M. rhomboideus minor et major

8

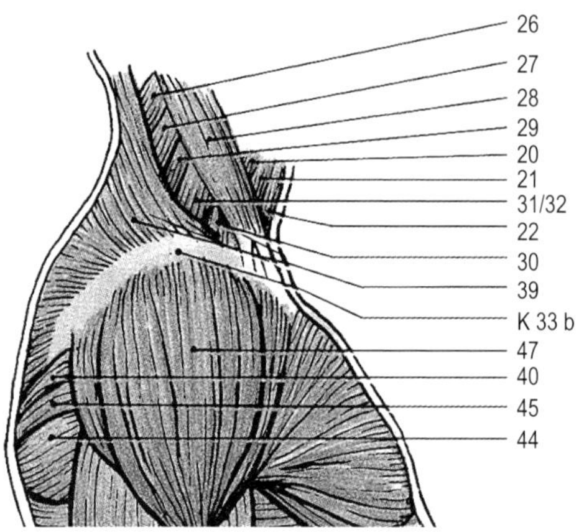

20 M. thyreohyoideus
21 M. omohyoideus
22 M. sternohyoideus
26 M. splenius capitis
27 M. splenius cervicis
28 M. sternocleidomastoideus
29 M. levator scapulae
30 M. scalenus anterior
31 M. scalenus medius
32 M. scalenus posterior
K 33b Acromion
39 M. trapezius
40 M. supra- et infra-spinatus
44 M. teres major
45 M. teres minor
47 M. deltoideus

9

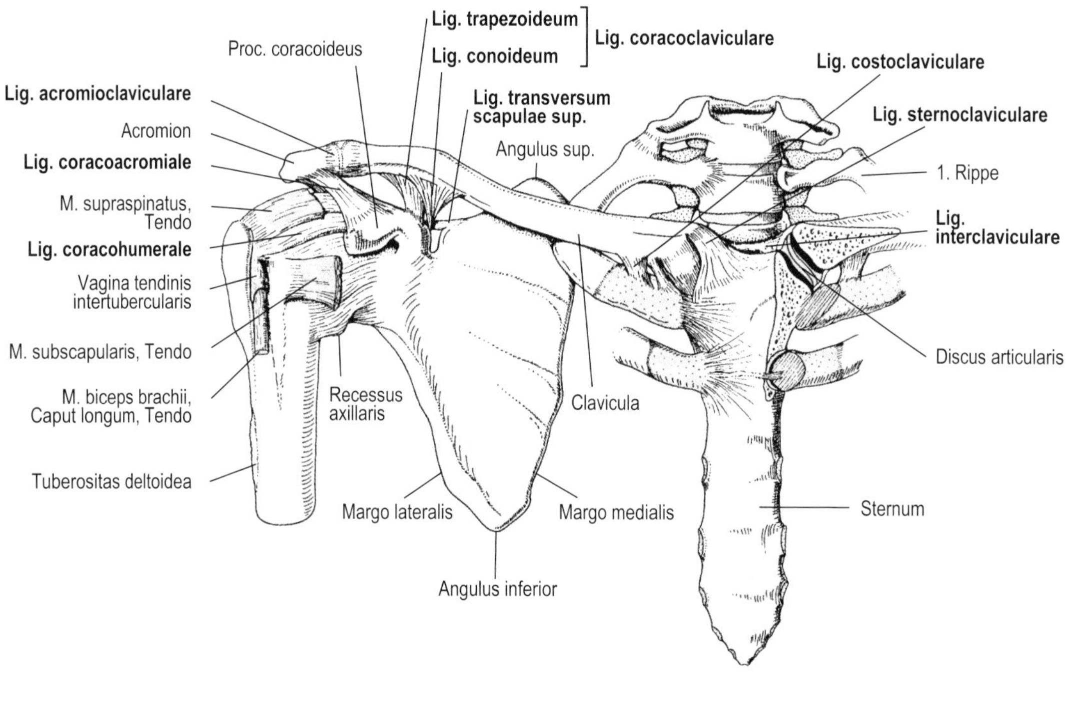

10

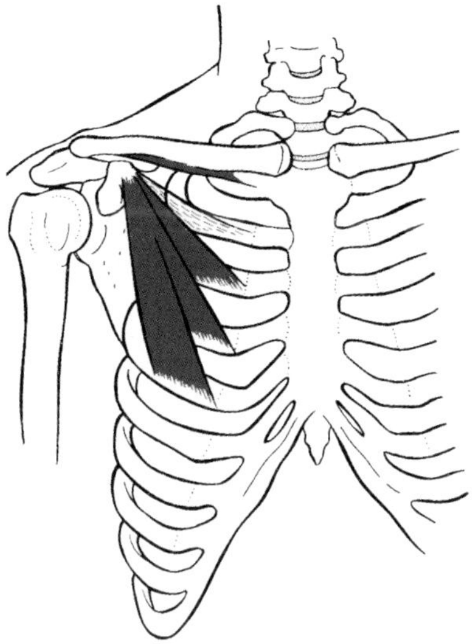

M. pectoralis minor
M. subclavius

11

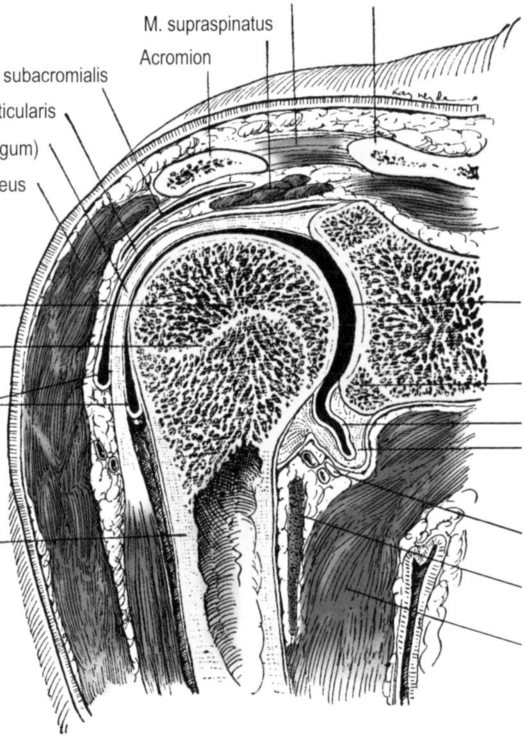

12

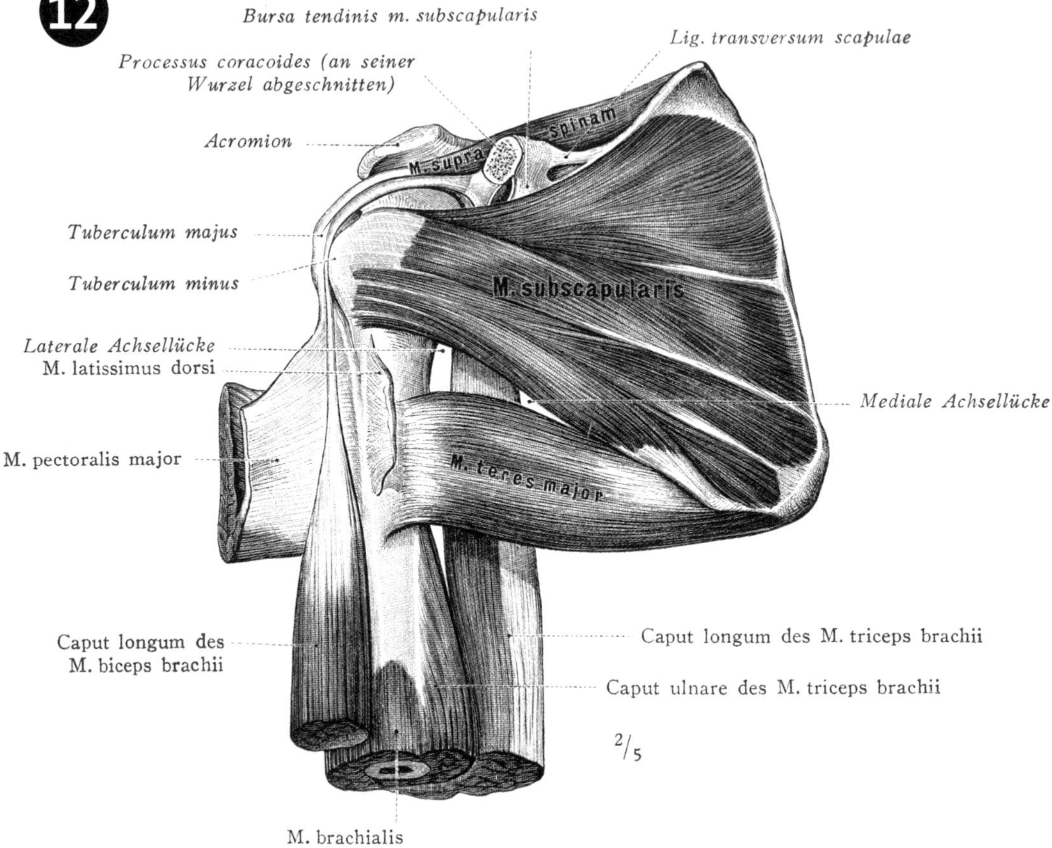

Bursa tendinis m. subscapularis
Lig. transversum scapulae
Processus coracoides (an seiner Wurzel abgeschnitten)
Acromion
M. supra
spinam
Tuberculum majus
Tuberculum minus
M. subscapularis
Laterale Achsellücke
M. latissimus dorsi
Mediale Achsellücke
M. pectoralis major
M. teres major
Caput longum des M. biceps brachii
Caput longum des M. triceps brachii
Caput ulnare des M. triceps brachii
2/5
M. brachialis

13

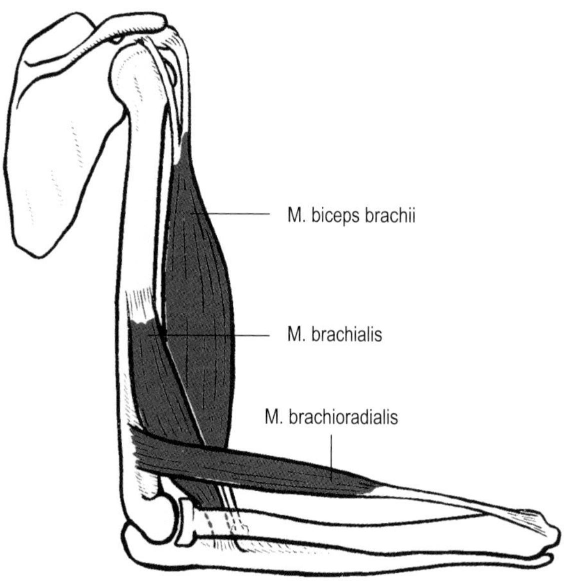

M. biceps brachii
M. brachialis
M. brachioradialis

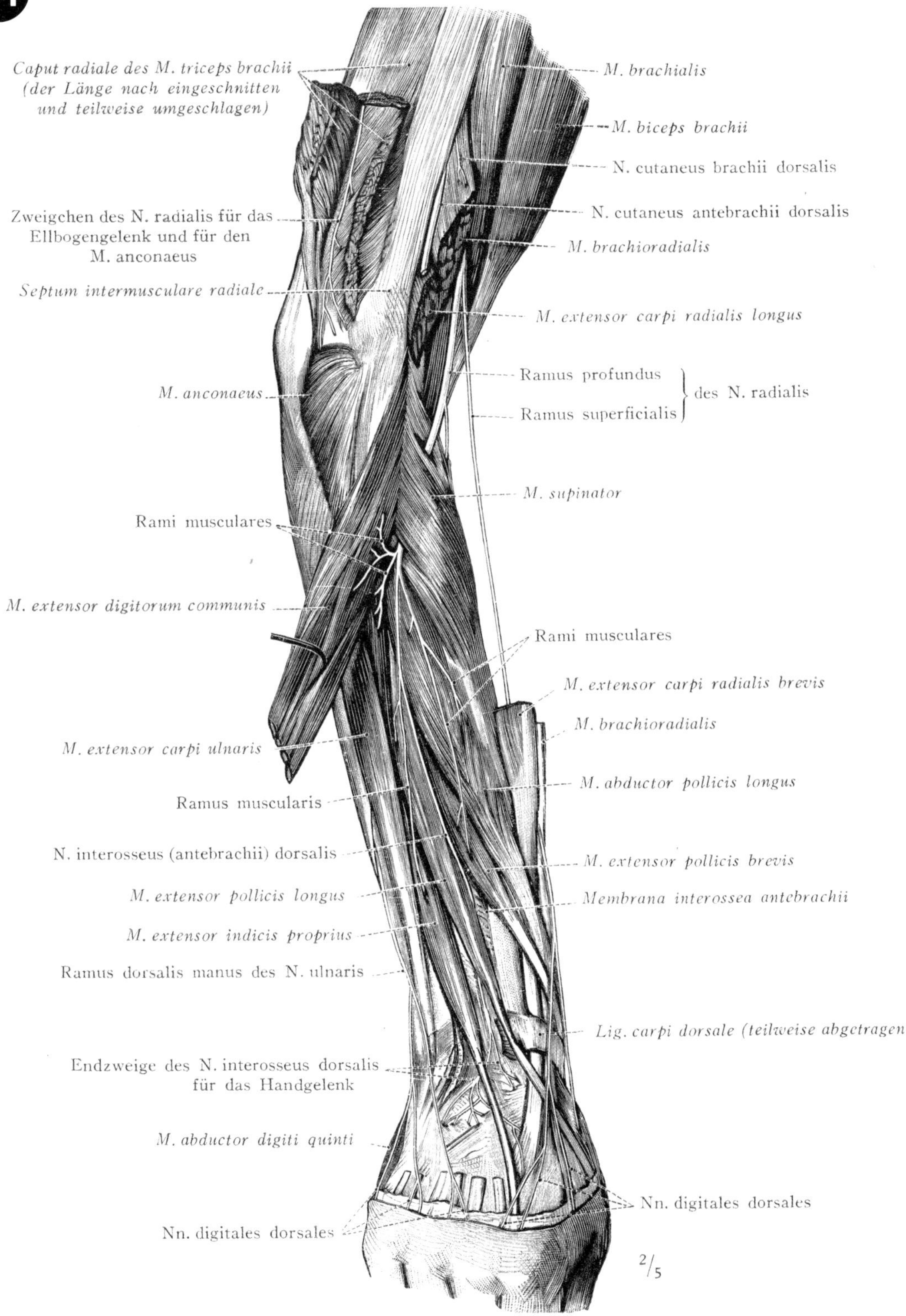

Caput radiale des M. triceps brachii (der Länge nach eingeschnitten und teilweise umgeschlagen)
M. brachialis
M. biceps brachii
N. cutaneus brachii dorsalis
Zweigchen des N. radialis für das Ellbogengelenk und für den M. anconaeus
N. cutaneus antebrachii dorsalis
M. brachioradialis
Septum intermusculare radiale
M. extensor carpi radialis longus
Ramus profundus
Ramus superficialis
des N. radialis
M. anconaeus
M. supinator
Rami musculares
M. extensor digitorum communis
Rami musculares
M. extensor carpi radialis brevis
M. brachioradialis
M. extensor carpi ulnaris
M. abductor pollicis longus
Ramus muscularis
N. interosseus (antebrachii) dorsalis
M. extensor pollicis brevis
M. extensor pollicis longus
Membrana interossea antebrachii
M. extensor indicis proprius
Ramus dorsalis manus des N. ulnaris
Lig. carpi dorsale (teilweise abgetragen
Endzweige des N. interosseus dorsalis für das Handgelenk
M. abductor digiti quinti
Nn. digitales dorsales
Nn. digitales dorsales
2/5

15

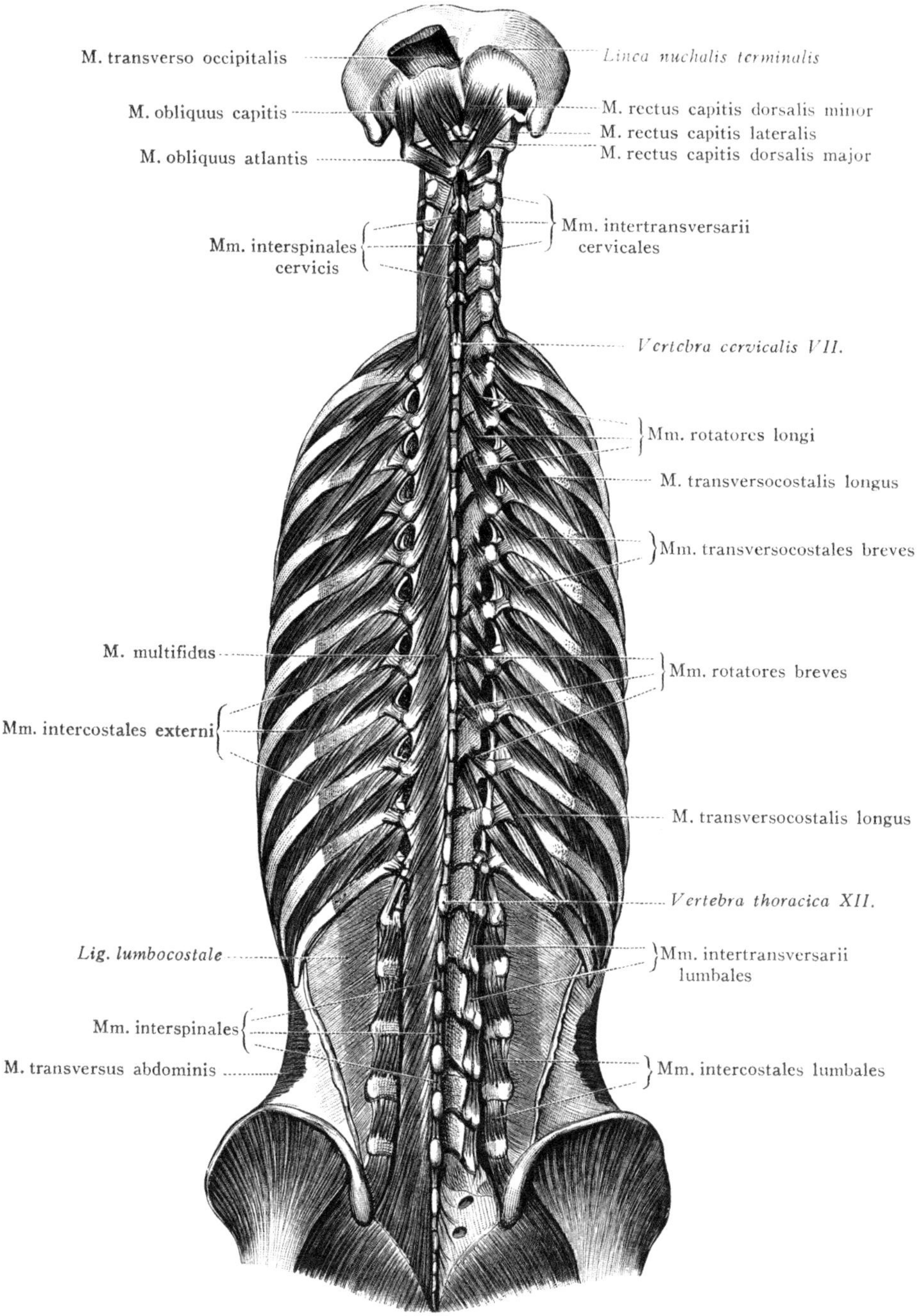

M. transverso occipitalis
Linea nuchalis terminalis
M. obliquus capitis
M. rectus capitis dorsalis minor
M. rectus capitis lateralis
M. obliquus atlantis
M. rectus capitis dorsalis major
Mm. intertransversarii cervicales
Mm. interspinales cervicis
Vertebra cervicalis VII.
Mm. rotatores longi
M. transversocostalis longus
Mm. transversocostales breves
M. multifidus
Mm. rotatores breves
Mm. intercostales externi
M. transversocostalis longus
Vertebra thoracica XII.
Lig. lumbocostale
Mm. intertransversarii lumbales
Mm. interspinales
M. transversus abdominis
Mm. intercostales lumbales

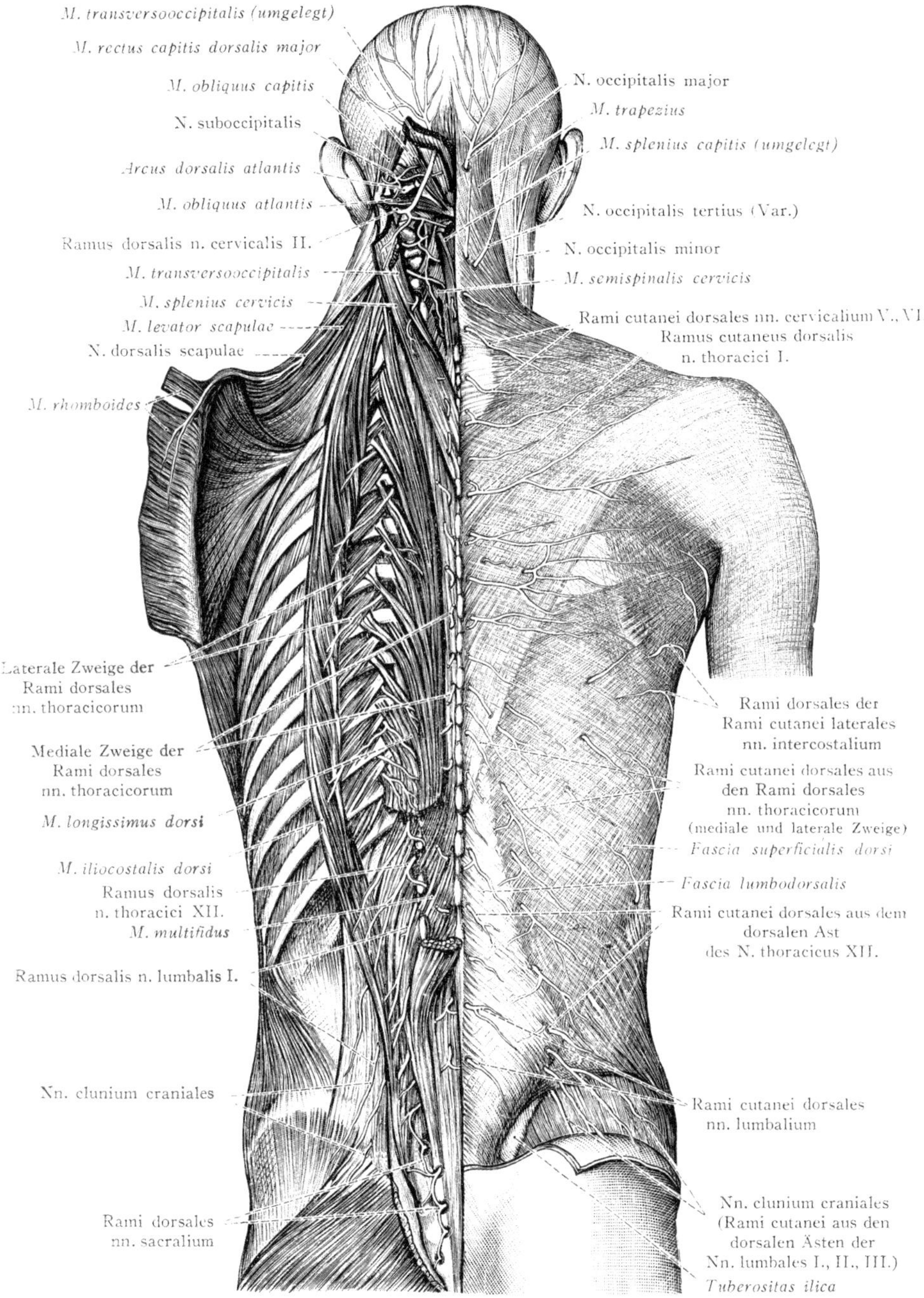
M. transversooccipitalis (umgelegt)
M. rectus capitis dorsalis major
M. obliquus capitis
N. suboccipitalis
Arcus dorsalis atlantis
M. obliquus atlantis
Ramus dorsalis n. cervicalis II.
M. transversooccipitalis
M. splenius cervicis
M. levator scapulae
N. dorsalis scapulae
M. rhomboides
Laterale Zweige der Rami dorsales nn. thoracicorum
Mediale Zweige der Rami dorsales nn. thoracicorum
M. longissimus dorsi
M. iliocostalis dorsi
Ramus dorsalis n. thoracici XII.
M. multifidus
Ramus dorsalis n. lumbalis I.
Nn. clunium craniales
Rami dorsales nn. sacralium
N. occipitalis major
M. trapezius
M. splenius capitis (umgelegt)
N. occipitalis tertius (Var.)
N. occipitalis minor
M. semispinalis cervicis
Rami cutanei dorsales nn. cervicalium V., VI.
Ramus cutaneus dorsalis n. thoracici I.
Rami dorsales der Rami cutanei laterales nn. intercostalium
Rami cutanei dorsales aus den Rami dorsales nn. thoracicorum (mediale und laterale Zweige)
Fascia superficialis dorsi
Fascia lumbodorsalis
Rami cutanei dorsales aus dem dorsalen Ast des N. thoracicus XII.
Rami cutanei dorsales nn. lumbalium
Nn. clunium craniales (Rami cutanei aus den dorsalen Ästen der Nn. lumbales I., II., III.)
Tuberositas ilica

17

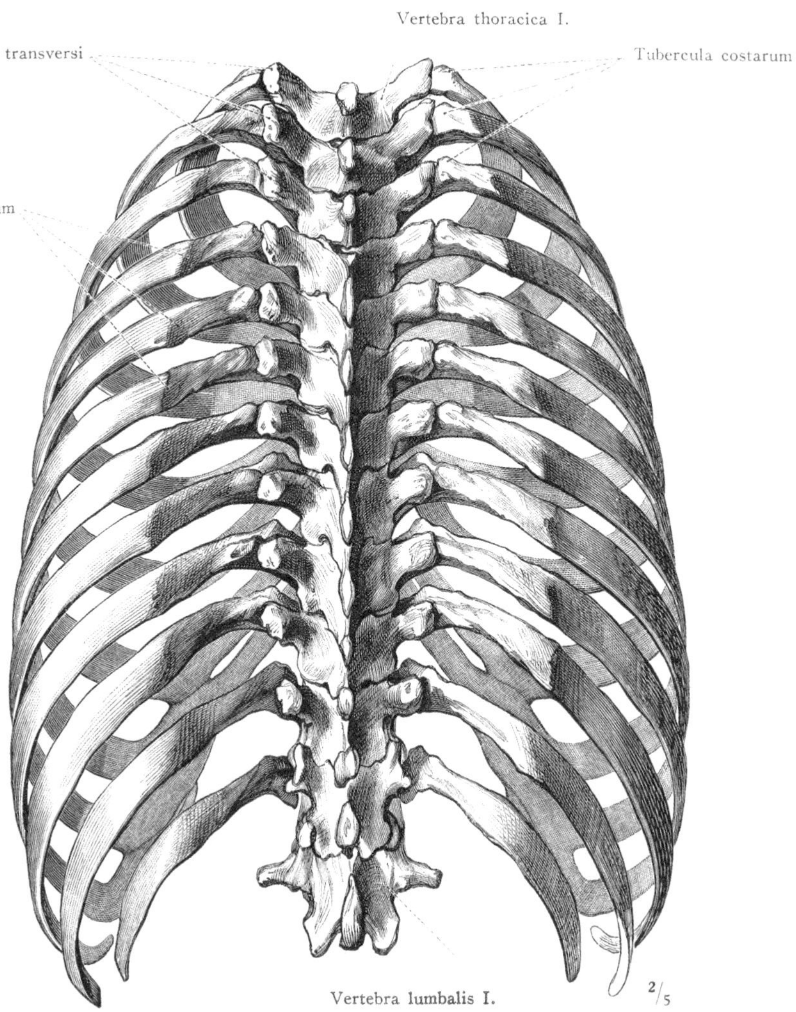
Vertebra thoracica I.
Processus transversi
Tubercula costarum
Anguli costarum
Vertebra lumbalis I.
2/5

18

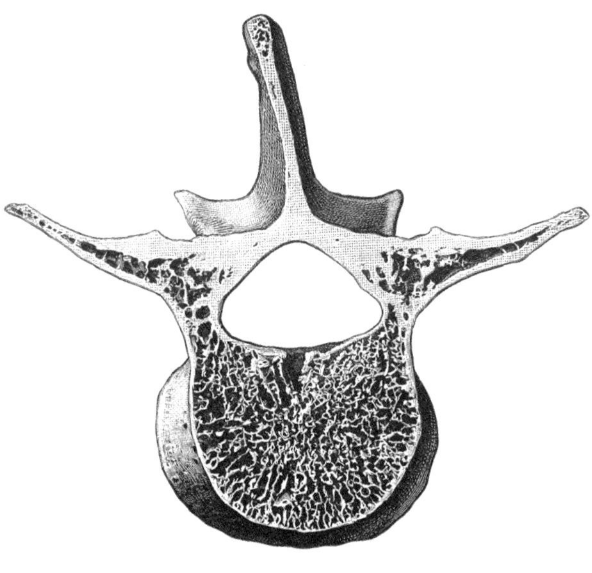

19

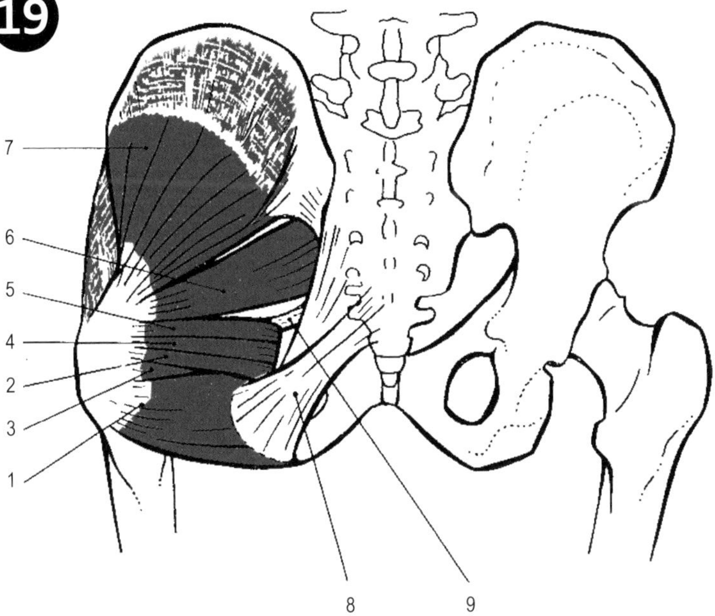

1 M. quadratus femoris
2 M. gemellus inferior
3 M. obturatorius externus
4 M. obturatorius internus
5 M. gemellus superior
6 M. piriformis
7 M. gluteus minimus
8 Lig. sacrotuberale
9 Lig. sacrospinale

20

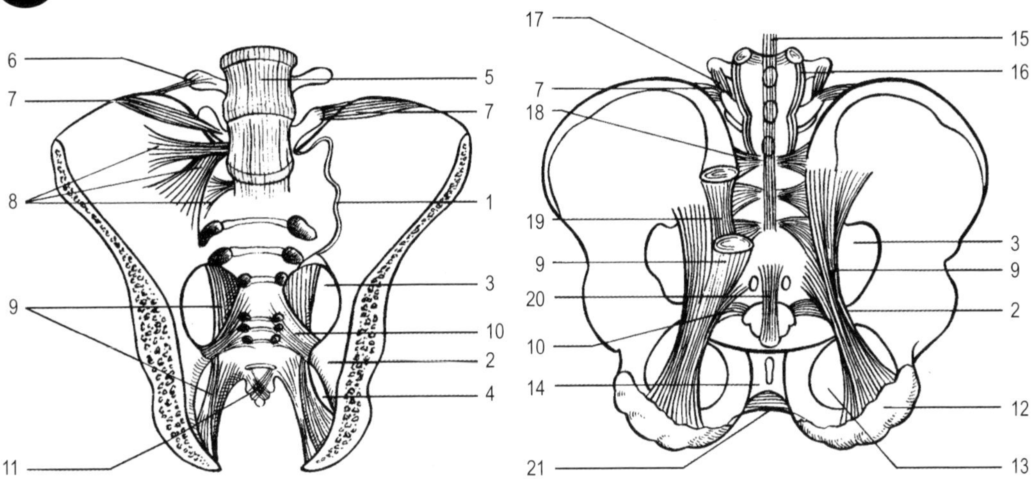

1 Articulatio sacroiliaca
2 Spina ischiadica
3 Foramen ischiadicum majus
4 Foramen ischiadicum minus
5 Lig. longitudinale anterius
6 Lig. lumbocostale
7 Lig. iliolumbale
8 Ligg. sacroiliaca ventralia
9 Lig. sacrotuberale
10 Lig. sacrospinale
11 Lig. sacrococcygeum ventrale
12 Tuber ischiadicum
13 Foramen obturatum
14 Symphysis pubica
15 Lig. supraspinale
16 Lig. interarcualium
17 Lig. intertransversarium
18 Ligg. sacroiliaca dorsalia
19 Lig. sacroiliacum dorsale longum
20 Lig. sacrococcygeum dorsale
21 Lig. arcuatum pubis

21

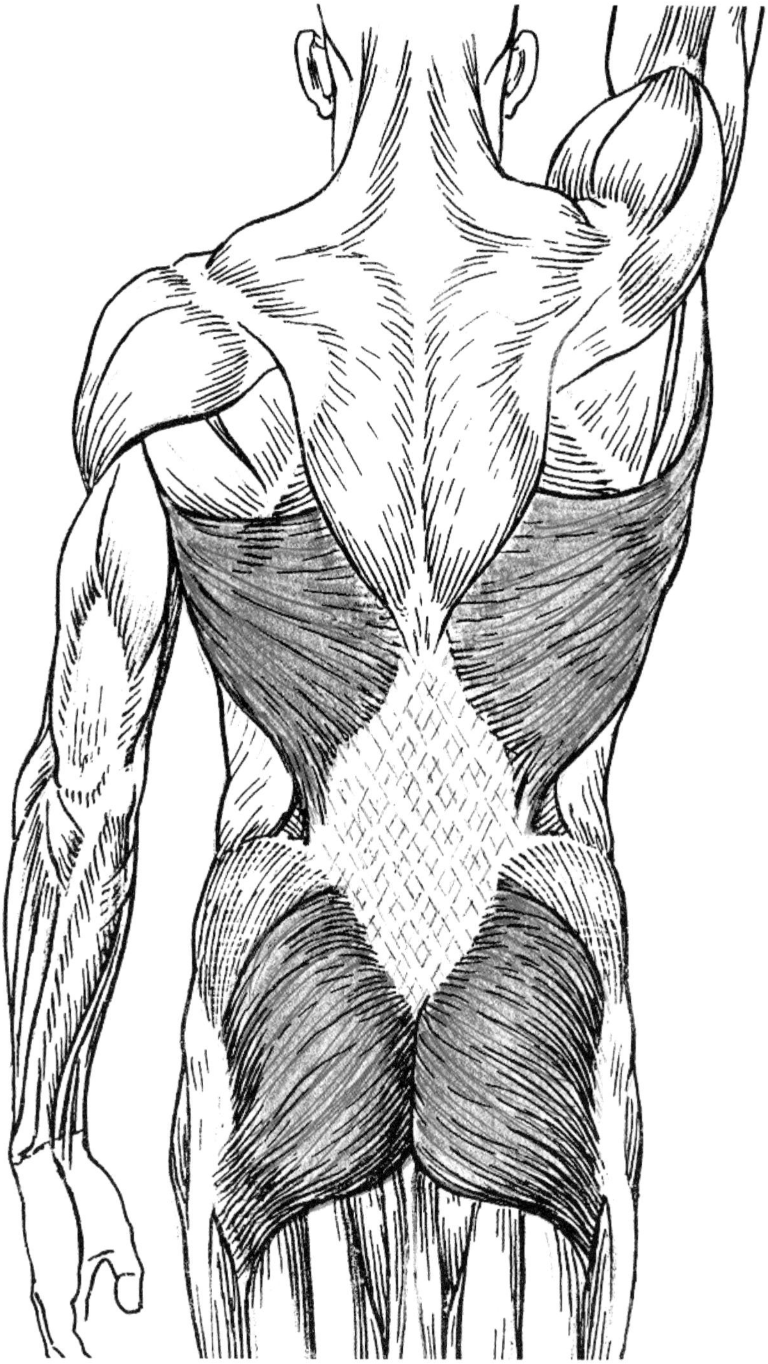

22

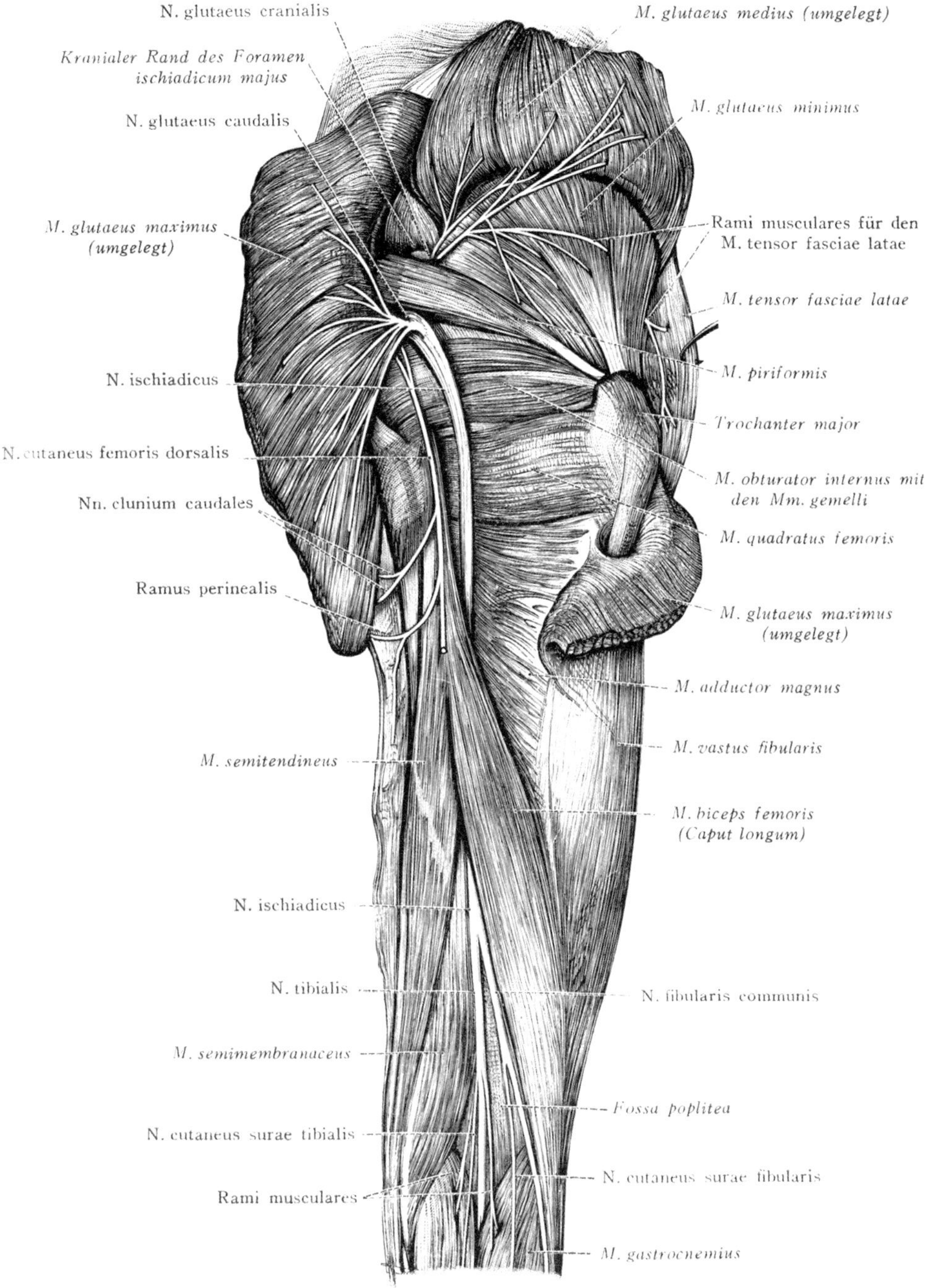

N. glutaeus cranialis
Kranialer Rand des Foramen ischiadicum majus
N. glutaeus caudalis
M. glutaeus maximus (umgelegt)
N. ischiadicus
N. cutaneus femoris dorsalis
Nn. clunium caudales
Ramus perinealis
M. semitendineus
N. ischiadicus
N. tibialis
M. semimembranaceus
N. cutaneus surae tibialis
Rami musculares
M. glutaeus medius (umgelegt)
M. glutaeus minimus
Rami musculares für den M. tensor fasciae latae
M. tensor fasciae latae
M. piriformis
Trochanter major
M. obturator internus mit den Mm. gemelli
M. quadratus femoris
M. glutaeus maximus (umgelegt)
M. adductor magnus
M. vastus fibularis
M. biceps femoris (Caput longum)
N. fibularis communis
Fossa poplitea
N. cutaneus surae fibularis
M. gastrocnemius

23

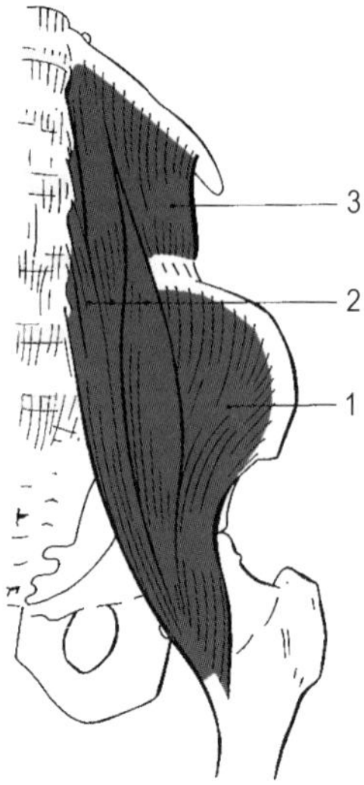

1 M. iliacus
2 M. psoas major et minor
3 M. quadratus lumborum

24

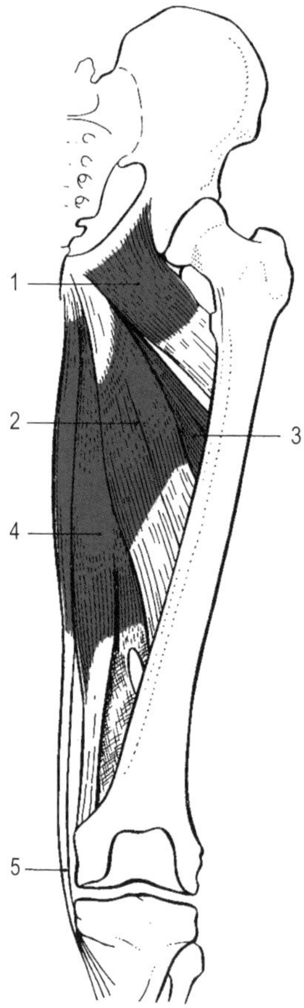

1 M. pectineus
2 M. adductor longus
3 M. adductor brevis
4 M. adductor magnus
5 M. gracilis

25

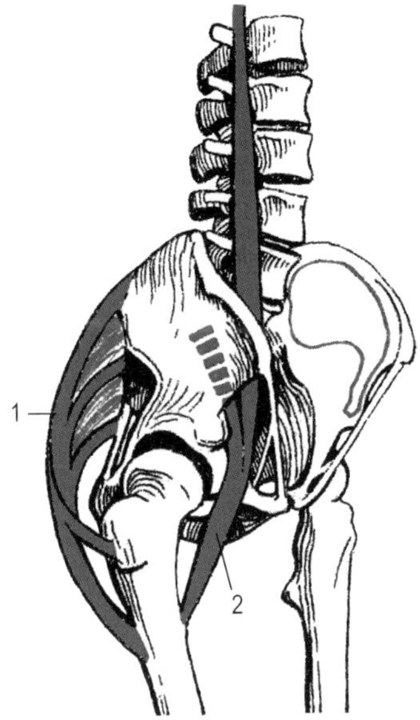

1 M. gluteus maximus
2 M. iliopsoas

26

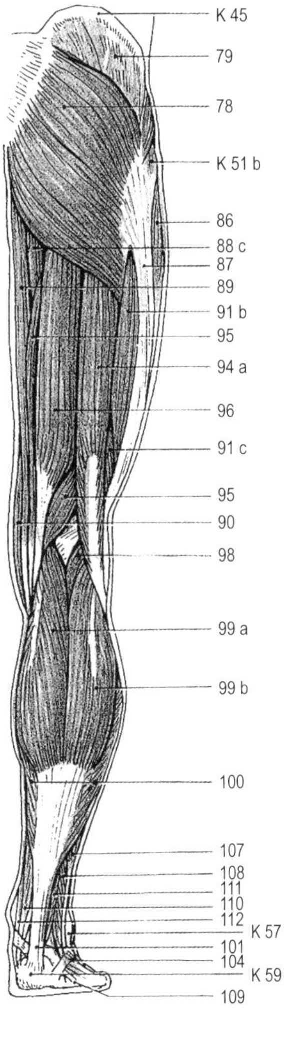

K 45 Crista iliaca
K 51b Trochanter major
K 57 Malleolus lateralis
K 59 Calcaneus

78 M. gluteus maximus
79 M. gluteus medius
86 M. tensor fasciae latae
87 Tractus iliotibialis
88c M. adductor magnus
89 M. gracilis
90 M. sartorius
91b M. vastus lateralis
91c M. vastus medialis
94a M. biceps femoris, caput longum
95 M. semimembranosus
96 M. semitendinosus
98 M. plantaris
99a M. gastrocnemius, caput mediale
99b M. gastrocnemius, caput laterale
100 M. soleus
101 Tendo calcaneus
104 M. extensor digitorum brevis
107 M. fibularis longus
108 M. fibularis brevis
109 Tuberositas ossis metatarsalis V
110 M. flexor digitorum longus
111 M. flexor hallucis longus
112 M. tibialis posterior

27

1 vorderes Kreuzband
2 äußeres Seitenband
3 hinteres Kreuzband
4 inneres Seitenband

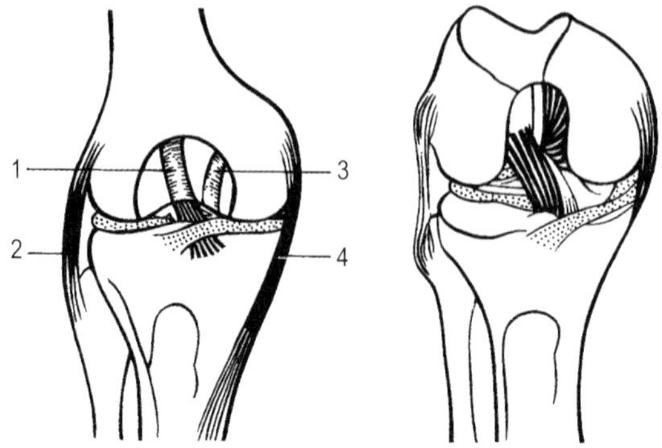

Streckhemmung   Beugehemmung

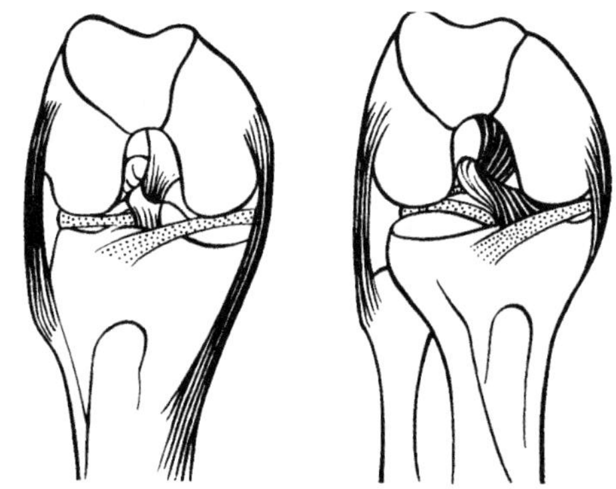

Hemmung der Außenrotation   Hemmung der Innenrotation

28

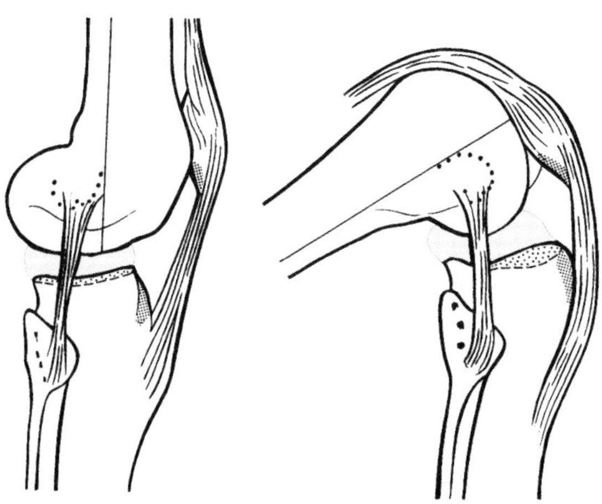

29

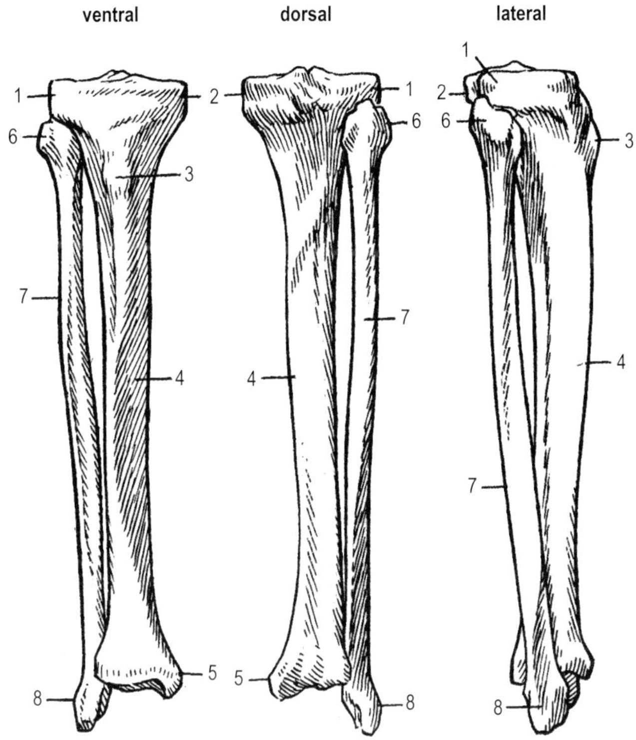

1 Condylus lateralis tibiae
2 Condylus medialis tibiae
3 Tuberositas tibiae
4 Corpus tibiae
5 Malleolus medialis
6 Caput fibulae
7 Corpus fibulae
8 Malleolus lateralis

30

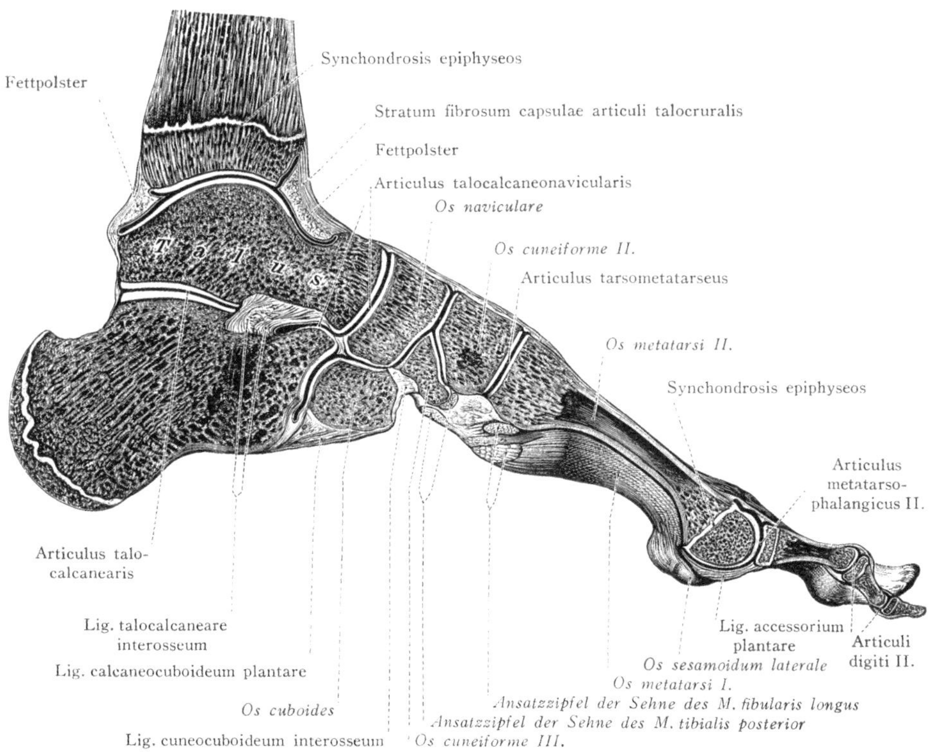

31

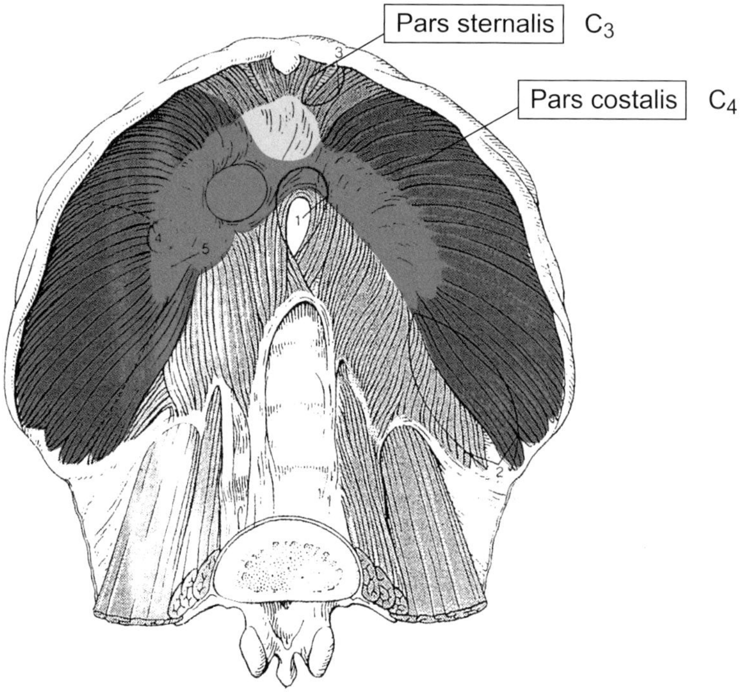

D Anhang

D1 Repetitorium

Viele Leser werden sich mit diesem Buch auf das kollegiale Fachgespräch zur Erlangung der Zusatzbezeichnung „Manuelle Medizin" bei ihrer zuständigen Landesärztekammer vorbereiten wollen. Zur Unterstützung soll dieser Themenkatalog dienen, der das in diesem Buch erworbene Wissen zusammenfasst, das für das Fachgespräch wichtig ist.

	Haben Sie's gewusst? ☹	☺
A. vertebralis: Klinische Anhaltspunkte bei einer Schädigung		
Anatomie von Wirbelsäule, oberer und unterer Extremität		
Aufklärung des Patienten v.a. im Hinblick auf nicht erkennbare Bandscheibenschädigung und Veränderungen an der A. vertebralis		
Behandlungstechniken: Griffeinstellungen mit Schwerpunkt auf Techniken im Bereich von Wirbelsäule und Extremitäten		
Bildgebende Untersuchungsmaßnahmen: Begründung zur Einleitung unter Berücksichtigung der Richtlinien der Strahlenschutzverordnung		
Definition „Blockierung" im Sinne eines segmentalen Irritationssyndroms		
Definition „Manuelle Medizin" und ganzheitliche manuelle Behandlung in Hinblick auf strukturelle und funktionelle Störungen		
Dokumentation einer manuellen Behandlung		
Drei-Schritt-Diagnostik nach Bischoff einschließlich Anamnese, Funktionsprüfung und funktionelle Zuordnung		
15/15 Regel im Hinblick auf Schutz der A. vertebralis bei 15° Neigung zur rotationsempfindlichen Seite und 15° Grad Rotation in die freie Richtung		
Gelenkspiel (Joint play) und **Kapselmuster** nach Cyriax		
Griffaufbau: Beschreibung eines standardisierten Vorgehens mit Lagerung, Kontakt, Spannung, Probemobilisation und Mobilisation versus Manipulation		
Hypermobilität am Stütz- und Bewegungssystem		
Indikation für eine manuelle Behandlung		

	Haben Sie's gewusst? ☹	☺
Irritationspunkte: Ursachen für ihr Auftreten als erste efferente motorische Antwort auf eine nozizeptive Verschaltungsstörung auf Rückenmarksebene		
Komplikationen in der manuellen Behandlung im Hinblick auf Risikofaktoren		
Kontraindikation gegen eine manuelle Behandlung		
Konvex-Konkav-Regel bei der Extremitätenmobilisation, Beschreibung des translatorischen Gleitens bei konvexen und konkaven Gelenkpartnern		
Laborchemische Untersuchungen: Begründung zur Veranlassung		
Lig. transversum atlantis: Bedeutung bei rheumatoider Arthritis und Grisel-Syndrom mit Ausbildung einer atlantobasilären Impression		
Manipulation und Mobilisation: Unterschiede mit Kraft-Zeit-Diagramm		
Medikamenteninteraktionen: Beachtung von Nebenwirkungen und Wechselwirkungen		
Muskelbehandlung einschließlich Triggerpunktbehandlung, Längs- und Querfriktion sowie Muskelenergietechnik		
Radikuläre versus **pseudoradikuläre** Schmerzsyndrome		
Triggerpunkte und Faszienstrukturen		
Untersuchung der oberen und unteren Extremitäten		
Verkettungssyndrome		
Viszerovertebrale Wechselbeziehungen		

D2 Weiterführende Literatur

Baumgartner H, Bischoff H-P, Dvorak J et al.: Arbeitsgruppe Konsensus des Projekts „Manuelle Medizin“ der Bertelsmann Stiftung: Grundbegriffe der Manuellen Medizin. Terminologie – Diagnostik – Therapie. Springer, Berlin-Heidelberg-New York, 1993

Arlen A: Biometrische Röntgenfunktionsdiagnostik an der Halswirbelsäule. Fischer, Heidelberg (Schriftenreihe Manuelle Medizin, Bd. 5). 1979

Baumgartner H, Dvorak J, Graf-Baumann T, Terrier B: Grundbegriffe der Manuellen Medizin, Springer, Berlin-Heidelberg-New York, 1992

Becker FT: Das klinische Bild des pseudoradikulären Lumbalsyndroms. In: Hohmann D, Kuegelgen B, Liebig K, Schirmer M (Hrsg.): Neuroorthopädie 2. Lendenwirbelsäulenerkrankungen mit Beteiligung des Nervensystems. Springer, Berlin-Heidelberg-New York-Tokio, 1988

Benini A: Der lumbale Bandscheibenschaden, Kohlhammer, Stuttgart-Berlin-Köln, 1991

Bischoff H-P: Die konservative Therapie des Lumbalsyndroms. In: Aktuelle Schwerpunkte der Orthopädie, 32–36. Springorum H-W, Katthagen B-D (Hrsg.). Thieme, Stuttgart-New York, 1990

Bischoff H-P: Konservative Therapie bei funktionellen Störungen der Halswirbelsäule. In: Aktuelle Schwerpunkte der Orthopädie 4, 39–44, Springorum H-W, Kathagen B-D (Hrsg.) Thieme, Stuttgart-New York, 1993

Bischoff H-P, Moll H: Lehrbuch der Manuellen Medizin. Spitta, Balingen, 2018

Böhni UW, Lauper M, Locher H: Manuelle Medizin II. 1. Auflage, Thieme, Stuttgart, 2010

Buchmann J, Heidrich M, Röper-Krejza B: Positionierung – einfach, schnell und sicher. Kiener, München, 2018

De Coninck SLH: Cyriax compact. Thieme, Stuttgart, 2005

Dvorak J, Dvorak V: Manuelle Medizin – Diagnostik. 4. Auflage, Thieme, Stuttgart, 1991

Eder M: Schmerzsyndrome an der Wirbelsäule. Hippokrates, Stuttgart, 1991

Frisch H: Programmierte Therapie am Bewegungsapparat. 2. Auflage, Springer, Berlin-Heidelberg, 1996

Frisch H: Programmierte Untersuchung des Bewegungsapparats. 6. Auflage, Springer, Berlin-Heidelberg, 1995

Graf-Baumann T, Bischoff H-P: Aufklärung und Arzthaftung bei chirotherapeutischen Eingriffen an der Halswirbelsäule. Man. Med. Akt., 1993, XXI–XXVI

Greenman PE: Lehrbuch der Osteopathischen Medizin. Haug, Stuttgart, 2005

Grim M, Christ B: Zur Innervation der langen Nackenmuskeln in Bezug auf die Sellschen Irritationspunkte. Man. Med. 31, 30–33, 1993

Grodd AR, Hoving JL, Haines TA, Goldsmith CH, Kay T, Aker P, Bronfort G, Cervical overview group: Manipulation and mobilisation for mechanical neck disorders. Cochrane Database Syst Rev 2004 (1) DC 004249

Harrasser N, Stahlhofer H: Manuelle Medizin an der Halswirbelsäule: Ist die Angst vor der Vertebralisdissektion gerechtfertigt? MMW Fortschr Med. 155, 54–56, 2013

Hedtmann A: Konservative Therapie der Wirbelsäulenerkrankungen – Therapeutische Lokalanästhesie. In: Aktuelle Schwerpunkte der Orthopädie 4. 45–47. Springorum H-W, Katthagen B-D (Hrsg.). Thieme, Stuttgart-New York, 1994

Jones LH: Strain-Counterstrain: Osteopathische Behandlung der Tenderpoints. Elsevier, München, 2005

Krämer I: Bandscheiben Erkrankungen, 3. Auflage, Georg Thieme, Stuttgart-New York, 1994

Kubiena G, Sommer B: Praxishandbuch Akupunktur. 3. Auflage, Elsevier Urban & Fischer, München, 2004

Kwan-Woong Park et al.: Vertebral Artery Dissection: Natural History, Clinical Features and Therapeutic Considerations. J Korean

Neurosurg Soc. 2008 Sep; 44(3): 109–115. https://www.ncbi.nlm.nih.gov/pmc/articles/PMC2588305/

Lechner J: Störfelder im Trigeminusbereich und Systemerkrankungen: ein ganzheitsmedizinisches Lehrbuch zur Theorie und Praxis der Sanierung odontogener Störfelder. Verlag für Ganzheitliche Medizin, Kötzting, 1999

Lewit K: Manuelle Medizin, 6. Auflage, Johann Ambrosius Barth, Leipzig-Heidelberg 1992

Locher H et al.: European Core Curriculum „Manual Medicine". Man. Med. 56, 348–358, 2018

Locher H: Manuelle Medizin und moderne Schmerztherapie. Man. Med. 53, 419–423, 2015

Montakab H: Acupuncture Points and Channel Energetics. Kiener, München, 2014

Naegeli O: Behandlung und Heilung von Nervenleiden und Nervenschmerzen durch Handgriffe: Für Ärzte und Laien gemeinverständlich dargestellt. 3. Auflage, Haug, Stuttgart, 1953

Neumann HD: Die Behandlung der Halswirbelsäule mit der Muskelenergietechnik nach Mitchell. Man. Medizin 26, 17–25, 1988

Neumann HD: Manuelle Diagnostik und Therapie von Blockierungen der Kreuzdarmbeingelenke nach F. Mitchell. Man. Med. 23, 116–126, 1985

Neumann HD: Manuelle Medizin, eine Einführung in Theorie, Diagnostik und Therapie. 3. Auflage, Springer, Berlin-Heidelberg-New York-Tokio, 1989

Sachse J, Schildt-Rudloff K: Manuelle Untersuchung und Mobilisationsbehandlung der Wirbelsäule. 2. Auflage, Ullstein-Mosby, Berlin, 1992

Sachse J: Manuelle Untersuchung und Mobilisationsbehandlung der Extremitätengelenke. 5. Auflage, Verlag Gesundheit, Berlin, 1991

Simons DG, Travell JG: Handbuch der Muskel-Triggerpunkte. Elsevier, München, 2014

Tilscher H, Eckardt E: Manuelle Medizin, Konservative Orthopädie – vom Befund zur Behandlung, 5. Auflage, Maudrich, Wien, 2008

Tittel K: Beschreibende und funktionelle Anatomie. 16. Auflage, Kiener, München, 2016

Toldt C, Hochstetter F: Anatomischer Atlas für Studierende und Ärzte. Band 1 und 3. 18. Auflage, Urban & Schwarzenberg, Berlin-Wien, 1940

Van Cranenburgh B: Segmentale Phänomene. Ein Beitrag zur Diagnostik. 2. Auflage, Kiener, München, 2018

Wancura-Kampik I: Segment-Anatomie. Der Schlüssel zu Akupunktur, Neuraltherapie und Manualtherapie. 3. Auflage, Elsevier, München, 2017a

Wancura-Kampik I: Segment-Akupunktur. Der wissenschaftliche Hintergrund der chinesischen Akupunktur. Kiener, München, 2017b

Weingart JR, Bischoff H-P: Dopplersonographische Untersuchung der A. vertebralis unter Berücksichtigung chirotherapeutisch relevanter Kopfpositionen. Man. Med. 30, 62–68, 1992

Wolff HD: Neurophysiologische Aspekte der Manuellen Medizin. Springer, Berlin-Heidelberg-New York, 1996

D3 Abbildungsquellen

Abb. 1.1	Bischoff H-P
Abb. 1.4	Buchmann J, Heidrich M, Röper-Krejza B: Positionierung – einfach, schnell und sicher. Kiener, München 2018
B1/6	Naegeli O: Behandlung und Heilung von Nervenleiden und Nervenschmerzen durch Handgriffe: Für Ärzte und Laien gemeinverständlich dargestellt. 3. Auflage. Haug, Stuttgart 1953
Android, Ringer, Anatomie, Abb. 5.4 C Rückblick Anatomie 1, 3, 4, 7–11, 13, 19–21, 23–29	Tittel K: Beschreibende und funktionelle Anatomie. 16. Auflage. Kiener, München 2016
C Rückblick Anatomie 2, 5, 6, 12, 14–18, 22, 30	Toldt C, Hochstetter F: Anatomischer Atlas für Studierende und Ärzte. Band 1 und 3. 18. Auflage. Urban & Schwarzenberg, Berlin-Wien 1940
Abb. 4.1	Van Cranenburgh B: Segmentale Phänomene. Ein Beitrag zur Diagnostik. 2. Auflage. Kiener, München 2018
Abb. 1.2	Wancura-Kampik I: Segment-Anatomie. Der Schlüssel zu Akupunktur, Neuraltherapie und Manualtherapie. 3. Auflage. Elsevier, München 2017a
C Rückblick Anatomie 31, Abb. 1.3	Wancura-Kampik I: Segment-Akupunktur. Der wissenschaftliche Hintergrund der chinesischen Akupunktur. Kiener, München 2017b
Akupunkturdarstellungen	Montakab, Kubiena
Triggerpunktbild	Eder M: Schmerzsyndrome an der Wirbelsäule. Hippokrates, Stuttgart 1991

Mit freundlicher Genehmigung der Autoren, angepasst an Stil und Inhalt des Buches (Farbe, Strukturen etc.)

D4 Register

N